Sturzprävention in Theorie und Praxis

Mag. Harald Jansenberger

Bibliographische Information der Deutschen Nationalbibliothek

Die Deutsche Nationalbibliothek verzeichnet diese Publikation in der Deutschen Nationalbibliographie; detaillierte bibliografische Daten sind im Internet über http://dnb.d-nb.de abrufbar.

Aus Gründen der besseren Lesbarkeit wird die männliche Form verwendet, gemeint sind immer Personen aller Geschlechter.

Danksagung

Ich möchte besonders meinen Eltern danken, die mich immer unterstützt und bestärkt haben. Bei diesem Buch danke ich besonders meiner Mutter, dass sie sich 15 Jahre nach meiner ersten Buchveröffentlichung noch einmal der Mühe ausgesetzt hat, als Fotomodell zur Verfügung zu stehen.

Außerdem danke ich meiner Frau, die meine zusätzliche schriftstellerische Tätigkeit immer unterstützt hat.

Für die langjährige und hervorragende Zusammenarbeit danke ich besonders der Fortbildungsakademie für therapeutische Berufe in Linz, für die Möglichkeit einen Seminarraum für die Fotos zu nutzen, Herrn Mag. Roland Hofer für die Erstellung der Fotos, der Firma pedalo® und dem Team des Hofmann-Verlags.

Bestellnummer 9270

www.hofmann-verlag.de

Verlag: Hofmann-Verlag GmbH & Co. KG,
Steinwasenstr. 6-8, D-73614 Schorndorf
info@hofmann-verlag.de | www.hofmann-verlag.de

Druck: Elanders Waiblingen GmbH

Printed in Germany · ISBN 978-3-7780-9270-5

Inhalt

1 Einleitung

Anders als vielfach wahrgenommen ist Stürzen und Sturzprävention kein reines Seniorenthema, sondern etwas, das Menschen in ihrer gesamten Lebensspanne begleitet. Bei Kleinkindern hat das Stürzen sogar eine wichtige Funktion: Beim Gehen lernen ist ein Sturz eine Rückmeldung, die dem motorischen System zeigt, dass die gerade eben erlebte Situation weiter zu verbessern ist. Im Jugend- und Erwachsenenalter stürzen Menschen häufig beim Sport, in anspruchsvollen Situationen am Arbeitsplatz oder werden von überwiegend äußeren Einflüssen zu Fall gebracht. Bei älteren Erwachsenen kommt der Sturz langsam im Alltag an. Aufgrund jahrelanger alters- und aktivitätsbedingter Rückgänge im motorischen System können Tätigkeiten des Alltags nicht mehr sicher bewältigt werden und das Sturzrisiko steigt. Spätestens dann wird Stürzen zu einem ernsten Problem, das die Lebensqualität beeinträchtigt und die Selbstständigkeit bedroht.

Vorwiegend ältere Menschen in unterschiedlichen Lebenssituationen aber auch erkrankte Personen unabhängig ihres Alters sind in ihrem Alltag einem erhöhten Sturzrisiko ausgesetzt. Aufgrund der Vielzahl an potentiellen Risikofaktoren, des erhöhten Bevölkerungsanteils von älteren Menschen und individuellen Bedürfnissen gefährdeter Personengruppen ist Sturzprävention ein wichtiges, weites und interdisziplinäres Arbeitsfeld geworden.

Genauso vielfältig wie Risikofaktoren sind sturzvorbeugende Maßnahmen. Sturzrisikobestimmung und darauf aufbauende individuelle Maßnahmen versprechen effektive und gezielte Vorbeugung von Stürzen und sturzbedingten Verletzungen. Besonders die Sturzprävention durch Bewegungsförderung steht im Zentrum von auch kosteneffizienter Prävention.

Neben Übungsschwerpunkten wie zum Beispiel Gleichgewichtstraining, Dual-Task-Training, reaktivem Schritttraining oder Training der Ganganpassungsfähigkeit werden auch technische Aspekte, wie die Nutzung von Bewegungssensoren und sogenannte „Exergames" immer bedeutsamer (Lord & Close, 2018).

Zusätzlich sind vor allem bei Personen mit Erkrankungen und körperlichen Einschränkungen Anpassung der Medikation und der Umgebung, wie spezielle Fußböden zur Verletzungsprävention entscheidend. Besonders bei bestehenden Risikofaktoren sollte der Grundsatz nach einem geschehenen Sturz gelten, eine sich anbahnende „Sturzkarriere" zu vermeiden, denn durch die Zahl der Stürze steigt das Risiko für sturzbedingte Verletzungen und Sturzangst weiter an, was sowohl für betroffene Personen aber auch für das Gesundheitssystem belastend ist.

Dieses Buch soll einen Überblick über aktuelle Ansätze und theoretische Grundlagen in der Sturzprävention geben, Assessments vorstellen und Trainingsansätze und Angebotsdesigns vor allem für selbstständig lebende Personen geben. Der Schwerpunkt liegt dabei in vorwiegend übungsbasierter Sturzprävention, die langfristige Kursdesigns und auch kurzzeitige Interventionen, wie das perturbationsbasierte Training aufgreift.

2 Theoretische Grundlagen

Sturzprävention ist für betroffene Personen, sowie für das Gesundheitssystem ein wichtiges Thema. Die Instabilität, also Gang- und Gleichgewichtsprobleme in Kombination mit Sturzangst und Stürzen (Knuchel-Schnyder, 2020), wird als einer der geriatrischen Giganten betrachtet, die auch als „geriatrische I's" bezeichnet werden. Zu den geriatrischen I's zählen unter anderem intellektuelle Einbußen, Inkontinenz, Immobilität, Iatrogenität (zu der Multimedikation zählt), Inappetanz und Isolation, die wiederum negative Auswirkungen auf das Sturzgeschehen haben können.
Stürze betreffen einen großen Prozentsatz älterer Menschen, wie viele Veröffentlichungen zur Sturzprävention eingangs erwähnen: „Ein Drittel aller über 65-jährigen Menschen stürzt mindestens einmal im Jahr. Jeder zweite Hochbetagte oder Bewohner eines Altersheims kommt ebenfalls einmal pro Jahr zu Fall (Bürge et al., 2002). Nicht nur der Anteil der Personen, die einmal stürzen, sondern auch vor allem der Anteil der Personen, die mehrmals stürzen, steigt mit zunehmendem Alter (Lord et al., 1993).
Für Fachpersonen sind Sturzereignisse sehr klar definiert, doch für Betroffene sind häufig nur solche Ereignisse Stürze, die auch mit Verletzungen einhergehen. Daher wird auf die Frage „Wann sind Sie das letzte Mal gestürzt?" oftmals anders geantwortet als auf die Frage „Wann sind Sie das letzte Mal gefallen?". Aus diesem Grund, um eine Verdrängung durch Verharmlosung des Problems zu unterbinden, ist es sehr wichtig vor allem für Betroffene ein Sturzereignis zu besprechen und zu definieren. Es gibt unterschiedliche Definitionen, die sich weitestgehend ähnlich sind.

> **„Ein Sturz ist ein unerwartetes Ereignis, in dessen Folge eine Person unbeabsichtigt auf dem Boden oder einer tieferen Ebene zu liegen kommt"** (Definition „The Prevention of Falls Network Europe" [ProFaNE] Lamb et al., 2005).

Wichtig: Die Frage: Sind Sie in den letzten zwölf Monaten gestürzt? Ist eine wichtige Kernfrage zur Sturzrisikobestimmung und um aufgrund der Umstände eine Trainingsmaßnahme zu planen.

Stürze mit Verletzungen sind nicht einheitlich definiert (Lord et al., 2021; Schwenk et al., 2012). Bei welchen Verletzungen ein Sturz als „Sturz mit Verletzung" gewertet wird, ist auch für betroffene Personen kaum von Interesse. Für die Berechnung, ob Sturzprävention sich finanziell rentiert, ist eine präzise Definition jedoch essentiell, da unterschiedliche Verletzungen unterschiedliche Kosten verursachen, und davon die abgeleiteten Ergebnisse abhängen.
Sturzprävention wird in den meisten Fällen mit Senioren in Verbindung gebracht. Bei bestehenden zum Beispiel neurologischen Grunderkrankungen kann in jüngeren Jahren bereits das Sturzrisiko deutlich erhöht sein.
Ältere Personen werden meist als ab 65 (Lord et al., 2021) definiert, da hier das Sturzrisiko ansteigt. Jedoch stürzen bei jüngeren Personen (20–45 Jahre) 18,5% und im mittleren Lebensalter (46–65 Jahre) 21,3% mindestens einmal pro Jahr (Talbott et al., 2005). Yosef et al. (2024) erheben ähnliche Zahlen, wobei in der jüngsten Gruppe (20- bis 29-Jährige) 24,4% zu Sturz kommen. Ab 30 sinkt der Anteil der Stürzenden, bis er in der Altersgruppe zwischen 40–49 Jahren mit 18,7% die niedrigste

Rate aufweist. Ab dem 50. Lebensjahr steigt der Anteil der Stürzenden kontinuierlich an (50–59 Jahre: 24,9 %, 60–69 Jahre: 25 %, 70–79 Jahre: 34,6 % und 80+ Jahre 40,5 %).

Stürze können einer saisonabhängigen Schwankung unterliegen, da bei kaltem Wetter Menschen eher zur Eile neigen, generell eine geringere Aktivität aufweisen und das Tageslicht kürzer ist, sowie ein Vitamin-D-Mangel saisonal erhöht sein kann. Auch eine saisonal erhöhte Sterbewahrscheinlichkeit im Winter konnte erhoben werden (Lord et al., 2021). Luukinen et al. (1996) konnten in Finnland bestimmen, dass Stürze im Außenbereich bei starker Kälte zunahmen, während das im Innenbereich nicht festzustellen war. Das wird mit gleichmäßiger Temperatur im Innenbereich begründet.

Stürze geschehen, so beschreiben es viele betroffene Personen, „wie aus dem Nichts". In der Selbstwahrnehmung entsteht der Eindruck, dass man von einem Tag auf den anderen ungeschickt und hilflos wird. In den meisten Fällen ist es jedoch so, dass körperliche Veränderungen, die zuerst nicht wahrgenommen oder verdrängt werden, über Jahre hinweg das Sturzrisiko langsam erhöhen, und durch ein plötzliches Ereignis erst bemerkt werden.

Stürze haben zudem selten nur eine Ursache, sondern sind sogenannte multifaktorielle Ereignisse, die wahrscheinlicher werden, umso mehr Risikofaktoren in einer Person und in einer Situation aufeinandertreffen.

Sind bei einer Person vier oder mehr Risikofaktoren erhebbar, so stürzt diese Person innerhalb eines Jahres mit knapp 80 % Wahrscheinlichkeit (Tinetti et al., 1988). Werden bei einer Person acht Risikofaktoren erhoben, verdoppelt sich das Frakturrisiko bei einem Sturz (Cauley et al., 2007). Bei einem Vergleich postmenopausaler Frauen in einem Beobachtungszeitraum von sechs Jahren stürzten nur 22,6 % der Personen ohne einen Risikofaktor, während Frauen mit mehr als elf Risikofaktoren ein deutlich höheres Sturzrisiko hatten. 84,3 % kamen mindestens einmal zu Sturz (Barrett-Connor et al., 2009). Das Prinzip findet sich in den unterschiedlichsten Lebenssituationen. Zum Beispiel in Langzeitpflegeeinrichtungen und in Akutkliniken: Je mehr Risikofaktoren bei einer Person zu erheben sind, desto höher das Sturz- und Verletzungsrisiko (Müller et al., 2009).

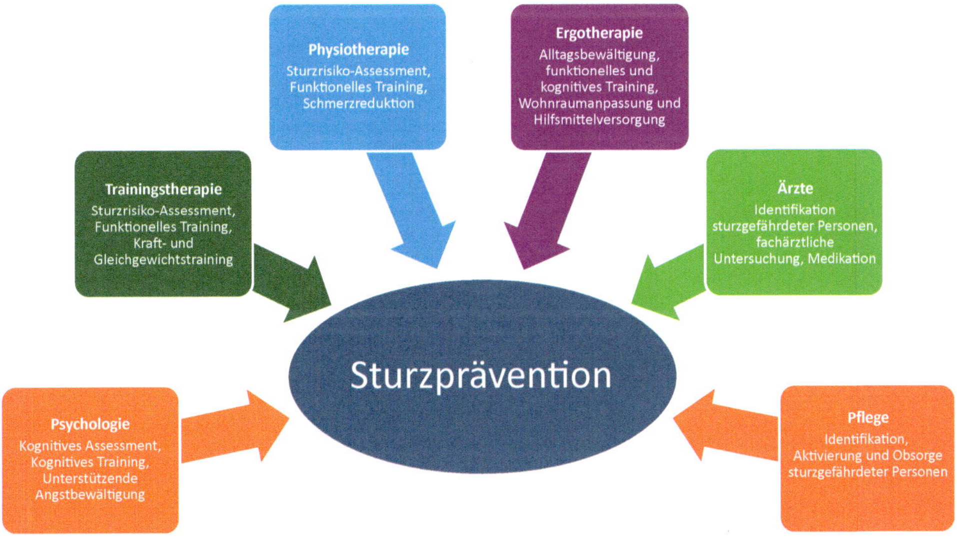

▲ Abb. 1 Sturzprävention als interdisziplinäres Aufgabengebiet

So wie ein Sturz ein multifaktorielles Ereignis ist, muss auch Sturzprävention auf die Hauptrisikofaktoren einer betroffenen Person ausgerichtet werden. Aus diesem Grund ist ein interdisziplinäres Zusammenarbeiten notwendig (Abb. 1). Je nach Lebensumständen sind multifaktorielle Interventionen, in denen parallel mehrere Fachkräfte, an der Sturzreduktion arbeiten oder einfaktorielle Interventionen empfehlenswert. Bei in Institutionen lebenden Personen ist ein multifaktorieller Zugang aufgrund der eng vernetzten Fachkräfte empfehlenswert. Hier ist eine genaue Definition der geforderten Arbeitsbereiche für jede Berufsgruppe ebenso wichtig wie der engmaschige interdisziplinäre Austausch. Zusätzlich sind Kommunikation mit Betroffenen und schulende Maßnahmen essenziell (Albertini & Peduzzi, 2024).
Bei selbstständig lebenden Personen ist ein einfaktorieller Zugang (z. B.: Sturzpräventionstraining) sinnvoll (Jansen et al., 2021). Bei mehreren zu modifizierenden Themen (z. B.: Medikation, Hilfsmittelversorgung) sollten die Bereiche nach und nach abgearbeitet werden, um die Bereitschaft der Teilnahme bei betroffenen Personen nicht zu verlieren.

▼ Tab. 1 Überblick – Interventionen und Berufsgruppen in der Sturzprävention

Intervention	Teilbereiche	Involvierte Fachkräfte
Medikamentenreduktion oder -optimierung	Art und Zeit der Einnahme, Wissen über die Wirkungsweise der Medikamente	Ärzte, Apotheker und bei in Betreuung lebenden Personen pflegende Berufe, die bei Medikamentenumstellung die Alltagssicherheit der betroffenen Person dem behandelten Arzt rückmelden.
Pflegerische Unterstützung im Alltag	Unterstützung bei Körperpflege, Mobilität und Alltagsbewältigung, individuelle Pflegepläne (Tiago Horta, 2024)	Pflegefachkräfte
Wohnraumanpassung und -optimierung	Eigener Wohnbereich und unmittelbare Umgebung	Ergotherapie
Verbesserung sturzbezogener Kompetenzen (Schulende Inhalte)	Tätigkeiten, Bekleidung, Sturzbezogenes Verhalten	Ärzte, Pflege, therapeutische Berufe gemäß ihrem Fachgebiet
Hilfsmittelschulung, -wartung und -einstellung	Verwendung und Handhabung	Physio- und Ergotherapie
Angstreduktion	Gespräche, Training der Selbsteinschätzung, Körperliches Training in der Gruppe	Trainings-, Physio- und Ergotherapie, Psychologie
Körperliches Training	Kräftigung, Gleichgewichtstraining, Gehfähigkeit, Falltraining, Simulation von Sturzsituationen	Je nach Setting: Ergo-, Physio- und Trainingstherapie
Allgemeine körperliche Aktivität	Gruppenstunden zu effektiven Themen (z. B.: Tai-Chi)	Ausgebildete Trainer

Ablauf eines Sturzes

Kommt es nun zu einem Sturz, kann man diesen in drei Phasen gliedern, die das Ereignis beschreiben (Tideiksaar, 2000; Pierobon & Funk, 2007):

- In der ersten Phase geschieht das „Ausgangsereignis": Der Körperschwerpunkt wird im Gehen beispielsweise ungenügend verlagert. Dies kann bei bestehenden Risikofaktoren ausreichend sein, um einen alten Menschen zu Fall zu bringen.

- In der zweiten Phase kommt es dazu, dass das stabile oder dynamische Gleichgewicht nicht aufrechterhalten werden kann. Das geschieht aufgrund verschiedener Gründe. Aufgrund schlechterer reaktiver Bewegungsantworten kann es bei Verlust des Gleichgewichts nicht mehr hergestellt werden.

- In der dritten Phase kommt es dann zum Aufprall auf den Boden. Je nach körperlicher Verfassung, Art des Sturzes, Verhalten beim Sturz und daraus resultierender Aufprallfläche und -stärke kann es dabei zu Verletzungen kommen.

Abbildung 2 zeigt wie Risikofaktoren gegliedert werden können, ihren Einfluss auf das Sturzereignis, die drei Phasen des Sturzes und daraus resultierenden Verletzungen. In beinahe jeder Sturzsituation können innenliegende (intrinsische), außenliegende (extrinsische) und situative Risikofaktoren gefunden werden. Situative Risikofaktoren können sowohl innen- als auch außenliegende Risikofaktoren sein, sie werden von Betroffenen häufig als auslösendes Ereignis identifiziert.
Die Abbildung lässt auch einen Einblick zu, warum Sturzrisiko-Assessment nicht so einfach ist und Einzeltests immer nur einen Teilbereich abbilden.

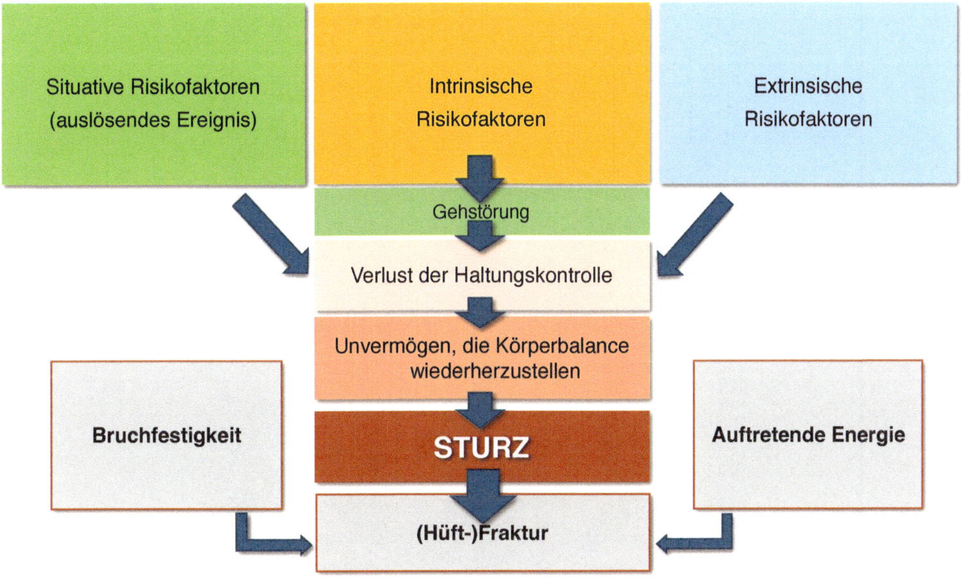

▲ Abb. 2 Sturzgeschehen (Jansenberger, 2011)

Intrinsische Risikofaktoren legen die Basis für eine Gehstörung. Dieser Teilbereich wird mit Fragen zu gesundheitsbezogenen Risikofaktoren und motorischen Tests zu den Teilbereichen des kontinuierlichen Gleichgewichts und der Kraft überprüft.

Extrinsische Risikofaktoren werden bei bestehender intrinsischer Risikolage zur Gefahr und zeigen auch die Notwendigkeit der Abklärung der Selbsteinschätzung. Dieser Teilbereich wird durch Fragen zu den Lebensumständen und zum Verhalten im Alltag umrissen. Motorische Tests für das proaktive Gleichgewicht sind empfehlenswert, um die Bedeutung extrinsischer Faktoren und das Risikobewusstsein abzuklären. Zusätzlich sind hier eine Analyse und gegebenenfalls eine Anpassung des Wohnumfelds sowie eine mögliche Hilfsmittelversorgung angebracht.

Situative Risikofaktoren sind häufig eine Ablenkung, wie zum Beispiel der freundlich grüßende Nachbar (situativer Risikofaktor), der gerade dann grüßt, wenn eine Person die Gehsteigkante bewältigen will. Dieser Teilbereich liefert ein wichtiges Argument für Dual-Task-Assessments, die abschätzen helfen, wie bedeutsam Ablenkungen und entsprechendes Training sind.

Die Summe der einzelnen Risikobereiche führt zum Verlust der Haltungskontrolle und somit zum **Unvermögen die Balance wieder herzustellen**. Dieser Teilbereich ist ein wichtiger Hinweis, dass Assessments auch das reaktive Gleichgewicht berücksichtigen sollen, und auch Interventionen das reaktive Gleichgewicht thematisieren müssen. Denn je mehr (nicht bearbeitbare) Risikofaktoren vorhanden sind, umso bedeutsamer wird das reaktive Gleichgewicht und die Reaktivkraft aufgrund der Zunahme von Gleichgewichtsverlusten.

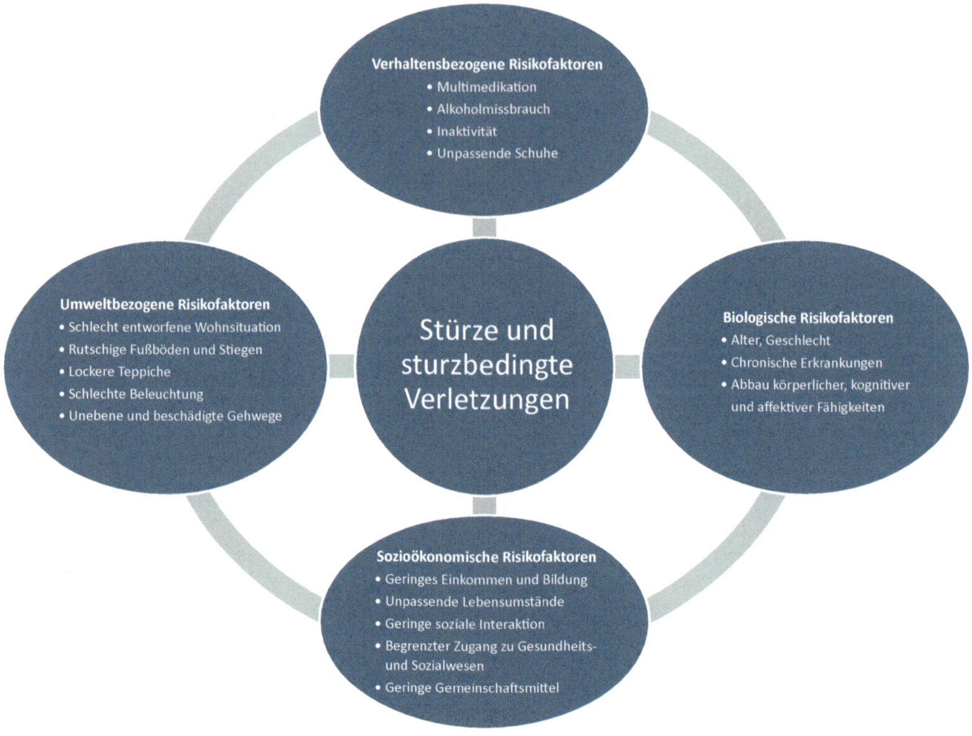

▲ Abb. 3 Einteilung der Risikofaktoren (WHO, 2008)

▼ Tab. 2 Risikofaktoren und Gewichtung (Joergenson, 2014; Gazibara et al., 2017; Mehta et al., 2022; Qian et al., 2021, Auszug) – Anmerkung: Odd's Ratio ist das Chancen- oder Quotenverhältnis. Es sagt etwas über die Stärke des Zusammenhangs von zwei Merkmalen aus. Ein Wert über 1 bedeutet in diesem Zusammenhang eine erhöhte Chance zu stürzen.

Risikofaktoren (Joergenson, 2014)	Art der Erhebung (z. B.)	Signifikanz in Studien	OR	Range
Schwäche untere Extremität	5 chair-rise-Test (F/KG, cm/s)	10/11	4,4	1,5 - 10,3
Sturzbiographie	Befragung	12/13	3	1,7 - 7,0
Gangeinschränkungen	8 m Gehtest (m/s)	10/12	2,9	1,3 - 5,6
Gleichgewichtsdefizite	Tests nach Gleichgewichts-teilfähigkeit	8/12	2,9	1,6 - 5,4
Hilfsmittelgebrauch	Befragung	8/8	2,6	1,2 - 4,6
Seheinschränkungen	Befragung, Ärztliche Untersuchung	6/12	2,5	1,6 - 3,5
Arthritis	Befragung, Ärztliche Untersuchung	3/7	2,4	1,9 - 2,9
Einschränkungen ADL'S	Befragung, Testung	8/9	2,3	1,5 - 3,1
Depressionen	Befragung, Ärztliche Untersuchung	3/6	2,2	1,7 - 2,5
Eingeschränkte Kognition	MMS, Clock-Test	4/11	1,8	1,0 - 2,3
Alter über 80	Befragung	5/8	1,7	1,1 - 2,5
Risikofaktoren (Gazibara et al., 2017; Mehta et al., 2022)				**Konfidenzintervall**
Sturzangst	Befragung, Fes-I		4,4	1,22 - 14,08
Gehörbeeinträchtigungen	Ärztliche Untersuchung		3,18	1,36 - 7,40
Weibliches Geschlecht			2,1	0,97 - 4,53
Risikofaktoren (Qian et al., 2021)				**Konfidenzintervall**
Alkoholmissbrauch	Befragung		1,96	1,47 - 2,61
Gehhilfe Rollmobil, Rollator	Befragung		1,72	1,57 - 1,177
<80 % Compliance bei Medikamenteneinnahme	Befragung		1,33	1,17 - 1,50

Die Erhebung der Risikofaktoren sollte auch berücksichtigen, welche Risikofaktoren nicht nur Sturz- sondern auch Verletzungswahrscheinlichkeit beeinflussen. Die auftretende Energie als wichtigen Teilbereich in der Verletzungswahrscheinlichkeit zeigt auch die Notwendigkeit von zumindest ansatzweisem Training des Fallens. Das Ziel muss sein, möglichst viel der unkontrollierbaren Fallbewegung kontrollieren zu können, was sich wiederum positiv auf die Sturzangst auswirken kann.
In der Literatur finden sich auch andere Einteilungen von Risikofaktoren. Abbildung 3 zeigt folgende Einteilung: Unterschieden wird in biologische, verhaltensbezogene, umweltbedingte und sozioökonomische Risikofaktoren. Wobei den verhaltensbezogenen Risikofaktoren bei einer Bewertung von 70 Risikofaktoren aus allen vier Bereichen im Gegensatz zu den anderen Faktorengruppen die höchsten Odd's-Ratios (Chancen- bzw. Quotenverhältnis) zugeordnet werden (Qian et al., 2021).

▼ Tab. 3 Risikofaktoren geordnet nach Odd's Ratio differenziert nach gestürzten und mehrfach gestürzten Personen (Deandrea et al., 2010)

Risikofaktor	Odd's Ratio - Stürzer	Odd's Ratio - Mehrfachstürzer
Sturzbiographie	2,77	3,46
Parkinsonsyndrom	2,71	2,84
Gebrauch einer Gehhilfe	2,18	3,09
Gangprobleme	2,06	2,16
Antiepileptika	1,88	2,68
Benommenheit und Schwindel	1,80	2,28
Depression	1,63	1,86
Schlaganfall in Vorgeschichte	1,61	1,79
Körperliche Einschränkungen	1,56	2,42
Sturzangst	1,55	2,51
Selbst wahrgenommener Gesundheitszustand	1,50	1,82
Rheumatische Erkrankung	1,47	1,57
Instrumentelle Einschränkungen	1,46	2,04
Urininkontinenz	1,40	1,67
Schmerzen	1,39	1,60
Sedativa	1,38	1,53
Kognitive Einschränkungen	1,36	1,56
Sehbeeinträchtigungen	1,35	1,60
Allein lebend	1,33	1,25
Geschlecht (weiblich)	1,30	1,34
Antihypertensiva	1,25	1,23
Hypotension	1,24	1,31
Komorbidität	1,23	1,48
Hörbeeinträchtigungen	1,21	1,53
Einschränkungen in Aktivitäten	1,20	
Diabetes	1,19	1,28
Body Mass Index	1,17	1,03
Alter (Steigerung über 5 Jahre)	1,12	1,12
Medikation (Steigerung pro Medikament mehr)	1,06	1,06

▼ Tab. 4 Risikofaktoren und ihre Beziehung zueinander

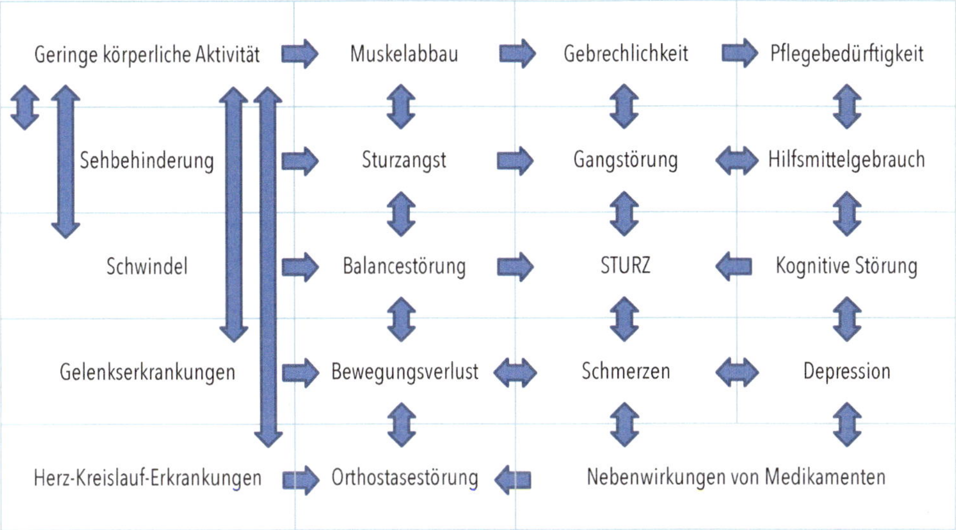

Es werden ungefähr 400 potentielle Risikofaktoren für Stürze vermutet (Wijlhuizen et al., 2010). Es gibt mehrere Zusammenfassungen und auch Versuche Risikofaktoren in ihrer Bedeutung zu gewichten, allerdings ist das aufgrund des vielschichtigen Einflusses von Risikofaktoren auf spezielle Zielgruppen sehr schwierig. Die American Geriatrics Society (2001), Rubenstein (2006) und andere (vgl. Tab. 2 und 3) haben unterschiedliche Risikofaktoren in ihrer Signifikanz in gesichteten Studien aufgelistet. In Tabelle 2 sind die Risikofaktoren in ihrer Bedeutung geordnet und in Tabelle 3 nach dem Review von Deandrea et al. (2010) für einfach und mehrfach gestürzte Personen gewichtet. Die unterschiedlichen Werte (Odd's Ratios) in den Tabellen relativieren auch die Reihenfolge der Sturzrisikofaktoren. Hier sind mögliche individuelle Abweichungen zu berücksichtigen. In Tabelle 5 werden die Risikofaktoren erweitert und mit Präventionsmaßnahmen ergänzt. Die Risikofaktoren, die auch das Verletzungsrisiko steigern, sind fett gedruckt.

Auch die Art der Risikofaktoren hat Auswirkung auf das Sturz- und Verletzungsrisiko: Personen, die eine Kombination von Knochenbruch- und Sturzrisikofaktoren haben, sind einem um 99 % erhöhtem Risiko für einen Knochenbruch ausgesetzt, ohne Unterschied in der Sterblichkeitsrate (Huntjens et al., 2013).

Je nach Population werden einzelne Risikofaktoren als nicht signifikant ermittelt. Die oben angeführte Auflistung stützt sich auf anerkannte Reviews und Untersuchungen und gibt somit einen Einblick in eine mögliche Gewichtung der Risikofaktoren.

Risikofaktoren stehen in Beziehung zueinander und sind teilweise voneinander abhängig. Anders et al. (KKH (Hrsg.), 2008) verbinden die Risikofaktoren in Tabelle 4 und zeigen so die Beziehung zueinander auf.

In Tabelle 5 sind wichtige Risikofaktoren und mögliche Interventionsansätze im Überblick aufgelistet. Die Risikofaktoren können mit den vorherigen Tabellen in ihrer Bewertung bei Risikoanalyse in Verbindung gesetzt werden. Die fett gedruckten Risikofaktoren erhöhen neben dem Sturz- auch das Verletzungsrisiko, während die normal gedruckten Risikofaktoren nur das Sturzrisiko erhöhen. Zu beachten ist, dass eine positive Sturzbiographie das Risiko für einen Knochenbruch unabhängig von der Knochendichte erhöht (Vandenput et al., 2024).

▼ Tab. 5 Risikofaktoren und Maßnahmen (Allan et al., 2009; Freiberger & Becker, 2006; Thurman et al., 2008; Lord et al., 1993; Watts et al., 2008; Dean et al., 2009; Grahn Kronhed et al., 2009; Currie, 2011; Schoberer et al., 2018, Chen et al., 2008; Webster et al., 2023; Li et al., 2024; Kim & Choi, 2024; Vandenput et al., 2024)

Interne Risikofaktoren		Externe Risikofaktoren	
Risikofaktor	**Maßnahme**	**Risikofaktor**	**Maßnahme**
Muskeldefizite	• Gleichgewichts- und Kraftübungen in Sturzpräventionsgruppen oder im Einzeltraining • Gehhilfen anpassen und warten • Anpassung des Schuhwerks	**Medikamente** (Sedativa, Antidepressiva, Neuroleptika)	• Aufklärungsgespräch durch den behandelnden Arzt • Medikamentenanpassung • Puls- und Blutdruckkontrolle
Stürze in der Vergangenheit (innerhalb der letzten 12 Monate)	• Ursachensuche • Vermehrte Fürsorge • Patientenschulung • Sturzpräventionstraining	**Gebrauch von Gehhilfen**	• Gleichgewichts- und Kraftübungen in Sturzpräventionsgruppen • Gehhilfen anpassen und warten
Gangstörungen	• Gleichgewichts- und Kraftübungen in Sturzpräventionsgruppen oder im Einzeltraining • Gehhilfen anpassen und warten • Anpassung des Schuhwerks	Innere und äußere Umgebungsfaktoren (Beleuchtung, Untergrund, Hilfsmittel)	• Lichtanpassung Tag und Nacht, Automatisches Licht (Bewegungsmelder) • Stolperfallenbeseitigung • Ggf. ergotherapeutische Beratung zum Wohnumfeld • Bett auf individuelle optimale Sitzhöhe einstellen • Sturzmatten • Im Notfall: Matratze auf den Boden • Bei rutschigem Boden: Warntafeln, Absperrung • Putzzeiten an Aktivität der Bewohner anpassen
Eingeschränkte Mobilität und Gleichgewichtsprobleme	• Gleichgewichts- und Kraftübungen in Sturzpräventionsgruppen oder im Einzeltraining • Gehhilfen anpassen und warten	Kleidung und Schuhe	• Aufklärung bezüglich Schuhwerk • Schuhwerk anpassen
Seheinschränkungen	• Sehhilfen reinigen und anpassen • Kontrolle der Sehhilfe • Anpassung der Umgebung	Freiheitsbeschränkende Maßnahmen	• Reduktion von freiheitsbeschränkenden Maßnahmen • Alarmsysteme (Bett, Sessel, Sensormatten usw.) • Kontrollgänge • Medikamentenanpassung • Hüftprotektoren
Krankheiten (Schlaganfall, Parkinson, Arthritis, rheumatische Erkrankungen usw.)	• Krankheitsspezifische Intervention und Therapie (Medikamente und Physiotherapie)		

Interne Risikofaktoren		Externe Risikofaktoren	
Risikofaktor	**Maßnahme**	**Risikofaktor**	**Maßnahme**
Einschränkungen im Alltag bzw. bei ADL (Waschen, Anziehen usw.)	• Hilfe beim Toilettengang • Vermehrte Fürsorge • Nachts Stoppersocken • Bei Akzeptanz: Toilettenstuhl • Adäquates Schuhwerk		
Depressionen	• Medikamentöse Einstellung • Gleichgewichts- und Kraftübungen in Sturzpräventionsgruppen		
kognitiv eingeschränkt, Verwirrung, Demenz, Unruhe	• Vermehrte Fürsorge • Medikamentenanpassung • Puls- und Blutdruckkontrolle		
Schwindel	• Schwindeldiagnostik, gezieltes Training wenn möglich und gezielte medizinische Behandlung		
Alter über 80 Jahre	• Altersangepasstes Kraft- und Koordinationstraining, • Rücksichtnahme auf altersbedingte Veränderungen		
Geschlecht (weiblich)	• Altersangepasstes Kraft- und Koordinationstraining, • Rücksichtnahme auf altersbedingte Veränderungen		
Alleinlebend	• Körperliches Training • Unterstützung im Alltag • Training der Selbsteinschätzung und Risikobewusstsein		
Inaktivität	• Motivation zu gezielter Bewegung (Kraft, Koordination und Selbsteinschätzung)		
Angst vor Stürzen	• Angstreduktion durch Strategienvermittlung angstbesetzter Situationen • Gezielte Bewegung, Tai-Chi		
Vitamin-D-Mangel	• Vitamin-D und Kalzium Supplementierung		
Probleme mit den Füßen (Schmerzen, Neuropathien)	• Anpassung des Schuhwerks • Training der Oberflächen- und Tiefensensibilität • Kompensationsmechanismen		

2.1 Epidemiologie

Wie einleitend beschrieben stürzen ungefähr ein Drittel aller Menschen über 65 Jahre mindestens einmal im Jahr. Der Prozentsatz erhöht sich mit zunehmendem Lebensalter bei über 80-Jährigen auf ungefähr 50 % (Bürge, 2002; Chu et al., 1999; McElhinney et al., 1998). Selbstständig lebende Senioren erleiden ungefähr 50–66 % der Stürze im häuslichen Umfeld (Richter et al., 2007). Nach einem erstmaligen Sturz verdoppelt sich das Risiko wieder zu stürzen. Innerhalb eines halben Jahres kommen zwei Drittel der Gestürzten wieder zu Fall. Gebrechliche Senioren haben im Vergleich zu aktiven und gesunden Senioren ein doppelt so hohes Sturzrisiko und ein erhöhtes Verletzungsrisiko (Price, 2007; Jansenberger & Wetzelhütter, 2016), wie in Abbildung 4 zu sehen ist.

In Tabelle 6 sind einige Studien dargestellt, die den Anteil an gestürzten Personen erhoben haben. Es zeigt sich eine hohe Varianz im Anteil der gestürzten Personen. Im Mittel kann von gut einem Drittel ausgegangen werden.

Die Zahlen unterscheiden sich von Land zu Land sehr deutlich. Dabei schwankt der Anteil der gestürzten Personen in Ländern in Europa bei einem Zeitraum von sechs Monaten von 7,9 % bis 16,2 % (Franse et al., 2017).

▼ Tab. 6 Anteil der stürzenden Senioren (Rubenstein & Josephson, 2002; Jansenberger & Schimetta, 2014)

Studie	Alter (Jahre)	Stichproben-größe	Min. ein Sturz pro Jahr (%)	Stürze mit Frakturen (%)	schwerwiegende Verletzungen (%)
Sorock & Shimkin, 1988	≥ 60	169	34	k.N.	k.N.
Tinetti et al., 1988	≥ 75	336	32	6	4
Campbell et al., 1990	≥ 70	761	35	4	k.N.
Nevitt et al., 1989	≥ 60	325	57	3	1
Hale et al., 1992	≥ 65	102	36	5	k.N.
Tinetti et al., 1993	≥ 72	1103	34	k.N.	10
O'Loughlin et al., 1993	≥ 65	409	29	3	1
Lord et al., 1994	≥ 65	341	39	k.N.	k.N.
Luukinen et al., 1994	≥ 70	679	30	k.N.	k.N.
Maki et al., 1994	≥ 62	96	61	k.N.	k.N.
Studenski et al., 1994	≥ 70	306	33	k.N.	k.N.
Tinetti et al., 1994	≥ 70	144	47	k.N.	11
Davis et al., 1997	≥ 60	1073	M: 9 F: 16	M: 0 F: 12	M: 9 F: k.N.
Berg et al., 1997	≥ 60	96	52	6	9
Jansenberger, 2014	> 60	108	48	k.N.	k.N.
Jansenberger, 2016	> 60	271	51	k.N.	k.N.
	Mittelwert	395	40	6	6

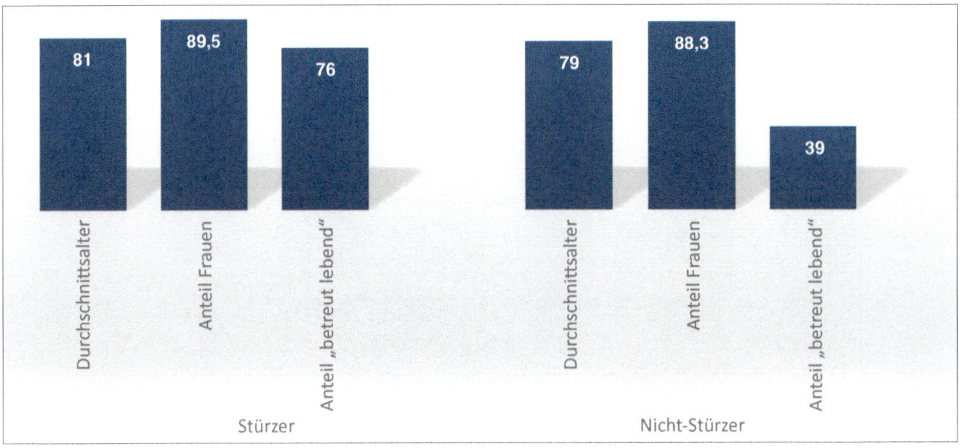

▲ Abb. 4 Anteil der gestürzten Personen (N = 271) nach Durchschnittsalter und Lebensumständen (Jansenberger & Wetzelhütter, 2016)

Sturzursachen und Tätigkeiten vor einem Sturz

Besonders bei selbstständig lebenden Personen kommt es zu Stürzen vorwiegend aus der Fortbewegung. Knapp zwei Drittel geschehen aus dem Gehen heraus (KKH, 2008; Leavy et al., 2015). Aus diesem Grund sind die Sturzursachen (Abb. 5 und 7) vorwiegend mit Stolpern, Ausrutschen, Balanceverlusten bei Balance fordernden Situationen und Sturzereignissen aufgrund einer unmittelbaren Ablenkung erklärbar.
Leavy et al. (2015) untersuchten Stürze mit folgender Hüftfraktur, und konnten die häufigsten Tätigkeiten vor einem Sturz erheben (Abb. 6). Bei selbstständigen Senioren stürzen mindestens 50 % im Freien.

Fitte und aktive Senioren stürzen eher im Freien, während inaktive Senioren mit schlechterem Gesundheitszustand eher innen stürzen (Kelsey et al., 2010).

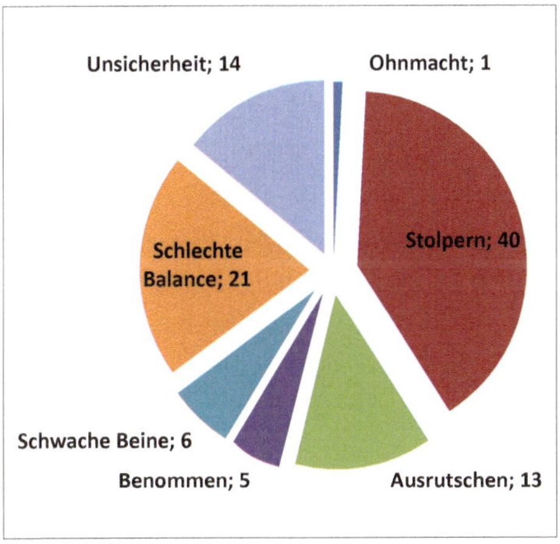

▲ Abb. 5 Sturzursachen (Lord et al., 2007)

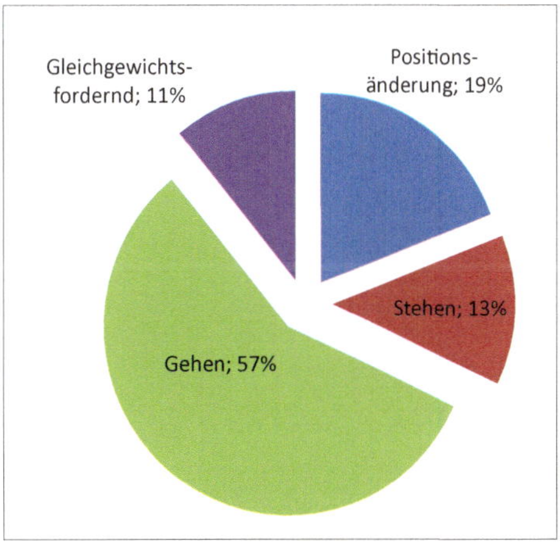

▲ Abb. 6 Tätigkeiten vor Sturz (Leavy et al., 2015)

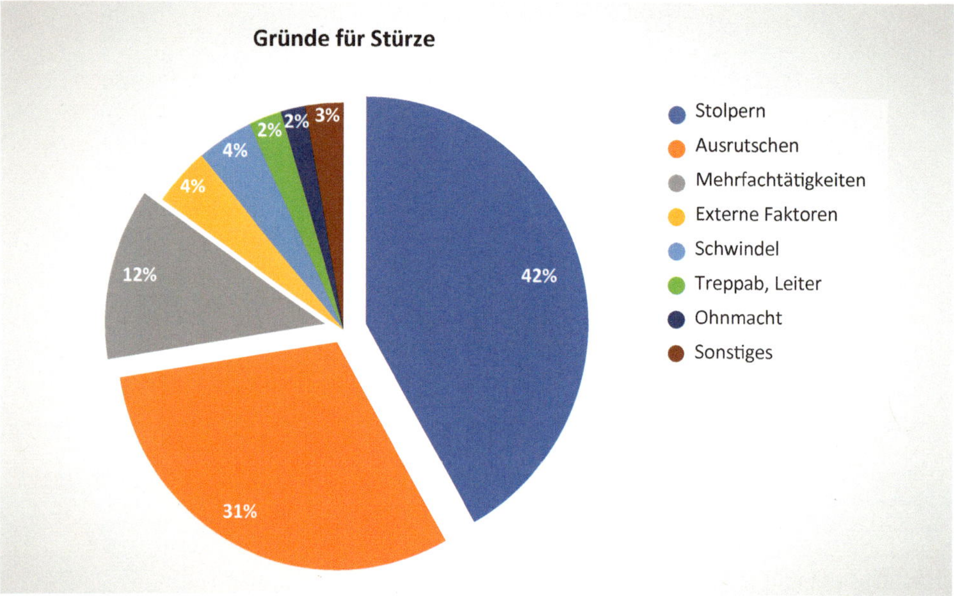

▲ Abb. 7 Gründe für Stürze: Stolpern 42 %, Ausrutschen 31 %, Mehrfachaufgaben 12 % (Jansenberger, 2019) n = 728

Die Verletzungswahrscheinlichkeit ist aber nahezu gleich (9,5 % schwere Verletzungen) und ist nicht von der aktuellen Tätigkeit, sondern von der körperlichen Verfassung abhängig (Kelsey et al., 2010). Belastbarere Personen nehmen höhere Risiken auf sich, und haben daher eine ähnliche Verletzungswahrscheinlichkeit (vgl. Risikofaktor „Inaktivität"). Lord et al. (2007) wie in Abbildung 5 zu sehen, beschreiben das Stolpern als eine sehr häufige Sturzursache (v. a. im Innenbereich). Bhatt et al. (2009) erwähnen das Ausrutschen mit 40 % als eine sehr häufige Ursache für Stürze im Freien.
Bei einer Befragung von 728 Personen aus Oberösterreich bestätigen sich die Verteilung der Sturzursachen. Das Stolpern ist allgemein und im Innenbereich als Sturzursache Nr. 1 zu führen, während das Ausrutschen im Außenbereich als häufigste Sturzart erhoben wurde. An dritter Stelle stehen Stürze, bei denen als Auslöser eine unmittelbare Ablenkung angegeben wurde.

Sturzursachen und Tätigkeiten vor dem Sturz in Seniorenzentren

Aufgrund der Tatsache, dass man sich bei Sturzursachen auf die Befragung von betroffenen Personen verlassen muss, die häufig den Sturz aufgrund der Schnelligkeit der Situation nicht zuordnen können, haben Robinovitch et al. (2013) begonnen in Seniorenzentren systematisch Stürze mit Videobeobachtung aufzuzeichnen, um den tatsächlichen Sturzursachen auf den Grund zu gehen. Es wurden die Sturzvideos von den Forschenden analysiert. Dabei zeigten sich als häufigste Gründe für Stürze:
Als Ursachen wurden die unkorrekte Gewichtsverlagerung mit 41 %, Stolpern mit 21 %, Schlag, Stoß mit 11 %, Verlust von Unterstützung mit 11 %, Kollapszustände mit 11 % und Ausrutschen mit nur 3 % festgestellt.
Die Hauptaktivitäten vor den Stürzen waren: Vorwärts gehen (24 %), Ruhiger Stand (13 %) und Hinsetzen (12 %). Die häufigsten Ursachen waren beim Stolpern (21 %) hervorgerufen durch Hängenbleiben (25 %) an Tisch- oder Stuhlbein und Unfähigkeit Fuß zu heben. Bei der Kategorie Schlag, Stoß

(11 %) waren 80 % aufgrund eines Stoßes einer anderen Person und 20 % Kollisionen mit Objekten zuzuordnen.
Die Aktivitäten mit der geringsten Sturzrate waren Stehen und etwas erreichen, Stehen und sich drehen und Sitzen (im Rollstuhl). Bei der Verwendung von Gehhilfen zeigt sich, dass 74 % der Personen eine Gehhilfe verwendeten, aber nur 21 % während der Verwendung der Gehhilfe stürzten.
Die häufigste Zeit für Stürze war der mittlere Nachmittag (Rapp et al., 2011). Bei einem direkten Vergleich der Videobeobachtungen mit Bewohneraussagen und vom Personal angefertigten Sturzprotokollen, zeigten sich zu einem großen Teil unterschiedliche Angaben (Yang et al., 2015). Im Zuge der erhobenen Videos konnte auch bewiesen werden, dass häufige Stürzer sich seltener verletzen. Allerdings ist das nicht auf protektive Mechanismen oder gar Lerneffekte durch häufiges Stürzen, sondern auf die wirkenden geringeren Kräfte bei Sturzarten von mehrfach stürzenden Personen (z. B.: Sturz aus dem Sitz, Stand, …) als bei seltener stürzenden aktiven Personen (Sturz aus der Fortbewegung) zurückzuführen (van Schooten et al., 2017). Geschlechtsspezifisch stürzen Männer eher durch den Verlust einer Unterstützung, eher aus dem Sitzen, eher beim Aufstehen, seltener beim Gehen und sie stolpern seltener (Yang et al., 2017). Diese Sturzursachen hängen alle mit dem schlechteren Gesundheitszustand zusammen.
Eine weitere Erkenntnis aus den Videoaufnahmen ist die Bedeutung der Interaktion der Stürzenden mit Objekten, was bei 81 % der Stürze auftritt. In beinahe einem Drittel haben Objekte oder andere Personen eine wichtige Rolle beim Gleichgewichtsverlust. Bei 60 % der Stürze kommt es im Verlauf des Sturzes zu einem Kontakt mit einem Objekt. Der häufigste Kontakt ist das Versuchen etwas zu greifen, was speziell bei Stürzen vorwärts zu beobachten ist. Ebenso ist ein Aufschlagen des Torsos oder des Kopfes an Objekten häufig (Shishov et al., 2024). Diese Beobachtungen sollten in das Design von Trainingsinhalten zur Sturzprävention einfließen und sollten auch bei der Wohnraumgestaltung berücksichtigt werden.

2.2 Sturzfolgen

40 bis 60 % der Stürze führen zu Verletzungen (Minta et al., 2023). Daraus resultiert häufig eine Sturzangst und die Reduktion von Aktivitäten. „Direkte psychische Auswirkungen eines Sturzes sind die Ängste vor einem erneuten Sturz, einem drohenden Verlust der Selbstständigkeit oder der Isolation" (Chu et al., 1999).
Nur ein geringer Anteil von Stürzen führt zu einer schweren Verletzung, die einer medizinischen Behandlung bedarf, wie beispielsweise einem Knochenbruch. Die Wahrscheinlichkeit einen Sturz mit Verletzung zu erleiden nimmt mit dem Alter zu. Zusätzlich ist zu bemerken, dass die meisten Todesfälle bei alten Menschen auf Stürze zurückgehen (Freiberger & Schöne, 2010)
Man findet einerseits aufgrund uneinheitlicher Verletzungsdefinitionen und andererseits aufgrund der unterschiedlichen körperlichen Verfassung und Lebenssituation von älteren Menschen sehr weit gespannte Verletzungszahlen: Es wird angegeben, dass sich 22 – 60 % bei einem Sturz verletzen und 10 – 15 % davon schwer. Kelsey et al. (2012) schreiben von 10 % sturzbedingten schweren Verletzungen wie zum Beispiel Knochenbrüchen. Nach Kantayaporn (2012) erleiden 27 % der Gestürzten einen Bruch. 20 % der Stürze müssen medizinisch abgeklärt werden (DNQP, 2005). 2 – 6 % erleiden eine Fraktur und 0,2 – 1,5 % eine Hüftfraktur (in Heimen kann der Prozentsatz auf 5 % steigen) (Lord et al., 2021; Price, 2007; Becker et al., 2006; Kelsey et al., 2012). 90 % der Hüftfrakturen geschehen

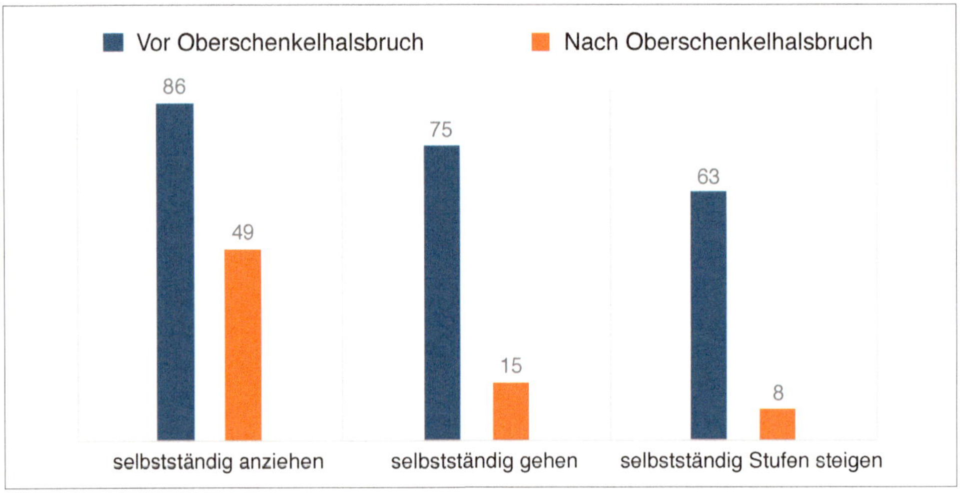

▲ Abb. 8 Fähigkeiten 6 Monate nach einer Oberschenkelhalsfraktur (Marottoli et al., 1992)

bei Personen über 70 und auf einen Sturz sind 90 % zurückführen (Runge, 1997; McElhinney et al., 1998; Robinovitch et al., 2002). 20 – 30 % aller milden und ernsten Verletzungen und 10 – 15 % aller Ambulanz (Notaufnahme) Besuche gehen auf Stürze zurück (WHO, 2008).
Frauen sind gefährdeter sich bei einem Sturz zu verletzen. Männer haben ein erhöhtes Risiko an den Folgen eines Sturzes zu versterben (Price, 2007). 5 % aller Krankenhausaufenthalte werden durch Stürze verursacht (Richter et al., 2002).

2.2.1 Frakturen

Ungefähr die Hälfte der Frauen und ein Drittel der Männer ziehen sich in ihrem Leben zumindest eine mit Gebrechlichkeit assoziierte Fraktur zu. Mit entsprechend daraus sich ergebendem Mortalitätsrisiko (Karlsson et al., 2008). Das Risiko einen Oberschenkelhalsbruch zu erleiden, steigt ab 65 bis zum 80. Lebensjahr steil an und das Durchschnittsalter für eine derartige Verletzung beträgt ca. 83 Jahre (Rizzoli et al., 2009, Takayuki, 2017).
Die meisten Frakturen, die aufgrund von Stürzen geschehen betreffen den Humerus, den distalen Radius, das Becken und den proximalen Femur (Oberschenkelhals). Besonders schwerwiegende und somit unbedingt zu vermeidende Frakturen sind solche des Schädels und des proximalen Femur (Tragl, 2001), wobei der Bruch des proximalen Femur die häufigste der schweren Verletzungen bei Stürzen ist (Runge, 2003).
Oberschenkelhalsbrüche geschehen zumeist aus der normalen Standhöhe, am Tage (morgens und nachmittags) und im Innenbereich (bis zu 87,7 %). Je älter die betroffenen Personen, umso höher ist der Anteil der Stürze im Innenbereich. Oberschenkelhalsbrüche werden häufig durch Stürze zur Seite und rückwärts ausgelöst, wenn eine erfolgreiche Bewegungsantwort ausbleibt. Hauptursachen sind das Ausrutschen, Balanceverlust aber auch allgemeine Schwäche und Kollapszustände. Vor allem körperliche Veränderungen, die zu einer Gebrechlichkeit führen (Frailty) begünstigen Oberschenkelhalsbrüche unter den genannten Beobachtungen (Lim et al., 2024). Das Frakturrisiko des Oberschenkelhalses ist bei Stürzen rückwärts und zur Seite im Vergleich zu Stürzen vorwärts um das 11- bis

15-fache erhöht (Hwang et al., 2011). Die Wahrscheinlichkeit für Stürze seitwärts und rückwärts steigt mit langsamerem Gehtempo an (Kemmler et al., 2024).
Nach einem Oberschenkelhalsbruch sind oft einfache alltägliche Tätigkeiten nicht mehr möglich (Abb. 8). Es erreichen nur 40–60 % der Patienten ihren Ursprungszustand vor dem Bruch und sind in der Lage ADL's auszuführen, 40–70 % erholten sich bis zu den Basis ADL's und 20–60 % benötigen 1–2 Jahre nach der Fraktur immer noch Unterstützung bei einzelnen Tätigkeiten. Oberschenkelhalsbrüche haben einen signifikanten Einfluss auf die Lebensqualität. 10–20 % der Betroffenen werden als Folge einer solchen Verletzung in ein betreutes Wohnen/Seniorenheim eingewiesen (Dyer et al., 2017). In einer Studie aus dem Jahr 2023 (n = 726) erreichte keine aus den, nach körperlichem Zustand gebildeten, Gruppen ein Jahr nach dem Oberschenkelhalsbruch ihre ADL's von vor der Verletzung (Dakhil et al., 2023).

Eine Fraktur des Oberschenkelhalses (bis 5 % der Stürze) ist eine schwere Verletzung, die sowohl auf die Lebensumstände und -qualität als auch auf die Mortalität Einfluss hat.

2.2.2 Mortalität

Stürze sind für 40 % aller Todesfälle durch Unfälle verantwortlich (WHO, 2008). Die Mortalität nach Stürzen ist bei alten Menschen generell erhöht. Das Mortalitätsrisiko nimmt einerseits mit dem höheren Alter zu, und ist andererseits vom Geschlecht bestimmt. Frauen stürzen zwar häufiger, Männer jedoch haben das höhere Mortalitätsrisiko. Dies lässt sich auf den teilweise schlechteren Gesundheitszustand der Männer zurückführen (WHO, 2008; Tragl, 2001). Zusätzlich spielt das Alter eine wichtige Rolle, so ist die Mortalität nach einer Oberschenkelhalsfraktur bei älteren deutlich höher als bei jüngeren (bis 74) Senioren (Mnif et al., 2009).
Albertson et al. (2007) beschreibt, dass 20 % der Personen innerhalb eines Jahres nach einer Hüftfraktur versterben, und dass die Wahrscheinlichkeit steigt, wenn mehrere Risikofaktoren vorhanden sind. Guzon-Illescas et al. (2019) geben bei Oberschenkelhalsbrüchen bei Osteoporose eine 1-Jahres-Mortalität von 33 % an. Sie beschreiben zusätzlich eine steigende Mortalitätsrate in den letzten Jahren. Cayuela et al. (2025) erhoben ebenfalls eine steigende Mortalität, wobei der Effekt bei Männern stärker ist als bei Frauen. Liegt die Person nach einem Sturz länger, sinkt die Überlebenswahrscheinlichkeit. Langes Liegen steht in Verbindung mit daraus resultierender Sturzangst, Muskelverletzungen, folgende Pneumonie, sozialer Isolation und anderen Faktoren.

Wild et al. (1981) verweisen darauf, dass die Hälfte der gestürzten Personen, die länger als zwei Stunden am Boden liegt, unabhängig von den Verletzungen innerhalb eines halben Jahres verstirbt.

2.2.3 Psychische Folgen

Der Mediziner Dr. Martin Runge hat den treffenden Satz formuliert: „Es brechen nicht nur die Knochen, sondern oft auch das Selbstvertrauen" (Runge, 1997).
Neben den körperlichen Verletzungen und den damit verbundenen Einschränkungen, reduzieren gestürzte Menschen ihre körperliche Aktivität zusätzlich (Downton, 1995). Stürze in der Vorgeschichte,

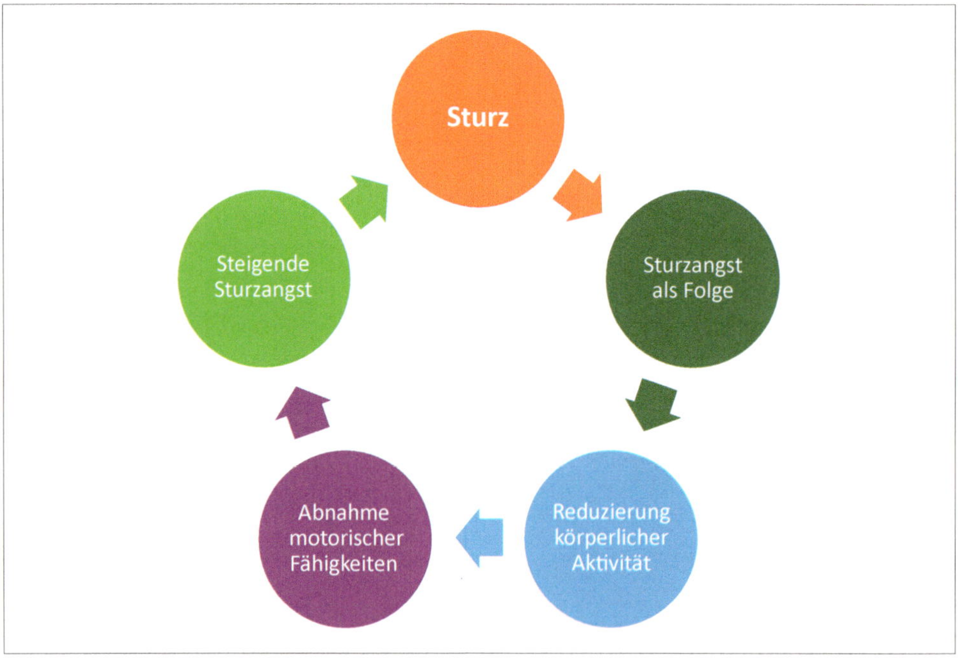

▲ Abb. 9 Kreislauf der Sturzangst

verminderte körperliche Funktionsfähigkeit und Sorge vor weiteren Stürzen sind Warnsignale, die zu einer Reduktion der körperlichen Aktivität führen können (Himmelmann et al., 2025). Dieses Verhalten führt in weiterer Folge zu einer Abnahme der Mobilität und Sicherheit im Alltag, was wiederum das Sturzrisiko erhöht. 73 % bis 92 % der Gestürzten geben zum Beispiel an sich vor weiteren Stürzen zu fürchten (Jørstad et al., 2005).

In Folge eines Sturzes reduzieren ungefähr 40 % der Personen ihre körperliche Aktivität für mehrere Monate (Freiberger & Schöne, 2010; Runge, 1997; Skelton & Beyer, 2003). Bei selbstständig lebenden Senioren äußern 43 % Sturzangst unabhängig vom Sturzrisiko (59 % der Einfach- und 85 % der Mehrfachgestürzten) (Jansenberger & Kastner, 2016). Seo et al. (2023) beschreiben bei 57,1 % der Personen Sturzangst, unabhängig von der Sturzvorgeschichte bei Personen mit diabetischem Fußsyndrom.

Die ehemals als „Post-Fall-Syndrom" (Anmerkung: Die Bezeichnung wird nicht mehr verwendet, da die Symptome auch ohne ein Sturzereignis auftreten können.) bezeichnete Sturzangst, die nach einem Sturz auftreten kann, äußert sich durch mehrere Merkmale: Diese sind Panik, Unsicherheit, verlangsamte Erholung nach einem Sturz, Festklammern und Verkrampfen beim Gehen, Depressionen, Verlust von Selbstständigkeit und Mobilität. Sturzangst führt zu einer erhöhten Mortalität im Vergleich zu Personen, die keine Angst entwickeln (Lord et al., 2007; WHO, 2008; Downton, 1995).

2.2.4 Sturzkosten und Kosteneffizienz

Die Kosten für die Behandlung sturzbedingter Verletzungen sind von Land zu Land stark unterschiedlich und vom jeweiligen Gesundheitssystem abhängig. In Deutschland betrugen 2019 die Kosten für sogenannte „Fragility Fractures", also Stürze aus Standhöhe oder geringer, 3,7 % der Gesundheitsaus-

gaben (Willers et al., 2022), aufgrund der demografischen Entwicklung ist anzunehmen, dass der Anteil steigen wird.
International betrugen die Kosten für sturzbedingte Verletzungen 2010 im Schnitt 1500 € bis 19 000 €. Die durchschnittlichen Kosten pro gestürzter Person lagen zwischen $ 2,044 bis $ 10913, pro Sturz $ 1,059 bis $ 10,913 und pro Sturz bedingtem Krankenhausaufenthalt zwischen $ 5,654 bis $ 42,840 abhängig vom Schweregrad und besonders bei Personen weiblichen Geschlechts, höheren Alters und in Langzeitpflegeeinrichtungen (Heinrich et al., 2010). In den USA verursachten Oberschenkelhalsbrüche (inkl. 90 Tage Nachbetreuung) im Jahr 2019 im Schnitt Kosten von $ 42388 (Adeyemi & Delhougne, 2019). In einem weltweiten Review konnten für Stürze mit Oberschenkelhalsbruch von $ 10075 für die Hospitalisationsphase erhoben werden. Die Kosten für das darauffolgende Jahr werden im Mittel mit $ 43669 beziffert (Williamson et al., 2017).
Ein Sturz verursacht somit nicht nur Kosten aufgrund einer unmittelbaren Verletzung, auch die Nachbehandlung und Unterstützung sind kostenintensiv und der pflegerische Aufwand höher (Becker et al., 2006).
Aufgrund der potentiell hohen Kosten eines Sturzes, ist die Kosteneffizienz von Sturzpräventionsmaßnahmen unbedingt zu erbringen. Aufgrund der stark unterschiedlichen Kosten und die Abhängigkeit von der verursachten Verletzung ist die Antwort nicht so einfach. Vor allem das Verhindern von Verletzungen und das Erreichen von möglichst vielen Personen ist für eine Sturzpräventionsmaßnahme essentiell.
Da die Interventionen in der Kosteneffizienz vorrangig abhängig von verhinderten Stürzen mit Verletzungen sind, Teilnehmende in sehr unterschiedlichen Lebensumständen erreicht werden sollen und Interventionsarten variierende Designs aufweisen, ist der aktuelle Forschungsstand zur Kosteneffizienz nicht komplett widerspruchsfrei. Aber als Fazit lässt sich vorwegnehmen: Sturzprävention ist bei ausreichender Anwendungsdauer grundsätzlich als kosteneffizient anzusehen.

Zur Kosteneffizienz von unterschiedlichen Sturzpräventionsmaßnahmen gibt es eine Vielzahl von Studien. Hier sind einige Veröffentlichungen der letzten Jahre kurz zusammengefasst:

- Für selbstständige Personen ist vor allem Tai-Chi, eine Katarakt-Operation und die Reduktion psychotroper Medikamente als kosteneffizient einzustufen. Bei institutionalisiert lebenden Personen sind Medikamentenreviews und Vitamin-D-Gaben kosteneffizient (Church et al., 2011).
- Liu & Frank (2010) kommen in einem Review zu dem Ergebnis, dass Tai-Chi sowohl bei aktiven als auch bei gebrechlichen Personen als besonders kosteneffizient einzustufen ist. Church et al. (2012) beschreiben für Australien Tai-Chi sogar als einzige kosteneffiziente Maßnahme für die Gesamtpopulation.
- Jenkyn et al. (2012) beschreiben keine Evidenz für eine Kosteneffizienz für multifaktorielle Programme.
- Carande-Kulis et al. (2015) kommen im Vergleich mehrerer Programme zu dem Ergebnis, dass das Otago-Programm, Tai-Chi und das Stepping-on-Programm als kosteneffizient anzusehen sind. Mit zunehmendem Alter steigt die Kosteneffizienz beim Otago-Programm an.
- Frick et al. (2010) kommen hingegen zu dem Ergebnis, dass Wohnraumanpassung und Vitamin-D-Gabe kosteneffizient sind, während Tai-Chi als nicht kosteneffizient (und wenig untersucht) eingeschätzt wird.
- Farag et al. (2015) untersuchten ein 12-monatiges Training nach einem Krankenhausaufenthalt, und kamen zu dem Ergebnis, dass ein heimbasiertes Training als kosteneffizient einzustufen ist. Der Effekt ist auch von der Kognition abhängig.

- Spetz et al. (2015) untersuchten die Kosten-Nutzen-Effizienz im Krankenhaus und konnten zumindest das Potential für Einsparungen erheben. Teilweise sind aber die Kosten höher als die Einsparungen. Eine Empfehlung für Sturzpräventionsmaßnahmen wird dennoch ausgesprochen.
- Müller et al. (2014) kommen zu dem Schluss, dass Sturzprävention in Langzeitpflegeeinrichtungen als kosteneffizient einzustufen ist.
- Heinrich et al. (2013) kommen ebenso bei dieser Zielgruppe mit einer sehr hohen Wahrscheinlichkeit zu einer Kosteneffizienz in Seniorenheimen.
- Gottschalk et al. (2022) konnten bei einer Studie mit 309 selbstständig lebenden Senioren für Gruppenprogramme nur ein unsicheres Ergebnis hinsichtlich der Kostenreduktion erheben. Allerdings zeigte sich das Programm als kosteneffizient im Hinblick auf Erhöhung der Aktivität.
- Baris & Seren Intepeler (2023) konnten auch bei hospitalisierten Patienten eine Kosteneffizienz von Sturzpräventionsmaßnahmen erheben.
- Niedermann et al. (2024) konnten mit einem einmaligen Hausbesuch (inkl. Assessment, Gefahrenquellenbeseitigung und Übungsvermittlung) und mehrmaligen telefonischen Kontrollen neben Sturz- und Sturzangstreduktion, Verbesserung der Lebensqualität, Erhöhung der Aktivität und Reduktion der medizinisch behandelten Sturzereignisse um 48 % auch eine Kosteneffizienz nachweisen.

2.3 Ausgewählte Risikofaktoren

Im folgenden Kapitel werden aus der oben beschriebenen Vielzahl von Risikofaktoren wichtige ausgewählt und näher beleuchtet. Der Schwerpunkt liegt hier in der Bedeutung für vorrangig selbstständig lebende Personen. In Teilbereichen werden immer wieder Verweise zu institutionalisiert lebenden Personen gegeben.

2.3.1 Sturzbiographie

Die Sturzbiographie ist ein wichtiger Risikofaktor, der in einer Anfangsanamnese jedenfalls erhoben werden sollte, da vorangegangene Stürze das Risiko wieder zu stürzen statistisch deutlich erhöhen. Die Chance zu stürzen ist bei positiver Sturzbiographie deutlich erhöht (OR 3,22) (Li et al., 2023).

Kernfrage

Die Frage: Sind Sie in den letzten zwölf Monaten gefallen? Und wenn ja wie oft? Ist eine Kernfrage des STEADI-Algorithmus (Kapitel 2.4.1 ; Jansen et al., 2021) und ein wichtiger Ansatz in der Risikobeurteilung.

Eine Person, die im Zeitraum von bis zu 12 Monaten gestürzt ist, hat ein erhöhtes Risiko wieder zu stürzen. Nevitt et al. (1991) erhoben, dass 57 % der Personen, die im relevanten Zeitraum vor Befragung einmal gestürzt waren, innerhalb eines Jahres wieder stürzten. 31 % stürzten sogar zwei- oder mehrmals.
Der Anteil von mehrfach stürzenden Personen variiert zwischen 17 % und 52 %. Es gibt Anhaltspunkte, dass sich die Sturzarten und -orte bei mehrfach stürzenden Personen ähneln (Stalenhoef et

al., 2000). Daraus lässt sich häufig ein Sturzmuster ableiten, was bei der Erstellung eines individualisierten Präventionsprogramms sehr hilfreich sein kann. Mehrfach gestürzte Personen scheinen von Präventionsmaßnahmen mehr zu profitieren (Fletcher et al., 2009).

2.3.2 Alter

Die British und American Geriatrics Society (American Geriatric Society, 2001) formulieren das „Alter über 80 Jahre" als bedeutenden Risikofaktor für einen Sturz. Eine Person über 80 hat aufgrund möglicher altersbedingter körperlicher Veränderungen und möglicherweise vorhandener Multimorbidität eine erhöhte Wahrscheinlichkeit zu stürzen. Aus diesem Grund ist bei älteren Personen ein vertiefendes und engmaschiges Sturzrisiko-Assessment empfehlenswert.
In einer Untersuchung von James et al. (2018) wurde der Faktor Alter und sein Einfluss auf die Verletzungsart und -schwere untersucht. 1541 gestürzte Personen unterschiedlicher Altersklassen wurden analysiert. Dabei kamen folgende Ergebnisse heraus: Je höher das Alter, umso länger der Krankenhausaufenthalt, umso höher der Verletzungs-Schwere-Score. Allerdings werden ältere Patienten seltener operiert. Zu einem ähnlichen Ergebnis kamen Ranson et al. (2023). Bei einer Stichprobengröße von 12 709 Personen zeigte sich gruppiert nach Altersklassen mit zunehmendem Alter eine Zunahme von Frakturen speziell bei Oberschenkelhalsbrüchen und generell eine zunehmende Komplikationsrate bei Stürzen. Diese verdoppelt sich von der Altersgruppe „70–74" auf die Altersgruppe „80–84". Zusätzlich steigt mit zunehmendem Alter nach Stürzen die Mortalitätsrate an.
Das Sturzrisiko bei über 90-Jährigen ist im Vergleich zu 65- bis 69-Jährigen ungefähr verdreifacht (Gründler, 2006).

2.3.3 Geschlecht

Das Geschlecht ist ein Risikofaktor, der nicht ganz widerspruchsfrei Einfluss auf das Sturz- und Verletzungsrisiko hat. Bei älteren Frauen stürzen ungefähr 40 % pro Jahr und neigen zu wiederholten Stürzen, während bei Männern nur ungefähr 28 % pro Jahr stürzen. Ab dem 75. Lebensjahr ändert sich die Verteilung zu Gunsten der Frauen (Gostynski et al., 1999). Lehtola et al. (2006) allerdings beschreiben eine höhere Sturzinzidenz bei Frauen bis zum 90. Lebensjahr. Frauen verletzen sich eher bei einem Sturz als Männer (Yosef et al., 2024). Während Männer weniger oft Schmerzen beschreiben als Frauen, so haben Schmerzproblematiken bei Männern einen Stellenwert, was sturzbedingte Verletzungen angeht (Welmer et al., 2017).
Für die Planung von Sturzpräventionsmaßnahmen scheint das Geschlecht eine geringe Rolle zu spielen, vielmehr die Anpassung an individuelle geschlechtsunabhängige Bedürfnisse ist von Bedeutung (Sandlund et al., 2018). Generell gilt, dass häufig mehr Frauen als Männer an Sturzpräventionsstudien teilnehmen, daher wird eine gleichmäßige Verteilung für weitere Forschung empfohlen (Sebastiani et al., 2023).
Risikofaktoren wirken sich je nach Geschlecht unterschiedlich aus. So scheinen das Alter (Gale et al., 2018) über 75, Angst vor Stürzen und Einschränkungen bei den ADL's (Mei O & El Fakiri, 2015) die Risikofaktoren zu sein, die unabhängig vom Geschlecht das Sturzrisiko erhöhen. Mehr Komorbiditäten, höhere Schmerzintensität und schlechte Balance sind mit einem erhöhten Sturzrisiko bei Männern assoziiert, während bei Frauen Inkontinenz, Depressionen und nie in Ehe lebend mit einem

erhöhten Sturzrisiko zusammenhängen (Gale et al., 2018). Einschränkungen bei den ADL'S und Sturzangst scheinen eine höhere Bedeutung für das Sturzrisiko bei Männern zu haben als bei Frauen (Mei O & El Fakiri, 2015).
Berücksichtigt werden sollte aber in jedem Fall der Risikofaktor „Lebensumstände" in Verbindung mit dem Geschlecht. Während Frauen eher alleine leben, jede dritte Frau über 70 ist bereits Witwe (Van den Berg & Wulf, 2008), oder in einer Beziehung häufig der Partner mit dem besseren gesundheitlichen Zustand sind, und somit ein erhöhtes Sturzrisiko durch erhöhte körperliche Anforderungen aufweisen, so sind Männer weniger häufig alleinlebend, und aufgrund des schlechteren Gesundheitszustands häufig die Person in einer Partnerschaft, die Unterstützung erfährt.

2.3.4 Frailty (Gebrechlichkeit) und Mangelernährung

Erkrankungen und Einschränkungen der Aktivitäten führen häufig zu einem schlechten Allgemeinzustand. Ab einem gewissen Grad der körperlichen Verfassung spricht man dann von „Frailty".
Frailty oder auf Deutsch mit Gebrechlichkeit zu beschreiben wird definiert als „ein Gesundheitszustand des Alterungsprozesses, der durch erhöhte Anfälligkeit gegenüber externen und internen Auslösern (Stressoren) gekennzeichnet ist" (Knuchel-Schnyder, 2020). Gebrechlichkeit entwickelt sich als Folge von sich aufbauenden altersbedingten Funktionseinbußen, was in Folge zu einer erhöhten Anfälligkeit des gesamten Organismus führt.
Gebrechliche Personen haben ein erhöhtes Sturzrisiko: In einer Untersuchung wurden selbstständig lebende Senioren in gebrechliche und kräftige Personen eingeteilt. 57 % der Gebrechlichen stürzten innerhalb eines Jahres, aber nur 17 % der Kräftigen kamen zu Sturz (Lord et al., 2007).
Gebrechlichkeit ist in einer Metaanalyse von Yang et al. (2023) als Risikofaktor für Stürze eindeutig beschrieben. Personen mit Gebrechlichkeit sind sturzgefährdeter als nicht gebrechliche Personen (RR 1,48). Gebrechliche Männer haben ein höheres Sturzrisiko als gebrechliche Frauen (RR 1,94 gegenüber RR 1,44). In Europa findet sich international für gebrechliche Personen das geringste Sturzrisiko (RR 1,2) während in Entwicklungsländern die Sturzgefahr für Gebrechliche deutlich höher liegt.
Vor allem das Vorbeugen einer Gebrechlichkeit ist ein wichtiges Ziel der Sturzprävention, da Gebrechlichkeit und ihre Vorstufe (Pre-Frailty) mit einem drohenden Verlust der Selbstständigkeit einhergeht. Bereits im Arbeitsprozess bei älteren Arbeitenden kann der Risikofaktor „Gebrechlichkeit" als bedeutsam für das Sturzrisiko eingestuft werden (Matsugaki et al., 2024).
Ein schlechter Allgemeinzustand und in weiterer Folge Frailty hängen mit der Ernährung einer Person und möglicher Mangelernährung und reduzierter Flüssigkeitszufuhr zusammen. Mangelernährung führt zu verschiedenen Beeinträchtigungen von körperlichen Funktionen (z. B.: Vitamin-, Elektrolyt- und Proteinmangel). Somit ist eine ausreichende Nährstoffversorgung zur Sturzprävention unbedingt erforderlich (Webster et al., 2023). Bei zu wenig aufgenommener Flüssigkeit steigt das Risiko für orthostatische Hypotonie. Bei zugleich Vorhandensein von Mangelernährung und reduzierter Flüssigkeitsaufnahme können Synkopen, Schwäche und Orientierungslosigkeit auftreten (McElhinney et al., 1998).
Ältere Menschen sollten von Vitamin-D und Kalzium mindestens 600–880 IU (µg) und 1000–1200 mg aufnehmen (Webster et al., 2023). Für die Muskulatur und auch für die Knochengesundheit ist ausreichende Versorgung mit Proteinen wichtig. Es kann bei ausreichender Proteinversorgung sogar das Hüftfrakturrisiko um bis zu 16 % reduziert werden. Die Mengenangaben sind inzwischen gut abgesichert und man geht von min. 0,8g/kg bis vermutlich optimal bei älteren Personen von

1,0 g/kg bis 1,5 g/kg Eiweiß aus (Pedersen & Cederholm, 2014; Wackerhage, 2017; Webster et al., 2023). Zusätzlich scheint eine erhöhte Konsumation von Gemüse sich auch positiv auf Sturz- und Frakturrisiko auszuwirken (Webster et al., 2023).
Nicht nur Mangelernährung, sondern auch Übergewicht beeinflusst das Sturzrisiko negativ. Übergewichtige Frauen haben ein erhöhtes Sturzrisiko. Vor allem durch die Kombination von geringer Muskelkraft der unteren Extremität und Plattfüßen kann das vermehrte Sturzrisiko erklärt werden. Hier werden Krafttraining und podiatrische Interventionen empfohlen (Neri et al., 2020).

2.3.5 Lebensumstände

Die Lebensumstände einer Person sind für die Sturzrisikobestimmung und in weiterer Folge für die Sturzprävention von großer Bedeutung. Alleinlebende Personen, müssen viele Aufgaben, auch die, die sie nicht mehr sicher erledigen können, selbst erledigen. Der Gesundheitszustand sollte bei Beurteilung der Lebensumstände als Risikofaktor mitberücksichtigt werden. Aus diesem Grund ist auch ein Lebensumstände abhängige Risikobeurteilung bei motorischen Testungen empfehlenswert. Alleinlebende Personen haben ein um 23 – 29 % erhöhtes Sturzrisiko, Personen einer Stichprobe mit den geringsten sozialen Kontakten hatten im Vergleich zu Personen mit vielen sozialen Kontakten ein um 36 – 42 % erhöhtes Risiko für Stürze (Bu et al., 2020).
Bei den Lebensumständen ist auch der Begriff der sozialen Gebrechlichkeit (social frailty), die einen Rückgang sozialer Beziehungen, sozialer Unterstützung und alleine Leben beschreibt, zu berücksichtigen. Soziale Gebrechlichkeit hat durch auftretende Sturzangst, unabhängig von der Sturzbiographie, negative Auswirkungen auf die gesundheitsbezogene Lebensqualität. Unter anderem aus diesem Grund sind in Sturzpräventionsangeboten auch soziale Aspekte und Beziehungen, wie es in Gruppenprogrammen einfach umsetzbar ist, mit einzubeziehen (Wu et al., 2023). Personen mit geringen sozialen Kontakten, die einsam sind und allein leben haben ein erhöhtes Sturzrisiko.
Wie beim Risikofaktor „Geschlecht" bereits beschrieben, sind die Lebensumstände von Frauen oft belastend. Einerseits weil sie häufiger allein leben aber andererseits in Partnerschaften häufig mehr Tätigkeiten verrichten müssen als der Mann.
Außerdem sollte mit einbezogen werden, ob eine Person auf dem Land oder im städtischen Bereich wohnt. Personen, die sich nach motorischen Testergebnissen statistisch nicht unterscheiden lassen, haben im ländlichen Bereich lebend ein höheres Sturzrisiko als im städtischen Umfeld lebende Personen (Jansenberger, 2017). Das deutet auf die höheren Anforderungen an die Motorik im ländlichen Umfeld hin.

2.3.6 Erkrankungen und Multimorbidität

Krankheiten als intrinsische Risikofaktoren sind häufig Gründe für einen Sturz (McElhinney et al., 1998). Tideiksaar (2000) beschreibt weniger das Altern, sondern akute und chronische Erkrankungen als Grund für einen Sturz. Tragl (2001) beschreibt ähnlich hauptsächlich muskuloskelettale, neurologische und psychiatrische Erkrankungen als Sturzursachen.
Generell erhöht eine vorhandene Multimorbidität das Sturzrisiko (Tang et al., 2022; Immonen et al., 2020). Bei mehrfach stürzenden Personen liegt häufiger eine Multimorbidität vor (Tideiksaar, 2000).

Engmaschig auftretende mehrfache Sturzereignisse, sogenannte „prodromale Sturzserien", können ein Hinweis auf Erkrankungen sein, und sollten unbedingt untersucht werden (Boyé et al., 2014).
Erkrankungen, die das Sturzrisiko erhöhen und Mobilität, Motorik und Sensibilität beeinflussen (DNQP, 2005), sind unter anderem Parkinson Syndrom, Multiple Sklerose, Insult, Polyneuropathie, Osteoarthritis und andere chronische Erkrankungen.
Unterschiedliche Erkrankungen erhöhen das Sturzrisiko auch unterschiedlich stark. Diabetes mellitus (OR 1,62), Orthostatische Hypotonie (OR 1,84), Hypertonie (OR 1,48), Insult (OR 1,98), Katarakt (OR 1,56), Gelenksarthrosen (OR 1,5), Demenz (OR 5,34) und Depressionen (OR 4,61) erhöhen das Sturzrisiko teilweise sehr deutlich (Yu et al., 2009). Siehe dazu auch die Auflistung der Risikofaktoren (Tab. 2 und 3) mit teilweise abweichenden Odd's Ratio's.
Gegliedert nach körperlichen Funktionen, die durch Erkrankungen Störungen erfahren, sind die Erkrankungen in der Tabelle 7 als das Sturzrisiko erhöhend untersucht worden.

Achtung: Multimorbide Personen nehmen einen zunehmenden Teil der immer älter werdenden Bevölkerung weltweit ein (Kohzuki, 2024; Souza et al., 2021). Aufgrund der Grunderkrankungen ist diese Bevölkerungsgruppe besonders sturzgefährdet und leidet häufiger unter einer bestehenden Sturzangst. Diese Einschränkungen machen Sturzpräventionsmaßnahmen nicht leichter aber umso wichtiger. Bei vielen chronischen Erkrankungen (inkl. Demenz, Parkinson, Insult, Diabetes, Osteoporose, u. v. m.) konnten inzwischen hoch effiziente Ansätze zur Sturzprävention belegt werden.

▼ Tab. 7 Erkrankungen und Sturzrisiko (Deuschl & Reichmann, 2006)

Typisierung	Erkrankungen
Afferenzstörungen	• Visusminderung (Fehlsichtigkeit, Katarakt, Retinopathie, u. a.) • Propriozeptive Störungen (Polyneuropathie, u. a.) • Vestibuläre Störungen (Neuritis Vestibularis, Morbus Menier, u. a.)
Motorische Störungen	• Pyramidales System/Spastizität (Schlaganfall, Motoneuronerkrankung, u. a.) • Extrapyramidales System (Morbus Parkinson, Chorea Huntington, Dystonien, u. a.) • Zerebellum (erbliche Ataxien, Alkoholintoxikation, u. a.) • Neuromuskuläre Erkrankungen (Myasthenie, Muskelatrophie, Myopathien, u. a.) • Frontale Gang- und Standstörungen (SHT, vaskuläre Läsionen, Hydrozephalus)
Iktale Störungen	• Epilepsien • Synkopen • Kataplexie
Demenzielle Erkrankungen	• Alzheimer Demenz und andere Demenzen • Subkortikale arteriosklerotische Enzephalopathie (Mb. Binswanger)
Kardiopulmonale Erkrankungen	• Herzinsuffizienz • Herzrhythmusstörungen • Lungenembolie • Herzinfarkt • COPD
Orthopädische Erkrankungen	• Gelenksarthrosen • Fehlstellungen • Beinverkürzungen • Discus Prolaps mit sensorischen Ausfällen (Peroneus-Parese)

2.3.7 Inaktivität

Personen, die Aktivitäten nachgehen, die ihre eigenen Fähigkeiten übertreffen, haben ein erhöhtes Sturzrisiko. Diese Personen setzen sich mit höherer Wahrscheinlichkeit Gefahrensituationen aus und haben somit ein erhöhtes Sturzrisiko (Graafmans et al., 2003). Sie haben demnach mehr Gelegenheiten zu stürzen. Grundsätzlich gilt allerdings körperliche Aktivität als Schutzfaktor für Stürze, denn inaktive Personen haben ein erhöhtes Sturz- und Verletzungsrisiko.
Es gibt demnach eine u-förmige Beziehung zwischen übermäßiger Aktivität und Inaktivität und dem Sturzrisiko (Gregg et al., 2000). Lebenslang aktive Personen haben um 33 % reduziertes Sturzrisiko (Wright et al., 2012). Sowohl Überforderung als auch Unterforderung erhöhen die Sturzwahrscheinlichkeit, aus diesem Grund ist das Erarbeiten der richtigen Selbsteinschätzung und das Wissen über Fähigkeiten und Grenzen in der Sturzprävention von besonderer Bedeutung. Zudem ist eine negative Wahrnehmung der eigenen Balance für sich sturzrisikoerhöhend (Dolan et al., 2024).
Auf die Verminderung der körperlichen Aktivität folgt die Verminderung der körperlichen Fähigkeiten. Dieser Grundsatz gilt für alle Altersgruppen ab 45. So konnte gezeigt werden, dass aktive Freizeitgestaltung sowohl bei mittelaltrigen als auch bei Senioren vor Stürzen und vor Sturzverletzungen signifikant schützt (Caban-Martinez et al., 2015). Personen, die ihre Aktivitäten reduzieren, haben häufiger mit dem Problem der Sturzangst zu kämpfen, da sie den Verlust an guter körperlicher Verfassung im Alltag als Unsicherheit und vorzeitige Erschöpfung wahrnehmen.
Zusätzlich scheint nicht nur Aktivitätsvermeidung, sondern auch die Unterbrechung (Fragmentierung) von Aktivitäten das Sturzrisiko zu erhöhen, wie Aktivitätsmessungen mit Beschleunigungssensoren zeigten (Popelsky et al., 2024). Generell sollte auch die Herz-Kreislauf-Leistungsfähigkeit mit beachtet werden. Kurzatmigkeit beim Stufensteigen hängt ebenfalls mit einem erhöhten Sturzrisiko zusammen (Yokoi et al., 2020).

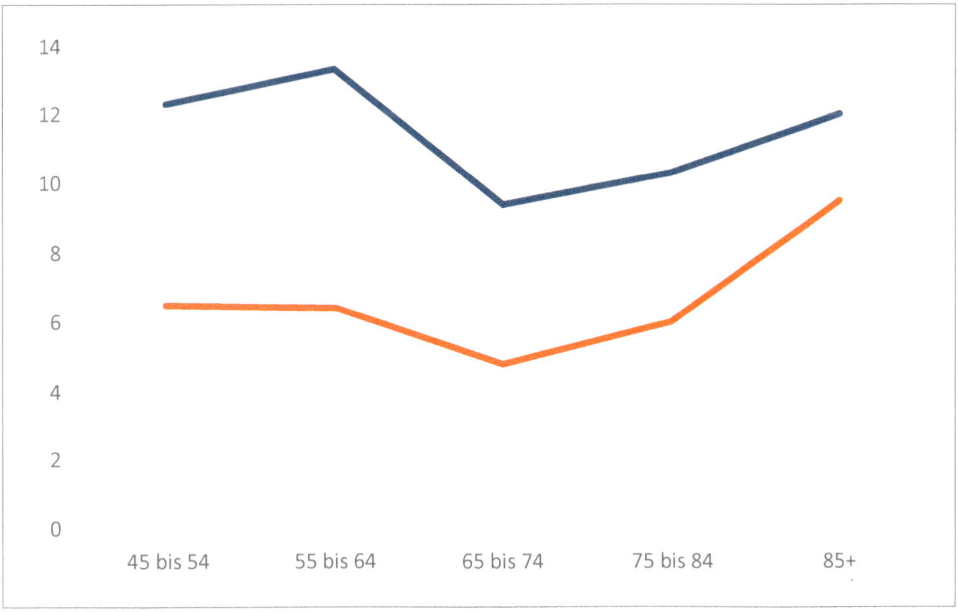

▲ Abb. 10 Prozentueller Anteil von Mehrfachstürzen (2+) Stürzen bei aktiven (untere Linie) und inaktiven Senioren obere Linie) (Caban-Martinez et al., 2015)

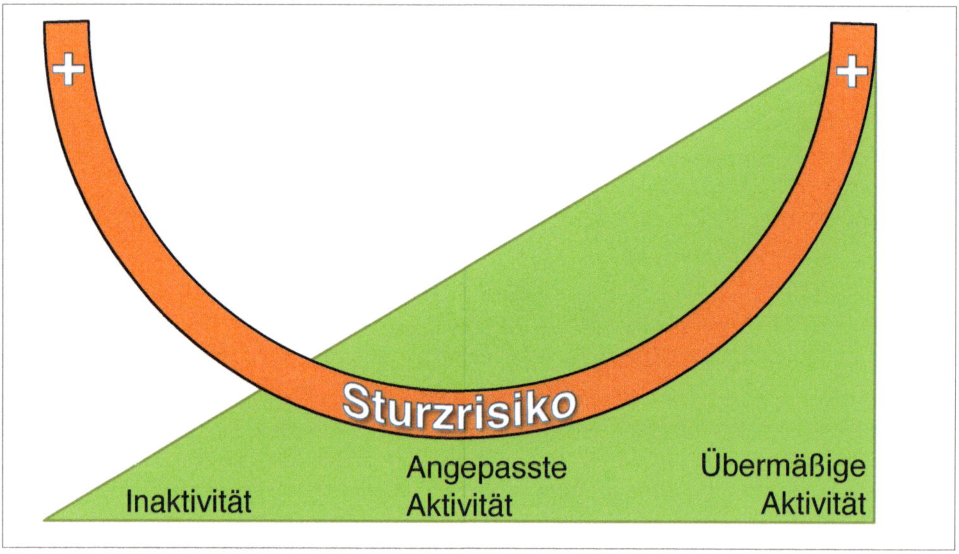

▲ Abb. 11 U-förmige Beziehung zwischen Aktivität und Sturzrisiko (Jansenberger, 2011)

Es ist unbedingt notwendig, die Sturzangst zu reduzieren, um die Aktivität zu erhöhen (Su et al., 2021). Sturzangst kann unter Berücksichtigung des „Health Belief Model" bei Interventionen mit schulendem Inhalt positiv beeinflusst werden (Mohammadkhah et al., 2024). Neben der Sturzangst ist auch die Schmerzangst ein wesentlicher Faktor in der Aktivitätenvermeidung. Faktoren, die die Bewegungsvermeidung erhöhen, sind: Sturzangst, negative Einstellung zu Bewegung und Sport, mangelnde Selbstwirksamkeit, Angst-Vermeidungs-Kognitionen und Schmerzangst. Immerhin 34–46 % aller älteren Menschen in häuslicher Pflege berichten von täglichen Schmerzen (Leonhardt & Laekeman, 2010). Allerdings sind gezielte Bewegungsförderungen geeignet Schmerzen, Schmerzangst und Sturzangst zu reduzieren.
Bei Personen mit Gonarthrose tritt eine Sturzangst besonders dann auf, wenn körperliche Einschränkungen, positive Sturzbiographie, geringe Handgriffkraft, Übergewicht, Multimedikation und Schmerzen zusammenkommen (Fernandes et al., 2023). Knieschmerzen korrelieren besonders stark mit Sturzangst (Silangirn et al., 2024).

2.3.8 Sturzangst

Angst ist ein entscheidender Risikofaktor für Stürze und eine große Belastung und Einschränkung für das selbstständige Bewältigen des Alltags. Sturzangst hat zudem messbare Auswirkungen auf die Selbstständigkeit und Mobilität von Senioren (Auais et al., 2017).

Kernfrage

Im Sturzrisikoassessment ist die Frage: „Haben Sie Angst vor Stürzen?" oder etwas abgeschwächt „Haben Sie Bedenken zu stürzen?", also die Frage nach der Sturzangst oder der Erwartungshaltung wichtig, um das Sturzrisiko abzuklären. Sturzangst muss unbedingt abgebaut werden, bedarf aber eines einfühlsamen Zugangs.

Sie betrifft einen großen Prozentsatz von älteren Menschen mit und ohne Sturzbiographie. Allerdings steigt die Sturzangst bei gestürzten Personen mit zunehmender Sturzzahl immer weiter an:
Knapp 40 % aller Menschen (Boyd & Stevens, 2009) beschreiben eine Sturzangst häufig ohne Sturzvorgeschichte, bei gestürzten Personen geben bis zu 92 % Sturzangst an (Jørstad et a., 2005). Viele Menschen (20 – 55 %) reduzieren ihre Aktivitäten aufgrund einer Sturzangst (Murphy et al., 2002), und verlieren dadurch weiter an Mobilität und motorischen Fähigkeiten und erhöhen somit wieder das Sturzrisiko. Sturzangst korreliert verringerter Lebensqualität, Mobilität und erhöhten funktionellen Einschränkungen, mit hohem Alter, weiblichem Geschlecht, Einschränkungen in den ADL's (= activities of daily living), Seheinschränkungen, schlechtem Gesundheitszustand, chronischen Krankheiten, Stürzen, geringer Selbsteinschätzung (Selbstwirksamkeit), Einsamkeit, Depressionen und Ängstlichkeit (Kempen, 2009). Personen über 80 mit Einschränkungen in den exekutiven Funktionen haben häufig auch mit Sturzangst zu kämpfen (Awad et al., 2025). Frauen haben im Vergleich zu Männern höhere Sturzangst und einen höheren Trennwert bei der Fes-I (= Falls efficacy scale – International). Der OR (Odd's Ratio) wird mit 2,14 beziehungsweise 2,62 angegeben (Canever et al., 2022). Laut einer Studie von Singh et al. unterscheiden sich Senioren mit gleichen Fähigkeiten aber unterschiedlicher Hautfarbe nur in der Sturzangst. Weiße Amerikaner haben demnach bei gleichen motorischen Fähigkeiten ein um 30 % erhöhtes Sturzrisiko im Vergleich zu Afroamerikanern und geben statistisch relevant eine erhöhte Sturzangst an (Singh et al., 2018).
Generell kann davon ausgegangen werden, dass je höher die Sturzangst ausgeprägt ist, auch das Sturzrisiko ansteigt, während umgekehrt steigende Selbstsicherheit die Sturzangst und somit das Sturzrisiko sinken lässt (Kiyoshi-Teo et al., 2024).
Sturzangst wirkt sich auch unmittelbar körperlich aus: Sturzangst geht zum Beispiel mit einer signifikant verkürzten Schrittlänge einher. Diese Veränderung des Gangbilds gibt einerseits Rückschluss auf eine bestehende Angst und muss im Hinblick auf Gangsicherheit negativ gewertet werden (Menz et al., 2007).

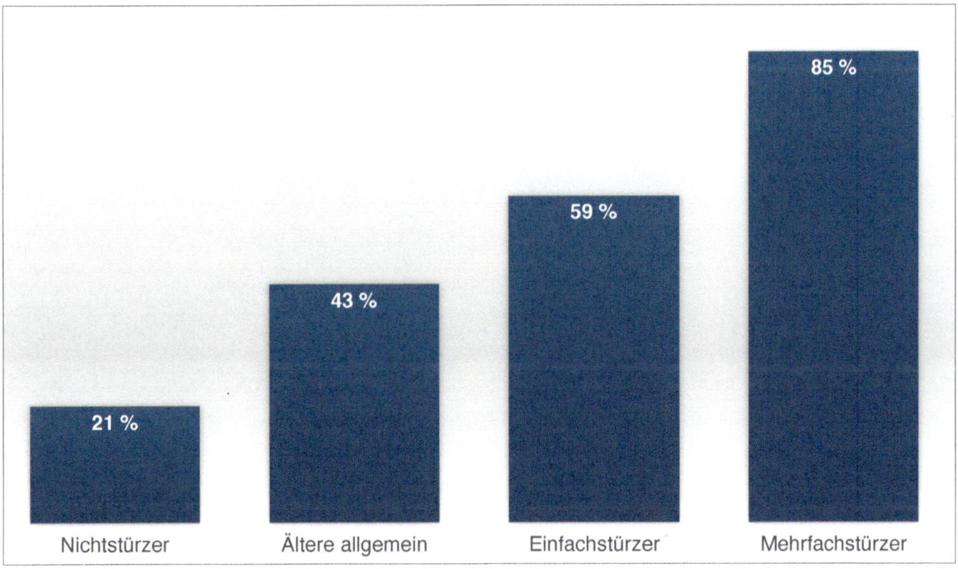

▲ Abb. 12 Sturzangst und Sturzbiographie, Prozentsatz der Personen, die Sturzangst angeben (Jansenberger & Kastner, 2016).

Die richtige Selbsteinschätzung/Selbstwirksamkeit ist eine wichtige Fähigkeit in der gesamten Lebensspanne, um den Alltag erfolgreich zu meistern, und um Gefahrensituationen zu meistern oder auch zu meiden. Sie bewahrt vor Unfällen, Verletzungen und verhindert auch die Entwicklung von Ängsten. Anhand der Falls efficacy scale international (Fes-I) kann die Selbsteinschätzung in Alltagssituationen erhoben und darauf aufbauend an einer Verbesserung derselben gearbeitet werden. Richtige Selbsteinschätzung bedeutet vor allem die eigenen Grenzen und Fähigkeiten zu kennen.

2.3.9 Funktionsbeeinträchtigungen

Funktionsbeeinträchtigungen entstehen durch den Alterungsprozess oder Erkrankungen und führen zu Einschränkungen in der sicheren Bewältigung des Alltags und in den motorischen Fähigkeiten im Allgemeinen. Da diese Prozesse den gesamten Organismus betreffen aber nicht synchron ablaufen, sondern teilweise schleichend und teilweise abrupt geschehen, führen diese Veränderungen auch zu einer schlechteren Selbsteinschätzung, was das Sturzrisiko erhöht (Luyat et al., 2008).

2.3.9.1 Veränderungen im neuromuskulären System

Generell ist das gesamte neuromuskuläre System von Abnahme an Funktionalität und Masse geprägt. Der Verlust an Muskelmasse („Sarkopenie") und der Verlust an Kraft („Dynapenie") sind zentrale Probleme in der Bewältigung des Alltags. Der Verlust an Kraft und Muskelmasse führt zu einer Verlangsamung der Bewegungen, zu geringerer Präzision und zu koordinativen Schwierigkeiten (Möllenhoff et al., 2005). Sarkopenie und Dynapenie korrelieren mit dem Alterungsprozess, mangelndem Training, Erkrankungen, Immobilisation, Mangelernährung (Bautmans, 2009; Wackerhage, 2017; Sivritepe et al., 2024). Sarkopenie wird durch Medikamente begünstigt (Kuzuya, 2023) und ist ein eigenständiger Risikofaktor für Stürze (Matsumoto et al., 2017) und schwere Verletzungen (Dirks & Leeuwenburgh, 2005). Von dem Problem sind bis 25 % der unter 70-Jährigen und 40 % – 50 % der über 80-Jährigen (Metter et al., 2002; Kumar et al., 2009) betroffen. Vor allem die nachlassende Beinkraft steht in Zusammenhang mit einem erhöhten Sturzrisiko. Ein gemeinsames Auftreten von Sarkopenie und Osteoporose („Osteosarcopenia") verschlechtert das Sturz- und Verletzungsrisiko besonders (Nguyen et al., 2024).
Empfohlen werden intensives und progressiv aufgebautes Krafttraining, optimierte Ernährung, anabole Medikamente und Hormontherapien (Boirie, 2009). Vor allem das progressive Krafttraining ist erfolgversprechend und einfach umsetzbar und eignet sich bis ins höchste Alter (Fiatarone et al., 1994) und auch in Seniorenheimen zur Verbesserung von Kraft und Mobilität (Krist et al., 2013). Dabei ist zu betonen, dass Krafttraining nicht nur bei gesunden Älteren, sondern insbesondere auch bei Personen mit erhöhtem Sturzrisiko aufgrund von neurologischen Erkrankungen (z. B.: Parkinson und MS) und systemischen Erkrankungen (z. B.: Osteoporose) zur Sturzvorbeugung und Erhöhung der Lebensqualität hoch effizient ist (Kemmler et al., 2020; Cruickshank et al., 2015).

Der Rückgang der Muskelkraft ist mit Veränderungen der Muskelproteinsynthese verknüpft: Bei jüngeren Erwachsenen wird durch mechanische Belastung die Muskelproteinsynthese unterstützt und der Muskelproteinabbau gehemmt. Im Alter werden Muskel resistenter gegenüber anabolen Stimuli, was zu verringerter Muskelproteinsynthese führt. Einige der Faktoren, die den Muskelabbau begünstigen und in den Ursachen noch nicht eindeutig erforscht sind, sind hier aufgezählt:

- Reaktiver Sauerstoff und Stickstoff (ROS/RONS) und daraus resultierender Schaden, ist ein Teil bzw. eine Theorie des altersbedingten Muskelabbaus.
- Die verringerte Sensitivität von Aminosäuren hemmt durch reduzierten Aminosäurentransport zum Muskel bzw. reduzierte Proteinsynthese den Muskelaufbau (Moro et al., 2016).
- Fetteinlagerungen reduzieren die Muskelqualität und hängen mit verringerter Insulinsensitivität zusammen.
- Inflammatorische Prozesse hängen ebenfalls mit der Veränderung der Muskelqualität zusammen.
- Inaktivität und Bettlägerigkeit erhöhen den Rückgang der Muskelmasse und -qualität beträchtlich (Wilkinson et al., 2018).

Der Rückschluss liegt nahe, dass im Alter die normale Alltagsbewältigung nicht mehr ausreicht, um die Muskelmasse zu erhalten (Wilkinson et al., 2018) Aus diesem Grund muss ein älterer Mensch unbedingt seine Kraft trainieren!

Veränderungen die Muskulatur betreffend sind in einer Abnahme der Masse zu suchen. Man geht von einer Verringerung der Muskelmasse im Ausmaß von 50 % zwischen dem Alter von 20 bis 90 Jahren aus (Schlicht et al., 2001; Gauchard et al., 2003; Wilkinson et al., 2018). Dabei ist die Muskelfunktion (Muskelkraft) stärker betroffen als der Muskelmasseverlust vermuten lässt (Wilkinson et al., 2018).
Neben dem allgemeinen Rückgang der Muskelkraft sind auch die Kraftverhältnisse der Beinmuskulatur für das Sturzrisiko von Bedeutung. Gestürzte Personen haben eine geringere Beinkraft, eine höhere Asymmetrie der großen Beinmuskeln (M. Quadrizeps und Mm. Ischiocrurales) und eine schwächere propriozeptive Leistung (Daneshjoo et al., 2023). Die Kraft der Oberschenkelmuskeln (M. Quadrizeps und Mm. Ischiocrurales) sind wichtig für eine gute Mobilität. Allerdings scheint die Kraft dieser Muskelgruppen wenig Bedeutung für das Standgleichgewicht (Semi-Tandemstand) zu haben (Evangelista et al., 2024). Vor allem das Verhältnis zwischen Beinbeugern und Beinstreckern scheint zur Sturzrisikobestimmung geeignet. Das H (Hamstrings) – Q (Quadrizeps) Verhältnis sollte über 0,73 liegen (Yang et al., 2024).
Muskelgruppen, die bei vorliegender Schwäche das Sturzrisiko auch erhöhen können, sind die Hüftadduktoren und vor allem die Hüftabduktoren (Gafner et al., 2017; Bruyneel et al., 2018), die mit einem Dynamometer im Stehen gemessen werden können (Bruyneel et al., 2018). Die Schwäche bzw. reduzierter Umfang des M. Psoas gilt als Risikofaktor sich bei einem Sturz den Oberschenkelhals zu brechen (Chung et al., 2025). Generell ist die Beinkraft mitentscheidend für die posturale Kontrolle und die Erhebung der Beinkraft mittels funktioneller Tests (z. B. Aufstehkraft) kann Stürze prospektiv insbesondere Stürze mit Verletzung und wiederholte Stürze vorhersagen (Zhu et al., 2025).

Auswirkungen des Muskelmasse- und -kraftverlusts sind unter anderem folgende:
- Zunehmende Abhängigkeit im Alltag
- Frailty und Erhöhung des Sturzrisikos
- Verlust der Selbstständigkeit, Depressionen und soziale Isolation
- Körperliche Inaktivität
- Risiko für chronische Erkrankungen
- Zunahme der Mortalität (Wilkinson et al., 2018)

Die hohen Auswirkungen ruhen daher, dass die Muskulatur neben der Kraftkomponente auch eine große Bedeutung bei der Regulierung der gesamten Stoffwechsel hat.

Besonders die Typ-II-Fasern (FT-Fasern) sind von der Abnahme der Anzahl der Muskelfasern betroffen. Der Masseverlust ist vorrangig in den unteren Extremitäten zu bemerken (Strass & Granacher, 2000). Neben dem Muskelmasseverlust im Alterungsprozess ist der Kraftverlust durch Inaktivität bedeutsam. Bei körperlicher Inaktivität sind besonders die ST-Fasern betroffen (D'Antona et al., 2003).

Der Kraftrückgang ist kein rein muskuläres Problem sondern geschieht in Verbindung mit Veränderungen im peripheren und zentralen Nervensystem. Motorische Nervenzellen und die nervale Ansteuerung der Muskelfasern und die propriozeptive Informationsverarbeitung ändern sich vielfältig:

1. Desensibilisierung der Muskelspindeln: Kollagene Einlagerungen verdicken die Bindegewebskapsel, die die Muskelspindel umlagert. Die Anzahl der intrafusalen Muskelfasern reduziert sich, was zu Innervationsstörungen der Muskelspindeln führt. Geschwindigkeit und Genauigkeit der Reizantwort der Muskelspindel sind reduziert. Aufgrund der schlechteren Dehnungsempfindlichkeit arbeitet der Muskeldehnungsreflex schlechter und führt somit zu einer reduzierten afferenten Information im zentralen Nervensystem. Bemerkbar wird das durch weniger präzisen efferenten Output und Bewegungsunsicherheiten.
2. Demyelinisierung und Verlust sensorischer Neurone: Die Leitungsgeschwindigkeit wird geringer und die Anzahl der schnell leitenden Axone ist reduziert.
3. Veränderte präsynaptische Hemmung: Die präsynaptische Hemmung scheint sich zu verstärken, was sich störend auf die Reizweiterleitung auswirkt und als eine Mitursache für verminderte Reflexaktivität gewertet wird.
4. Verlust von Interneuronen (28 % weniger): Der Verlust macht sich bemerkbar bei Reflexantworten und in der Bewegungskoordination. Der Effekt ist bei unvorhergesehenen Situationen besonders deutlich.
5. Verlust großer Alpha-Motoneurone: Das hat eine Denervation von Typ-II-Fasern und Reduktion der Schnellkraft zur Folge. Die Typ-II-Fasern atrophieren oder werden re-innerviert.
6. Re-Innervation: Die Re-Innervation hat ein vergrößertes Innervertionsverhältnis „überlebender" tonischer Einheiten zur Folge, was Veränderungen in Rekrutierung und Frequenzierung und eine verlangsamte Kinetik einzelner Muskelfasern zur Folge hat.
7. Verstärkte Koaktivierung agonistischer und antagonistischer Muskulatur: Diese Veränderung, die auch bei ungewohnten Bewegungen im Bewegungslernen oder bei Ermüdung bei jüngeren Personen festgestellt werden kann, wirkt sich negativ auf Ökonomie der Bewegung aus (Granacher & Gollhofer, 2005; Wilkinson et al., 2018).

2.3.9.2 Gleichgewichtsprobleme

Gleichgewichtsprobleme bezeichnen das Nachlassen des Gleichgewichts in seinen Teilbereichen. Funktionell kann man in das kontinuierliche, das proaktive und das reaktive Gleichgewicht unterscheiden. Jeder Teilbereich untergliedert sich wiederum in das dynamische und statische Gleichgewicht.
Im Alterungsprozess lassen alle Teilbereiche des Gleichgewichts langsam oder erkrankungsbedingt teilweise auch abrupt nach. Da das Gleichgewicht aber auf mehreren Säulen ruht, kann das Nachlassen von einzelnen Bereichen gut kompensiert werden. Die Säulen des Gleichgewichts sind die Propriozeption, die Oberflächensensibilität, das Sehvermögen und der Vestibularapparat.
Kommt es zu einer Verlagerung des Körperschwerpunktes, werden die vestibulären Rezeptoren aktiviert. Sie verarbeiten die Information und aktivieren die gegen die Schwerkraft wirkenden Muskeln, die Kompensationsbewegungen ausführen. Die Informationen werden an die wichtigsten Extremitä-

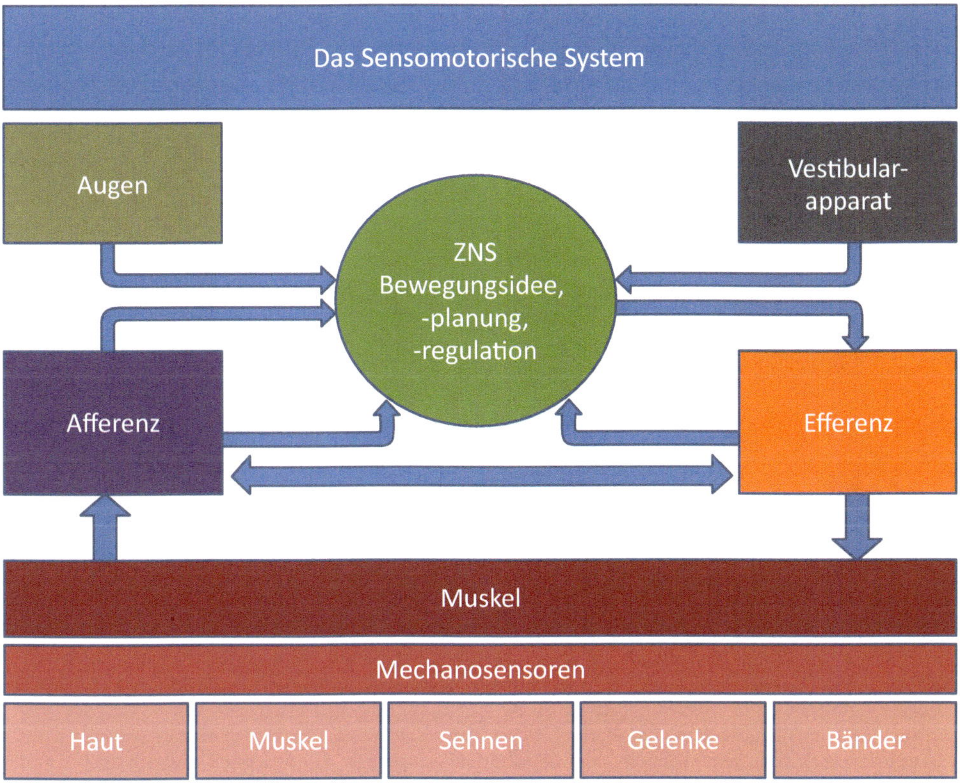

▲ Abb. 13 Das sensomotorische System und das Gleichgewicht (Van den Berg & Wulf, 2008)

ten weitergeleitet, um den festgestellten Balanceverlust auszugleichen und das System wieder zu stabilisieren. Der Stellreflex, wie diese Reaktion genannt wird, reduziert sich mit zunehmendem Alter und kommt vor allem später, was auch an der reduzierten Nervenleitgeschwindigkeit liegt. Alte Menschen haben demzufolge eine geringere Chance einen Gleichgewichtsverlust auszugleichen (Granacher & Gollhofer, 2005). Erschwerend kommt hinzu, dass die Propriozeptoren und die Oberflächensensibilität mit zunehmendem Alter eine höhere Reizschwelle aufweisen (Downton, 1995). Diese Tatsache liefert ein gewichtiges Argument für reaktives Gleichgewichtstraining einerseits, als auch für intensives Krafttraining, da bei später einsetzender reaktiver Bewegung, eine ältere Person mehr Kraft benötigt, um das Gleichgewicht wieder herzustellen.

Werden die Augen geschlossen, kann das üblicherweise von den übrigen Sinnesleistungen kompensiert werden. Es kommt dann zu einer Verstärkung der posturalen Reaktion also der Körperschwankungen. Aufgrund der Reduktion von vestibulärer, propriozeptiver und taktiler Informationsverarbeitung kommt es bei älteren Menschen jedoch zu einer Kompensation über die Augen. Diese werden in der Verarbeitung immer wichtiger und beim Wegfall des Sehens (z. B.: Bei wechselndem Licht, Blendeffekten, Nebel oder Dunkelheit) fühlen ältere Personen häufig eine gesteigerte Unsicherheit. Das gilt auch, wenn es zu inkongruenten visuell-vestibulären Reizen kommt. Es zeigt sich bei älteren Personen eine deutliche Zunahme der Körperschwankungen im Vergleich zu jüngeren Personen (Yang et al., 2023).

Eine erhöhte Schwankung ist aber auch bei offenen Augen zu bemerken, wenn man einmal oder mehrmals gestürzte Personen, mit Personen, die nicht gestürzt sind, vergleicht. Dies ist sowohl in auf-

rechter Körperhaltung als auch beim nach vorne Beugen bemerkbar. Während in einer vergleichenden Untersuchung zwischen Jüngeren und Älteren bei der reaktiven Balance die Gelenksbewegungen und die Auslenkungen des Körperschwerpunkts ähnlich waren, zeigte sich eine größere proximale Gelenksrotation und größere Schwankungen des Körperschwerpunkts bei Älteren, was zu einem Verlust an kompensatorischen Strategien führt. Ältere haben im Vergleich zudem geringere Muskelkraft und höhere EMG-Ausschläge beim Versuch das Gleichgewicht zu halten (Tsai et al., 2014). Cattagni et al. (2018) konnten zudem nachweisen, dass neben der reduzierten Muskelkraft bei gestürzten Älteren auch neuronale Veränderungen eine große Bedeutung haben. Im Vergleich zu jüngeren Personen fordert das Gleichgewichtssystem bei älteren Personen deutlich mehr an kognitiven Ressourcen, was zu rascherer Überforderung und Stürzen führen kann (Woollacott & Shumway-Cook, 2002).
Außerdem ist zu bemerken, dass die Augenbewegungen einen Einfluss auf die Körperschwankungen haben. So konnte bei Standaufgaben mit Blicksprung- Aufgaben (Sakkaden) im Vergleich zu Blickfolge-, Fixations- und Vestibulo-okulärer-Reflex (VOR-)Aufgaben reduzierte Körperschwankungen nachgewiesen werden (Roh et al., 2021). Bei einer anderen Untersuchung reduzierten Blickfixationen auf ruhige Ziele die Körperschwankungen, während oszillierende Hintergründe und Augenfolgebewegungen die Körperschwankungen erhöhten. Bei Sakkaden stellte sich kein Unterschied ein (Thomas et al., 2016). Die Autoren schlussfolgern, dass das Miteinbeziehen von Augenbewegungen ins Gleichgewichtstraining empfehlenswert ist.

Die Veränderungen im Gleichgewichtssystem führen zu Unsicherheit und diese befeuert wiederum die Sturzangst. Die Sturzangst hat eine für Senioren zusätzlich belastende Eigenschaft:

Die Sturzangst hat eine messbare negative Auswirkung auf die vestibuläre Kontrolle
(de Melker Worms et al., 2017).

2.3.9.3 Veränderungen im Gangbild

Das sichere Gehen und Stehen ist eine Grundvoraussetzung für die Alltagsbewältigung. Veränderungen haben große Auswirkungen auf das Sturzrisiko. Aus diesem Grund ist die Gang- und Standsicherheit unbedingt mittels Assessment zu erheben. Es ist zusätzlich sinnvoll eine weitere Frage in der Anamnese zu stellen:

Kernfrage

Die Kernfrage nach dem gegenwärtigen Gefühl: „Fühlen Sie sich beim Gehen oder Stehen unsicher?" betrifft sowohl den Risikofaktor Gleichgewichtsprobleme und Veränderungen im Gangbild.

Gleichgewichtsdefizite und Einschränkungen der Gangsicherheit stehen in enger Verbindung zueinander. Aufgrund der Tatsache, dass der Mensch sehr früh in der motorischen Entwicklung stehen und gehen lernt, sind beide Vorgänge grundsätzlich automatisiert, stellen aber erhebliche motorische Anforderungen. Stürze geschehen häufig dann, wenn bereits Gangunsicherheiten und Balanceprobleme entstanden sind. Veränderungen im zentralen und peripheren Nervensystem und Kraftverluste sind Hauptgründe, die zu Veränderungen im Gangbild, und somit zu einer Gangunsicherheit und in späterer Folge zu einem Sturz führen können (McElhinney et al., 1998; Tragl, 2001). 63 % der Stürze passieren im Gehen (Resnick, 1999). Daher ist dem Gehen und dem Training der Gangsicherheit ein zentraler Stellenwert in der Sturzprävention einzuräumen.

Altersbedingte Veränderungen beim Gehen sind häufig Kompensationsmechanismen mit dem Ziel das System Mensch zu stabilisieren. Häufige Veränderungen sind (Lord et al., 2007; Hessert et al., 2005; Runge, 1996; Jeon et al., 2023; Kim et al., 2025):

- Reduzierte Schrittlänge
- Reduzierte Gehgeschwindigkeit
- Erhöhter Anteil der Doppelstandphase
- Erhöhte und variable Spurbreite
- Erhöhte Körperschwankungen während der Einbeinstandphase
- Verringerte oder variable Schrittfrequenz
- Verringerte Gelenksbewegungen (u. a. Sprunggelenk)
- Verringerte Abstoßkraft
- Verringertes Abrollverhalten und flacheres Aufsetzen
- Vorgebeugte Rumpfhaltung *(Die Brustkyphose wurde als eigener Risikofaktor für Stürze identifiziert!)* (McDaniels-Davidson et al., 2017)
- Reduzierter Armschwung.

Das Risiko für Gehstörungen steigt mit zunehmendem Lebensalter, dementiellen Erkrankungen, Multimedikation und Alkoholmissbrauch. Psychogene Erkrankungen führen zu einem starken Rückgang in der Gehgeschwindigkeit. Das Ende der motorischen Veränderungen ist der sogenannte senile oder protektive Gang, der von mehreren Faktoren bestimmt wird. Diese sind als Fortführungen normaler altersbedingter Gangveränderungen anzusehen (Deuschl & Reichmann, 2006; Hommen et al., 2024):

Kennzeichen des protektiven Ganges:

- Breitbasiger Gang
- Verminderte Doppelschrittlänge
- Verringerte Kadenz
- Längere Dauer der Doppelstandphase
- Vorgebeugte und versteifte Rumpfhaltung
- Verminderter Armschwung
- Verminderte Rhythmizität sowohl UE als auch OE
- Verlust der zeitlichen Abfolge von Fersenaufsatz und Zehenabstoß während des Fußaufsetzens
- Verringerter Beinhub (Abstand Fuß zu Gehfläche)
- Verringerte Hüftgelenks- und Kniegelenksrotation
- Verschiedene Strategien in der Gelenksbeugung:
  (a) Beinsteifigkeit: kaum Beugung in Knie und Hüftgelenk
  (b) Vermehrte Beugung sowohl im Knie als auch im Hüftgelenk
- Schrittinitiierung und Wendebewegungen sind gestört

Der protektive Gang ist nicht durch neurologische Befunde zu begründen. Es werden aber Veränderungen der für die Haltungsregulation zuständigen Long-Loop-Reflexe angenommen. Patienten mit protektivem Gang haben auch eine erhöhte kardiovaskuläre Mortalität (Bloem et al., 2000).
Diese Veränderungen stellen einerseits einen Schutzmechanismus dar, und sind als Kompensationsversuch zu deuten. Die Veränderungen werden dann zur Gefahr, wenn, neben der reduzierten Gehgeschwindigkeit, eine Person ihr sicheres Gangbild nicht mehr an wechselnde Situationen, die zum Beispiel ein Beschleunigen notwendig machen, anpassen kann. Denn ein Rückgang der Gangadapti-

onsfähigkeit hängt (Anpassung des Ganges an Störungen) mit einem erhöhten Sturzrisiko zusammen (Caetano et al., 2017).
Veränderungen im Gangbild werden vor allem bei Personen mit vorangegangenen Stürzen offensichtlich, und können in Zusammenhang mit späteren Stürzen gebracht werden (Tideiksaar, 2000; James et al., 2017). Zusätzlich sind neurologische Veränderungen im Gangbild bei Personen ohne Demenz ein signifikantes Vorhersagekriterium für eine drohende (v. a. Non-Alzheimer) Demenz (Verghese et al., 2002). Dementielle Veränderungen und kognitive Einschränkungen führen nicht nur zu Veränderungen beim Gehen, sondern haben auch Einfluss auf reaktive Mechanismen: Personen mit kognitiven Einschränkungen benötigen bei Störungen des Gehens mehrere Schritte, um die Balance wieder herzustellen (Voß et al., 2024). Eine Kombination aus kognitiven Problemen und einer reduzierten Gehgeschwindigkeit (Motorisches-kognitives-Risiko-Syndrom) sagt eine erhöhte Sturzwahrscheinlichkeit voraus (Li et al., 2025).
Während nicht sturzgefährdete Ältere ihr Gangbild bei Mehrfachaufgaben kaum verändern, kommt es in beschriebenen Parametern, vor allem bei der Doppelschritt(-Stride)-Variabilität, zu deutlichen Unterschieden, wenn die Person sturzgefährdet ist (MacAulay et al., 2015; Toulotte et al., 2006; Faulkner et al., 2007; Rogan et al., 2017).
In Messungen mit 141 Personen mit positiver und negativer Sturzbiographie wurde beim Gehen in selbstgewählter Gehgeschwindigkeit selbst ohne Ablenkung ein Trennwert der Stride-Zeit-Variabilität von 0,055 (5,5 %) Variationskoeffizient bestimmt. Während bei Personen bis 69 bei der Gehgeschwindigkeit keine statistisch relevante Unterscheidung hinsichtlich des Sturzrisikos möglich war, zeigt sich beim Variationskoeffizient, der Stride-Zeit-Variabilität altersunabhängig als präzise in der Unterscheidung.
In einer Studie, bei der Gehen unter Laborbedingungen mit dem Gehen im Alltag verglichen wurde, konnte gezeigt werden, dass das Gangbild im Alltag dem Gangbild unter Dual-Task-Bedingungen im Labor näherkam, als das Single-Task-Gehen im Labor (Hillel et al., 2019). Dieser Umstand sollte bei Gangassessments berücksichtigt werden.

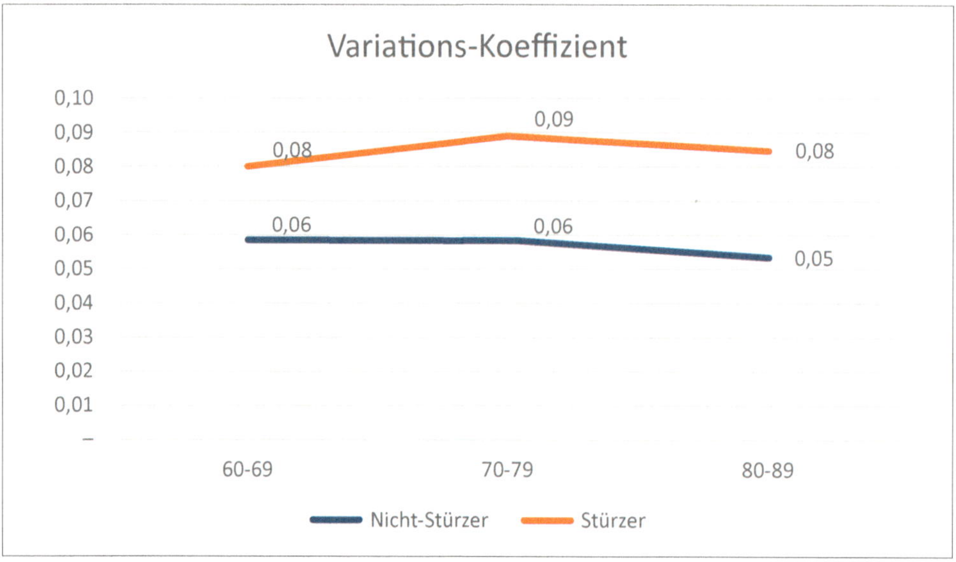

▲ Abb. 14 Variationskoeffizient der Stride-Zeit-Variabilität bei gestürzten und nicht gestürzten Personen

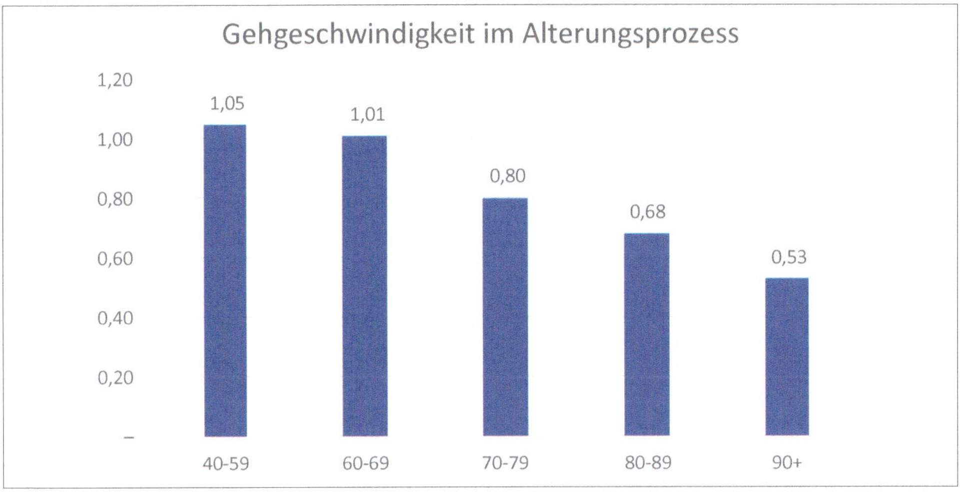

▲ Abb. 15 Gehgeschwindigkeit im Alterungsprozess (n = 174)

Auch die Angst nach oder vor Stürzen spielt eine große Rolle, die einen alten Menschen zu einem vorsichtigen Gang bewegt. Es ist häufig gerade die resultierende Unsicherheit ein nicht zu vernachlässigender Risikofaktor. Gerade bei vorhandener Sturzangst reduziert sich die Schrittlänge signifikant (Menz et al., 2007). Lord et al. (2007) sehen die Sturzangst als Grund für eine deutliche Abnahme der Gangstabilität, da sie auf mehreren Ebenen negative Auswirkungen, wie zum Beispiel Schrittinitiation und generelle Bewegungsverzögerung bei Gehaufgaben (Michalska et al., 2025), hat.
Die Gehgeschwindigkeit ist ein Kernelement in der Sturzrisikobestimmung und kann sogar als Vitalparameter gesehen werden (Stanaway et al., 2011), die bei starker Verlangsamung auf ein erhöhtes Sturzrisiko und pathologische Veränderungen hinweist.

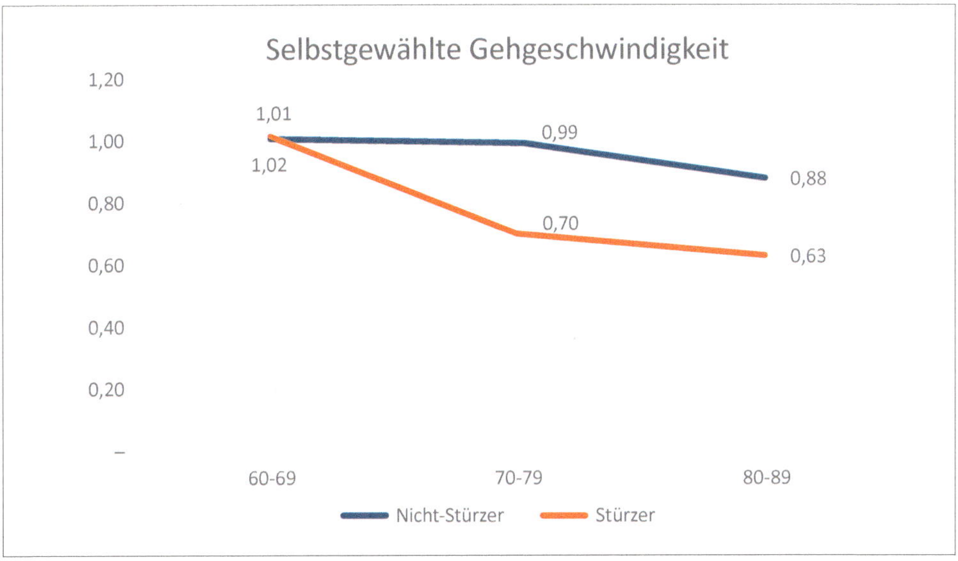

▲ Abb. 16 Gehgeschwindigkeit differenziert nach Sturzbiographie (n = 141)

Um im Alltag sich sicher bewegen zu können, ist eine Gehgeschwindigkeit von mindestens 1,0m/s oder besser 1,2 m/sec erforderlich. Diese Geschwindigkeit, wird bei Ampelphasen und auch einem rechtzeitigen Erreichen der Toilette benötigt (Runge, 1996).
Um als nicht sturzgefährdet zu gelten, sollte bei der selbstgewählten Geschwindigkeit (CWS – Comfortable Walking Speed) ein Tempo von 0,8 m/s erreicht werden (Shimada et al., 2009). Dieser Wert konnte auch bei den oben beschriebenen 141 gemessenen Personen ähnlich (0,85 m/s) bestätigt werden. Liegt der Wert darunter, ist von einem erhöhten Sturzrisiko auszugehen. Bei den Messungen der selbstgewählten Gehgeschwindigkeit zeigte sich bis Ende 60 eine konstante Gehgeschwindigkeit, während ab 70 die Gehgeschwindigkeit deutlich abnahm.
Aufgeteilt nach Personen mit positiver und negativer Sturzbiographie zeigte sich, dass bei den nicht gestürzten Personen der Mittelwert nicht unter 0,85 m/s fiel, während bei gestürzten Personen der Wert ab 70 bereits deutlich unterschritten wurde.
Einschränkungen und Beschwerden direkt bei den Füßen führen häufig zu Problemen in der Gangsicherheit. Personen mit schmerzhaften Fußdeformitäten, das betrifft immerhin 14% der 60- bis 80-Jährigen, sind erhöht sturzgefährdet (Chaiwanichsiri et al., 2009). Außerdem sind Schmerzen (ein- oder beidseitig) mit einer Reduktion der Gehgeschwindigkeit in Zusammenhang zu bringen. Bei beidseitigem (multisite pain) Schmerz sinkt die Gehgeschwindigkeit auf 0,77 m/s (Leveille et al., 2017). Chronische Schmerzen sind ebenso Sturzrisikofaktoren bei Personen mit körperlichen Einschränkungen (OR = 3,16) (Honda et al., 2022).
Eine reduzierte Beinkraft und hier besonders die Kraft des M. Quadrizeps femoris beispielsweise korreliert eng mit altersbedingten Gangveränderungen (Lord et al., 1996). Neben Gang- und Gleichgewichtsübungen kann vor allem ein regelmäßiges Krafttraining altersbedingte Veränderungen des Gangbilds positiv beeinflussen (Persch et al., 2009). Diese Zuwächse sind im Vergleich zum Balancetraining sogar deutlich höher als durch reines Balancetraining (Yamashita et al., 2012). Die Gehgeschwindigkeit ist neben Gangqualität und -quantität ein wichtiges Vorhersagekriterium für Stürze mit sturzbedingten Verletzungen (Chan et al., 2023).

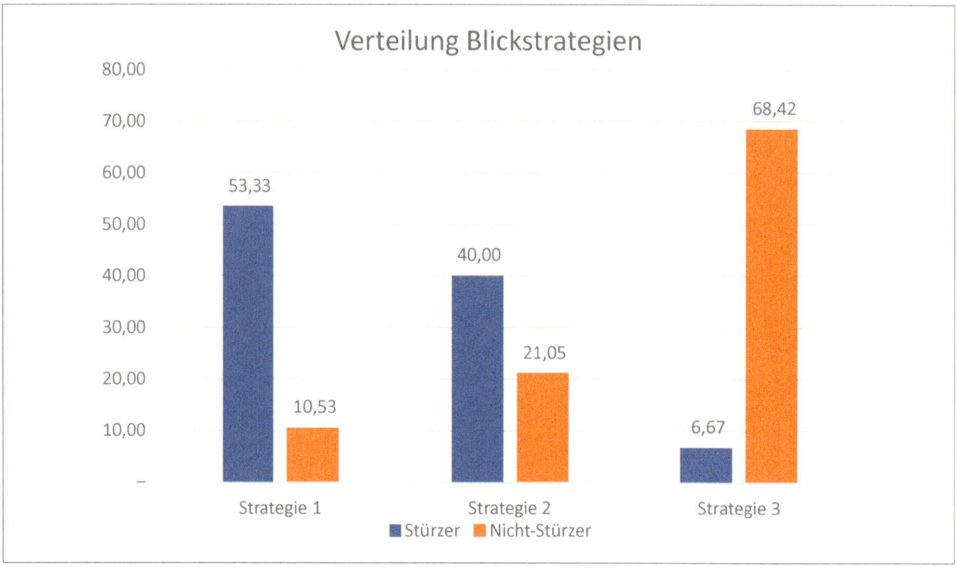

▲ Abb. 17 Blickstrategien und Sturzvorgeschichte (n = 50)

Ein weiterer wichtiger Aspekt ist das Blickverhalten, die Blickkoordination beim Gehen älterer Menschen. Senioren sehen häufig zu früh zum nächsten Hindernis weiter, obwohl das aktuell zu bewältigende Hindernis noch nicht überwunden ist (Young & Hollands, 2010). Eine andere verbreitete Strategie ist es vor allem bei Personen mit Sturzangst immer unmittelbar vor sich auf den Boden zu sehen (Ellmers et al., 2020). Beide Strategien sind nicht optimal. Während beim zu frühen Weitersehen das aktuelle Hindernis unzureichend verarbeitet wurde, steigt beim ständigen auf den Boden Sehen die Anzahl der Schrittfehler, da der Blick in die Ferne, um sich einen Überblick zu verschaffen, fehlt. Young und Hollands (2010) konnten zeigen, dass mit Instruktionen, wo man hinsehen soll, die Schrittfehler reduziert werden konnten.
Dieses oben beschriebene Blickverhalten konnte bei 50 Personen im Alter zwischen 63 und 89 Jahren (Durchschnittsalter 76,4 Jahre) bestätigt und in drei Strategien aufgeteilt werden. Unterteilt nach Sturzbiographie zeigten die Personen auf einer acht Meter langen Gehstrecke, auf der drei Hindernisse in zufälligem Abstand aufgestellt wurden, drei Blickstrategien:

- Strategie 1: Die Person sieht ständig unmittelbar vor sich auf den Boden oder auf die eigenen Füße.
- Strategie 2: Die Person sieht vor Bewältigung des eigentlichen Hindernisses und vor dem Platzieren des letzten Fußes vor dem Hindernis bereits zum nächsten Hindernis oder zu einem anderen irrelevanten Ort.
- Strategie 3: Die Person sieht bis zum Platzieren des letzten Fußes vor dem Hindernis auf das zu bewältigende Hindernis und verschafft sich mindestens einmal während des Gehens einen Überblick über folgende Hindernisse.

Dabei zeigte sich eine deutliche Verteilung der Blickstrategien bezogen auf die Sturzvorgeschichte (Abb. 17).
Als weiterer Parameter konnte der Anteil der Blickfixationen als Unterscheidungskriterium zwischen gestürzten und nicht gestürzten Personen erhoben werden. In einer Studie konnte erhoben werden, dass ältere Personen im Vergleich zu Jüngeren beim Gehen kürzere Blickfixationszeiten auf ein Hindernis und längere Schrittinitiierung aufwiesen (Diehl & Pidcoe, 2010; Hommen et al., 2024). Ebenso kam eine Studie zu dem Schluss, dass sturzgefährdete ältere Personen rascher von einem Hindernis wegblickten. Das wird damit begründet, dass Sturzgefährdete zukünftige Probleme über die Bewältigung des aktuellen Problems stellen (Chapman & Hollands, 2006).
Bei den Ergebnissen der oben beschriebenen 50 Personen zeigte sich, dass der Anteil der Blickfixationen beim Gehen auf der Strecke mit den drei Hindernissen bei über 74,5 % (Sens. 72,2,%, Spez. 73,1 %) liegen sollte. Die reduzierten Blickfixationen sind sowohl bei den Blickstrategien eins als auch bei Blickstrategie zwei zu beobachten.

Die das Gangbild betreffende Parameter, die mit einem erhöhten Sturzrisiko zusammenhängen, werden hier zusammenfassend aufgelistet:

- Gehgeschwindigkeit (unter 0,8 m/s)
- Reduzierte und variable Schrittfrequenz
- erhöhte Doppelstandphasen
- Reduzierte Stride (Doppelschritt) Länge
- Erhöhte Stride (Doppelschritt) Variabilität
- Erhöhte Variation der Spurbreite
- Verringerte Gangadaptierungsfähigkeit

- Gangveränderung unter Dual-Task-Aufgabe
- Schmerzen beim Gehen
- Mangelhafte Blickkoordination und reduzierte Blickfixationen
- ACHTUNG: Hohe Korrelation der Beinkraft zu Gangparametern!

2.3.9.4 Probleme bei den ADL's

Probleme bei den ADL's (activities of daily living) sind ein häufig beschriebener Risikofaktor. Personen mit Erkrankungen und mit schlechtem Allgemeinzustand haben häufig Probleme den Alltag sicher zu bewältigen, so werden einfache Tätigkeiten zu schwerwiegenden Problemen. Kommt es bei Basistätigkeiten (Anziehen, Waschen, Toilettengang, ...) zu Schwierigkeiten, wird ein erhöhtes Sturzrisiko angenommen. Der Risikofaktor korreliert auch mit Sturzangst und Einschränkungen in der Aktivität (Kempen et al., 2009). Auch hier kann körperliche Aktivierung und das Training von Kraft und Balance helfen die Bewältigung der ADL'S zu verbessern und das Sturzrisiko zu senken (Forbes et al., 2013; Daniels et al., 2008).

2.3.10 Sehbeeinträchtigungen

Auch das Sehvermögen ist altersbedingten und krankheitsbezogenen Veränderungen ausgesetzt. Die Linse wird weniger elastisch und dicker, dadurch die Fähigkeit in der Nähe scharf zu sehen reduziert. Die Linse trübt ein und es kommt zu reduziertem Lichteinfall ins Auge (Downton, 1995). Sowohl Kontrastsehen als auch Sehschärfe werden geringer. Ebenso reduziert sich die Adaptierungsfähigkeit an wechselnde Lichtverhältnisse. Sind zusätzlich Sehbehelfe schlecht eingestellt oder nicht mehr aktuell, kommt es zu einer weiteren Zunahme des Sturzrisikos.

Seheinschränkungen führen zu einem erhöhten Sturzrisiko (Schwartz et al., 2005), sind aber nicht unbedingt unabhängige Risikofaktoren für Stürze: Ist ein Auge stark beeinträchtigt, erhöht sich das Sturzrisiko auf 60 %, ist zusätzlich auch noch das andere leicht eingeschränkt, ist das Sturzrisiko mehr als verdoppelt. Ein Glaukom vervierfacht das Sturzrisiko (Lamoureux et al., 2008). Schneidet man beim Snellen-Test schlechter als 6/12 oder 6/18 ab, dann ist die Sehbeeinträchtigung (Sehschärfe) ein eigener Risikofaktor (OR = 2,5) (Rubenstein & Josephson, 2002). Mehta et al. (2022) kommen sogar auf einen OR von 3,49. Insbesondere wenn das dreidimensionale Sehen eingeschränkt ist, erhöht sich das Sturzrisiko, da es zu Missinterpretationen der Bodenbeschaffenheit kommen kann. Sehbeeinträchtigungen erhöhen auch das Risiko für einen Oberschenkelhalsbruch (OR = 4,88) (Baráth et al., 2024). Die Behandlung von Sehbeeinträchtigungen nach einem Oberschenkelhalsbruch reduziert das Risiko für weitere Stürze, für eine Re-Fraktur und eine kontralaterale Fraktur (Baráth et al., 2024).

Dieser Einfluss ist v. a. auch zu bedenken, wenn a) ohne Sehbehelfe oder b) mit den falschen Sehbehelfen gegangen wird. Sehveränderungen scheinen zudem das Sturzrisiko mehr zu beeinflussen als konstante Sehschwäche (Coleman et al., 2004). Ebenso sind Blickfeld und Kontrastsensitivität wichtiger als die Sehschärfe (Freeman et al., 2007). Der Verlust der Zentralen Sehkraft erhöht die Wahrscheinlichkeit von Stürzen. Das Übersehen von Stufen macht 30 % der Stürze mit Hindernissen aus (La Grow et al., 2006). Die Sehkraft beider Augen erscheint ebenso wichtig, um Hindernisse erfolgreich zu übersteigen (Elliott et al., 2000). Nach einer Katarakt-Operation sinkt das Sturzrisiko, kommt es aber zu großen Änderungen in der Sehschärfe kann das Sturzrisiko auch wieder ansteigen (Palagyi et al., 2017).

Grundsätzlich gilt: Sehbeeinträchtigte sind besonders sturzgefährdet und benötigen besondere Übungsprogramme (Newton & Sanderson, 2013).
Bei Sehbeeinträchtigungen ist vor allem das Treppensteigen ein großes Problem: Beim Abwärtsgehen erhöht sich die Schrittzeit, Kniebeugung und die Plantarflexion. Die Gewichtsübernahme des kontralateralen Beins ist erhöht (Buckley et al., 2005). Beim Stufensteigen erhöht sich die Einbeinstandzeit aufgrund reduzierter mediolaterale Stabilität und Stürze zur Seite geschehen besonders häufig, insbesondere bei hohen Stufen. Eine gut sichtbare Markierung direkt an der Kante einer Stufe im Vergleich zu etwas in der Stufe angebrachter Markierung, reduziert Stürze beim Abwärtsgehen (Elliott et al., 2015).
Auch die Korrektur von Sehbeeinträchtigungen kann das Sturzrisiko erhöhen. Bifokal-, Trifokal- und Gleitsichtbrillen wurden dahingehend untersucht. Im direkten Vergleich scheinen Gleitsichtbrillen mit einem Odd's Ratio von 2,23 (im Vergleich zu Personen, die Bifokal-Brillen verwenden) das Sturzrisiko am deutlichsten zu erhöhen. Aus diesem Grund ist für den Risikofaktor „Gleitsichtbrille" Wissensvermittlung und Training in der Handhabung empfehlenswert (vgl. Lord et al., 2025).

Zusammenfassend lässt sich in Bezug auf das Sturzrisiko Folgendes festhalten:
- Sehbeeinträchtigungen erhöhen das Sturzrisiko.
- Veränderungen im Sehvermögen erhöhen das Sturzrisiko.
- Reduzierte Fähigkeit und längere Dauer das Auge an wechselnde Lichtverhältnisse und Entfernungen anzupassen.
- Kontrastsehen ist wichtiger als die Sehschärfe.
- Sehbehelfe sollten aktuell, passend und gereinigt sein.
- Einschränkungen im dreidimensionalen Sehen sind problematisch.

2.3.11 Gehör

Auch das Gehör ist ein Risikofaktor für Stürze. Bei Einschränkungen des Gehörs ist das Sturzrisiko aufgrund der möglichen reduzierten posturalen Kontrolle erhöht. Außerdem sind die reduzierten auditiven Informationen der Umwelt zu beachten (Viljanen et al., 2009). Neben der fehlenden Reizwahrnehmung und somit möglicher überraschender Gefahrensituationen ist auch das schlechte Gehör mit ein Grund soziale Teilhabe und somit Aktivitäten zu reduzieren. Das wird deutlich, wenn man den Odd's Ratio bei Gehörbeeinträchtigungen betrachtet, der mit 3,18 angegeben wird. Dieser verringert sich deutlich, wenn Personen in gut entwickelten Wohngegenden leben und am sozialen Leben teilhaben (Mehta et al., 2022). Zusätzlich haben Personen mit Hörbeeinträchtigungen eine erhöhte Mortalität nach einem Oberschenkelhalsbruch und ein erhöhtes Risiko für wiederkehrende hüftnahe Frakturen (Choi et al., 2024).

2.3.12 Kognitive Einbußen und Stimmungsbeeinträchtigungen

Einschränkungen in Kognition und Depressionen sind Risikofaktoren für Stürze, weil sie zu Einbußen in der Wahrnehmung, Einschätzung der Umgebung und der aktuellen Situation nach sich ziehen. Außerdem verändern diese Risikofaktoren das Gangbild negativ (DNQP, 2005). Neben dem erhöhten Sturzrisiko ist auch die Verletzungsgefahr bei einem Sturz stark erhöht.

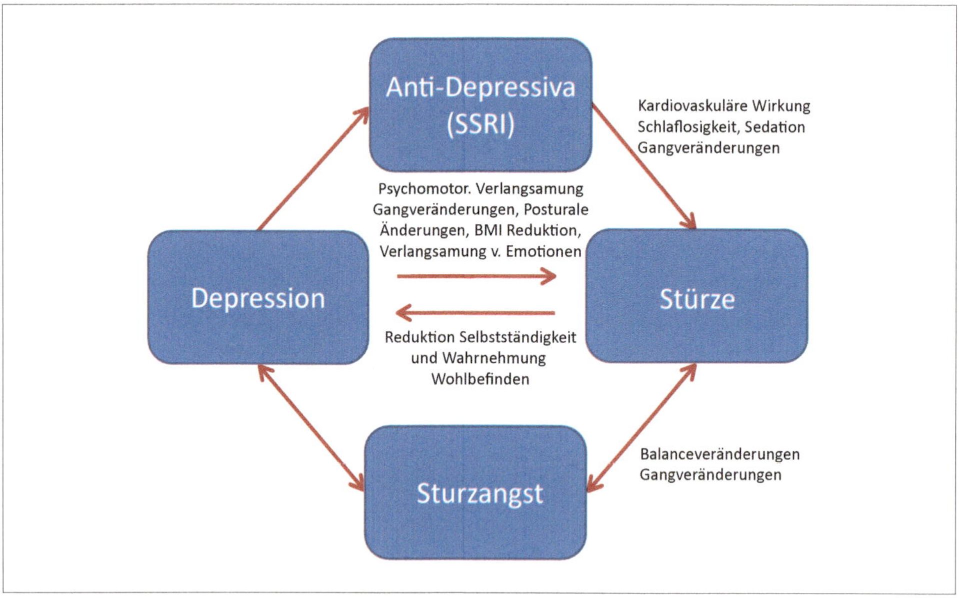

▲ Abb. 18 Depressionen und Stürze (Gambaro et al., 2021)

Depressionen

Depressionen werden als Sturzrisikofaktor in vielen Studien beschrieben. Sie werden häufig begleitet von körperlichen Beschwerden und können Personen nach Reduktion der körperlichen Aktivitäten in die Isolation treiben. Man muss davon ausgehen, dass zwischen 10 und 15 % der selbstständigen Senioren (Gambaro et al., 2021) und 20 bis 47 % aller älteren Personen an Depressionen leiden, was häufig übersehen wird (Biderman et al., 2002; Matos Queirós et al., 2024). Funktionell betrachtet haben Depressionen drastische Auswirkungen auf die Gangsicherheit (Reduktion der Gehgeschwindigkeit, reduzierte Schrittlänge und erhöhte Schrittvariabilität) vor allem unter Dual-Task-Bedingungen (Jungen et al., 2022). Neben der Erhöhung des Sturzrisikos durch Einschränkungen der Wahrnehmung sind auch noch die verordneten Medikamente Risikofaktoren. Der Odd's-Ratio bei Depressionen bewegt sich zwischen 1,63 und 4,0 (bei schweren Depressionen) (Gambaro et al., 2021) beziehungsweise 4,61 (Yu et al., 2009). Aus diesem Grund sollten Interventionen zur Sturzprävention routinemäßig bei Älteren mit Depressionen eingesetzt werden (Kerse et al., 2008; Gambaro et al., 2021).

Kognitive Beeinträchtigungen und Demenz

Das Sturzrisiko steigt bei dementiellen Erkrankungen deutlich an (Wang et al., 2024). Je nach Art der Demenzerkrankung und deren Fortschreiten erhöht sich das Sturzrisiko zunehmend (Farup et al., 2024). Es wird von einem bis zu 8-fach erhöhten Sturzrisiko ausgegangen. Zusätzlich greifen Präventionsmaßnahmen weniger gut als bei nicht dementen Personen (Allan et al., 2009). Senioren mit Demenz stürzen zwischen 67 % (zu Hause lebend) und 85 % (in Heimen lebend) in einem Zeitraum von zwölf Monaten (Lord et al., 2007). In Pflegeeinrichtungen wurde eine Verdoppelung der Stürze pro Jahr im Vergleich von Bewohnern ohne und mit Demenz gemessen (van Doorn et al., 2003). Zusätzlich ist die Frakturwahrscheinlichkeit verdreifacht und die Mortalität erhöht (Freiberger & Schöne, 2010).

Personen mit Demenz interpretieren ihre Umwelt häufig falsch und nehmen Hindernisse nicht wahr. Eine Stufe zum Beispiel wird als solche nicht erkannt und die Reaktion, das Bein höher zu heben, bleibt aus. Oder Lichtreflexe werden als Pfützen missinterpretiert und es kommt zu falschen Bewegungsreaktionen.
Aufgrund des häufig begleitenden Auftretens wird empfohlen orthostatische Hypotonie und Depressionen zu behandeln. Allgemeine körperliche Aktivität kann das Sturzrisiko senken (Allan et al., 2009; Lord et al., 2007; Steinert et al., 2009). Nach einer Meta-Analyse zur Sturzprävention mit kognitiv beeinträchtigten und nicht beeinträchtigten Senioren lässt sich festhalten:

> **Bewegungsinterventionen können die Sturzzahl signifikant reduzieren bei Senioren mit und ohne kognitive Einschränkungen (Selbstständig und Institutionalisiert)** (Guo et al., 2013).

Personen mit kognitiven Einschränkungen haben ein ca. 60 % Sturzrisiko und ein 41 % Mehrfachsturzrisiko. Besondere für diese Personengruppe bedeutsame Risikofaktoren sind (bei MMSE 11-23): Langsame Reaktion, eingeschränkte Balance mit Körperschwankungen am Boden und auf Schaumstoff, reduzierte Mobilität (mittels Timed-up-and-go-Test, mehrere Schritte für eine 180°-Drehung, Sit to Stand und Gehgeschwindigkeit erhoben), hohe Sturzrate bei Multimedikation, geringe kognitive Leistungsfähigkeit und schlechtes Abschneiden bei psychologischen Tests (Fes-I, Geriatric Depression Scale, ...) (Taylor et al., 2013). Zusätzlich steigt das Sturzrisiko an bei chronischen Erkrankungen, eingeschränkter Gelenksbeweglichkeit und der Verwendung von Einlagen. Bei Multimorbidität kommt es zu einem weiteren deutlichen Anstieg des Risikos (Wang et al., 2024). Das Vorbeugen von Gebrechlichkeit und somit körperliche Aktivierung ist besonders wichtig bei Personen mit Demenz (Farup et al., 2024).
Werden auch potentiell inadäquate Medikamente eingenommen, steigt bei der Zielgruppe das Risiko auf Stürze und sturzbedingte Verletzungen zusätzlich an (Moon et al., 2024). Generell ist die Verletzungswahrscheinlichkeit bei Personen mit kognitiven Einschränkungen insbesondere im Arbeitsgedächtnis und der Verarbeitungsgeschwindigkeit unabhängig von anderen Verletzungsrisikofaktoren wie Osteoporose erhöht (Attoh-Mensah et al., 2024).
Kognitive Einschränkungen beeinflussen auch das Risikoverhalten, vor allem bei Erkrankungen, wie einem Schlaganfall, bei dem Veränderungen plötzlich auftreten. Einschränkungen, die das Sturzrisiko besonders erhöhen, sind unter anderem Anosognosie (= das Nichtwahrnehmen einer Schädigung z. B.: Halbseitenlähmung) (OR 16), Unaufmerksamkeit (OR 8,3) und Perseveration (= Hängenbleiben in Gedankengängen) (OR 4,9) (Yelnik et al., 2024).
Einige motorische Assessments sind bei Personen mit Demenz nicht aussagekräftig (Minta et al., 2023).
Zur Sturzrisikobestimmung bei dementen Personen eignen sich die Bestimmung der Doppelschrittlänge, die Erhebung der Gehgeschwindigkeit und mit Einschränkungen der Timed-up-and-go-Test (Dolatabadi et al., 2018).

2.3.13 Medikamente

Tragl formulierte den Satz: „Die Bedeutung der Arzneimittel als Sturzrisiko ist aber auch deshalb so groß, weil es keinen anderen Risikofaktor für die Stürze gibt, der so leicht und einfach beseitigt wer-

den kann" (Tragl, 2001). Ein kritischer Satz, der je nach Grunderkrankungen nicht immer so einfach umzusetzen ist, und auch wissenschaftlich nicht unumstritten ist (Lee et al., 2021)! Jedenfalls sind Medikamente und vor allem die Multimedikation ein entscheidender Risikofaktor für Stürze.
Die Medikation ist aus zwei Gründen eine wichtige Ursache für Stürze: Einerseits reagiert der ältere Mensch anders auf Medikamente, andererseits können die Wirkungen und Nebenwirkungen von einem Medikament oder in Kombination mit anderen Medikamenten das Sturzrisiko erhöhen (McElhinney et al., 1998; Tragl, 2001; Tideiksaar, 2000). Medikamente, die älteren Personen nicht verordnet werden sollten, nennt man „potentiell inadäquate Medikation" (PIM). Weltweit erhalten im Schnitt 36,7 % der älteren Patienten sogenannte PIM's. Besonders betroffen sind Personen, die mehrere Medikamente nehmen (Tian et al., 2023).
Es gibt mehrere Gruppen von Medikamenten, die zu Stürzen führen können. Wobei grundsätzlich beinahe jedes Medikament das Sturzrisiko erhöhen kann (Downton, 1995). Hartikainen et al. (2007) beschreiben, dass bereits 3 bis 4 Medikamente, zugleich eingenommen, das Sturzrisiko erhöhen. Damit diese Wirkung entstehen kann, sollte mindestens ein Medikament aus der Gruppe der Sturzrisiko erhöhenden Medikamentengruppen dabei sein. Das sind vorrangig: Benzodiazepine (OR 1,42), Sedativa (OR 1,38), Analgetika (OR 1,42), Opioide (OR 1,60), Hypnotika (OR 1,47), Antidepressiva (OR 1,57 (Trizyklische Antidepressiva (OR 1,41), SSRI (OR 2,02)), Antiepileptika (OR 1,55), Muskelrelaxanzien (OR 1,42), Anti-Diabetika (Diabetes Typ 2 mit Insulingabe: OR 2,62), Anti-Parkinson-Medikamente (OR 1,54), Herz-Kreislauf-Medikamente (inkonsistente Ergebnisse) und Antipsychotika (OR 1,54), Diuretika (OR 1,36) (Seppala et al., 2018; de Vries et al., 2018; Deandrea et al., 2010; Woolcott et al., 2009; Jung et al., 2023; Freire et al., 2024).
Beta Blocker werden mit einem reduzierten Sturzrisiko assoziiert, während Digitals und Digoxin das Sturzrisiko möglicherweise erhöhen. Statine senken möglicherweise das Sturzrisiko. Für den Großteil der cardiovaskulären Medikamente sind die Ergebnisse uneinheitlich (vgl. de Vries et al., 2018).
Das Sturzrisiko erhöhen Medikamente mit einer zentral dämpfenden Wirkung, Präparate, die einen orthostatischen Hypotonus verursachen und jene, die beide Effekte auslösen (Downton, 1995). Problematisch ist zudem das geringe Wissen über die Medikation bei älteren Menschen. Während 75 % der Personen die Namen der Präparate aufsagen können, wissen nur 47 % wofür sie die Medikamente einnehmen (Kiel et al., 2018).
Medikamente, die das Sturzrisiko erhöhen, werden als FRID's (fall risk increasing drugs) bezeichnet. Lee et al. (2021) konnten in einem Review erheben, dass obwohl die Multimedikation und hier die sturzrisikoerhöhenden Medikamente besonders das Sturzrisiko zwar erhöhen, das verordnete Absetzen von FRID's als alleinige Maßnahme Sturzzahl, Sturzrisiko und sturzbedingte Verletzungen in einem Zeitraum von sechs bis zwölf Monaten nicht reduzierte.
Ein weiterer Sturzrisiko erhöhender Faktor allein und auch gemeinsam mit Medikamenten ist der Genuss von Alkohol (Kool et al., 2009). Problematisch ist dabei, dass Ältere Alkohol schlechter vertragen und langsamer abbauen als in jungen Jahren. Zusätzlich können durch Alkoholkonsum Nebenwirkungen oder durch die Verbindung mit Medikamenten eine verstärkte Alkoholwirkung auftreten (McElhinney et al., 1998).
Bei notwendiger Multimedikation ist es empfehlenswert die Art der Einnahme gemeinsam mit den behandelnden Ärzten zu optimieren oder falls möglich die Zahl der Medikamente zu reduzieren. Empfehlenswert ist zudem eine Rückmeldung (durch Betroffene, Angehörige oder Pflegepersonal) an den behandelnden Arzt über auftretende Nebenwirkungen, wie Schwindel oder Benommenheit, insbesondere wenn Medikamente neu eingenommen werden oder eine Dauermedikation umgestellt wurde.

2.4 Bestimmen des Sturzrisikos

Der Versuch, das Sturzrisiko zu bestimmen, sollte am Anfang jeder Intervention zur Sturzprävention stehen. Sowohl die „World guidelines for falls prevention and management for older adults" (Montero-Odasso et al., 2022) als auch die Bundesinitiative Sturzprävention geben zwei Zielgruppen an: (a) Screening von Personen mit vorausgegangenen Stürzen bzw. sturzbedingter Verletzung (70% Sturzwahrscheinlichkeit) mit Analyse der Sturzbiographie und (b) proaktive Risikobeurteilung (30% Sturzwahrscheinlichkeit) von Personen über 65. Das sollte mindestens einmal jährlich erfolgen (Gross et al., 2023).
Zum Screening gehören neben der Abfrage von Sturzrisikofaktoren motorische und falls notwendig auch kognitive Tests. Zusätzlich ist auch ein Erheben des Ernährungsstatus (v. a. Vitamin-D, Kalzium und Protein-Zufuhr) empfehlenswert (Webster et al., 2023). Ist das Risiko als hoch einzustufen, sollte des Weiteren ein fachspezifisches vertiefendes Assessment durchgeführt werden. Eine genaue Vorhersage des Sturzrisikos ist aufgrund der vielschichtigen Risikoprofile bislang nicht möglich, jedoch kann man das Risiko von betroffenen Personen gut abschätzen. Es ist besonders wichtig die individuellen Anforderungen, denen die Person ausgesetzt ist, zu erheben.

Ein Sturzereignis sollte nach fünf Kriterien in seiner Schwere beurteilt werden:
1. Ist eine sturzbedingte Verletzung aufgetreten?
2. Gab es mehr als zwei Stürze in den letzten zwölf Monaten?
3. Liegt eine Gebrechlichkeit (frailty) vor?
4. War die Liegezeit nach dem Sturz mehr als eine Stunde oder die Person unfähig selbst aufzustehen?
5. Lag eine vorübergehende Bewusstlosigkeit vor?

(Gross et al., 2023)

Generell ist es empfehlenswert, die wichtigsten Sturzrisikofaktoren abzufragen und mit motorischen und kognitiven Tests die Einschätzung zu untermauern (Jansenberger, 2011).

Kernfragen

Zu Beginn einer Befragung sollten die drei Kernfragen des STEADI-Algorithmus (Jansen et al., 2021) stehen, die aus Fragen zur Sturzbiographie (Frage zur Vergangenheit), zum subjektiven Sicherheitsgefühl (Frage zur Gegenwart) und zur Erwartungshaltung hinsichtlich Stürzen (Frage zur Zukunft) bestehen:

1. Sind Sie im vergangenen Jahr (den letzten 12 Monaten) gestürzt?
2. Fühlen Sie sich beim Gehen oder Stehen unsicher?
3. Haben Sie Bedenken zu stürzen?

Rodriguez-Molinero et al. (2017) gehen in einem Kurz-Assessment einen ähnlichen Weg. Basierend auf zwei Fragen konnten sie mit mäßiger Genauigkeit das Sturzrisiko bei den befragten Personen erheben. Die beiden Fragen bestehen aus der Frage zur Sturzbiographie und der Erwartungshaltung hinsichtlich des eigenen Sturzrisikos:

1. Sind Sie in den letzten 6 Monaten gestürzt?
2. Wie hoch ist die Wahrscheinlichkeit, dass Sie in den nächsten 6 Monaten stürzen?

▼ Tab. 8 Sturzrisikobestimmung durch Befragung (Rodríguez-Molinero et al., 2017)

Stürze 6 Monate	Sturzwahrscheinlichkeit	Punkte
Nein	Gering	1
	Mittel	2
	Hoch	3
Ja	Gering	4
	Mittel	5
	Hoch	6

Die Auswertung wird folgendermaßen durchgeführt: Gibt eine Person keine Sturzereignisse in den sechs Monaten vor Befragung an, wird die zweite Frage nach der Wahrscheinlichkeit in der oberen Hälfte mit „gering/mittel/hoch" mit Punkten von eins bis drei bewertet. Bei gestürzten Personen erfolgt die Beurteilung der zweiten Frage in der unteren Hälfte der Tabelle. In der Studie wurde ein Cut Off (Trennwert) „3" bestimmt (Sens. 70 %, Spez. 72 %). Das bedeutet, dass Personen ab der Punktezahl drei mit erhöhter Wahrscheinlichkeit in den folgenden sechs Monaten stürzen werden.
Personen ohne Sturzvorgeschichte, die aber eine hohe Sturzwahrscheinlichkeit angeben, sind bereits sturzgefährdeter als Personen, die eine positivere Erwartungshaltung aufweisen.

Anmerkung: Äußert die Person Bedenken zu stürzen, hat sie eine Erwartungshaltung zu stürzen oder äußert sie auf Frage oder von sich aus Angst vor Stürzen, sollte jedenfalls die Fes-I durchgeführt werden, um das Ausmaß der bedenklichen Situationen im Alltag erfassen zu können.

Befragung zu Risikofaktoren

Die Kern-Fragen umreißen das grobe Sturzrisiko einer Person. In einem zweiten Schritt empfiehlt sich eine umfassende Befragung zu Sturzrisikofaktoren. Die Befragung kann je nach Lebensumständen vorselektiert werden, oder beinhaltet möglichst umfassend aus Studien erhobene relevante Risikofaktoren. Erschwerend kommt allerdings hinzu, dass je nach Lebensumständen und Gesundheitszustand Risikofaktoren unterschiedlich gewichtet werden müssen. Aus diesem Grund ist es empfehlenswert die Summe der Risikofaktoren nicht als Zahl zu versuchen zu bewerten, sondern qualitativ und individuell zu beurteilen.

Motorische Testung

Genaue motorische Testungen sind seit vielen Jahren Ziel der Sturzpräventionsforschung. Viele Assessment-Instrumente sind inzwischen definiert worden. In einzelnen Studien zeigen sich bei diversen Tests auch gute bis sehr gute Trennschärfe, allerdings nimmt die Genauigkeit üblicherweise mit zunehmend größeren Stichproben und Studienzahl ab. Auch wenn keine hochpräzise Voraussage des Sturzrisikos möglich ist, sind Sturzrisiko-Tests gut geeignet, um das Sturzrisiko abzuschätzen, um Trainingsschwerpunkte zu bestimmen und betroffenen Personen Verbesserungen im Anschluss an einen Trainingsprozess zu zeigen.
Es gibt eine Vielzahl von Testbatterien, die gut geeignet sind das Sturzrisiko abzuschätzen, von isoliert ausgeführten Einzeltests, die nur einen Teilbereich der Motorik bestimmen, ist eher abzuraten, da das Sturzrisiko durch das Zusammenspiel der Teilbereiche des Gleichgewichts, Bewegungs-

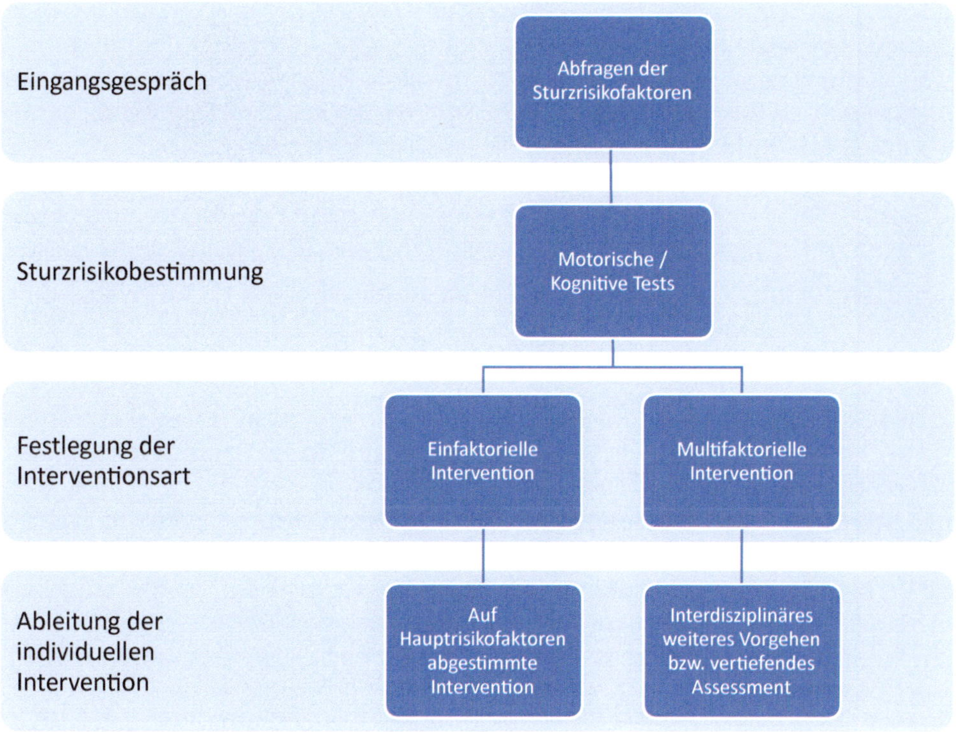

▲ Abb. 19 Ablauf zur Erhebung des Sturzrisikos (Jansenberger, 2011)

sicherheit unter Ablenkungsbedingungen (Dual-Task) und der Kraft bestimmt wird. Für eine besonders zeitlich eingeschränkte Sturzrisikobestimmung wird zur Bewertung von Gang und Gleichgewicht der Test zur Erhebung der Gehgeschwindigkeit oder alternativ der Timed-up-and-go-Test empfohlen (Gross et al., 2023).
Nach einer Studie von Mühlbauer et al. (2012) gibt es keine statistischen Korrelationen zwischen statisch- (Posturale Schwankung), dynamisch-kontinuierlichem (Gehgeschwindigkeit), proaktiven (Timed-up-and-go-Test, Functional-Reach-Test) und reaktiven Gleichgewicht (Schwankungen auf oszillierender Platte bei mediolateralem Störreiz). Daraus wird gefolgert, dass unterschiedliche motorische Tests für unterschiedliche Teilleistungen notwendig sind (Jansenberger, 2011). Durch enormen Kraftrückgang im Alter ist eine Testung der Muskelkraft von großer Bedeutung (Granacher et al., 2013). Hier ist besonders die Aufstehgeschwindigkeit hervorzuheben (Jansenberger & Schimetta, 2014; Ejupi et al., 2016). Eine differenzierte Krafterhebung vor allem der unteren Extremität ist aber jedenfalls empfehlenswert. Als besonders geeignet zur Sturzrisikobestimmung des statischen kontinuierlichen Gleichgewichts ist die Statische Posturographie mit Beurteilung der anterior-posterioren Auslenkung zu werten (Howcroft et al., 2017).

Die in Abbildung 2 zu findenden kritischen Phasen in einer sturzgefährlichen Situation helfen auch zu verstehen, warum in der Sturzrisikobestimmung kein einzelner Test funktionieren kann. Die kritischen Bereiche, die zu erheben sind (mit Befragung und motorischen Tests), sind:

1. **Intrinsische Risikofaktoren**, die eine Veränderung der Stand- und Gangsicherheit hervorrufen. In diesen Bereich fallen die Erhebung des Kraftniveaus der unteren Extremität (Beinkraft), die

Standsicherheit (Kontinuierliches Gleichgewicht im Stand) und die Gangsicherheit (kontinuierliches Gleichgewicht im Gang).
2. **Situative und extrinsische Risikofaktoren**, denen sich die Person willentlich aussetzt, da sie der Meinung ist, die Situation meistern zu können. In diesen Bereich fällt die Erhebung des proaktiven Gleichgewichts in Stand und Gang und die Selbsteinschätzung.
3. **Situative Risikofaktoren**, die den Sturz vorrangig durch Ablenkung von einer Tätigkeit (z. B.: Gehen) ermöglichen, begründen die Notwendigkeit von Assessments aus dem Bereich Dual-Task.
4. **Verlust der Haltungskontrolle.** In diesen Bereich fällt die notwendige Erhebung des reaktiven Gleichgewichts (Jansenberger, 2021).

Assessments in der Praxis

Während Sturzrisiko-Assessments seit vielen Jahren im Fokus der Forschung stehen, werden Assessments in der Praxis häufig, aufgrund von Zeitmangel oder subjektiv als nicht relevant wahrgenommen, nicht oder nur eingeschränkt durchgeführt:
In einer Studie von Dewan et al. (2018) wurden Therapeuten bezüglich ihres Vorgehens bei Personen mit distaler Radiusfraktur befragt. Obwohl dies eine typische sturzbezogene Verletzung ist, hatten von 157 befragten Therapeuten 90 % bisher kein Sturzrisikoassessment verwendet. 54 % testeten die Kraft der unteren Extremität nicht. Die meisten (79 %) verwendeten selten bis nie Balanceübungen oder Kraftübungen (85 %). Dies zeigt, dass auch aktuell das Thema Sturzprävention betont werden muss (Dewan et al., 2018).
In Befragung von Physiotherapeuten in der Schweiz wurde erhoben, welche Assessments durchgeführt werden. Ein großer Teil der Physiotherapeuten wendet vor allem standardisierte Methoden an. Grundsätzlich zeigt sich eine verbreitete Nutzung der Berg Balance Scale, des Timed-up-and-go-Tests und des Tinetti Tests. Die Studienautoren kommen dennoch zu dem Schluss, dass es weiterhin Optimierungspotential gibt, um ein systematisches Sturzrisikoassessment zu etablieren (Duc et al., 2023).

2.4.1 Der STEADI-Algorithmus zur Sturzrisikobestimmung

Der STEADI-Algorithmus wurde definiert als Versuch einer standardisierten Sturzrisiko-Bestimmung. Zu Beginn stehen die weiter oben beschriebenen Kernfragen, anhand deren Beantwortung das weitere Handeln abgeleitet wird.
Gibt eine Person auf die Frage nach der Sturzbiographie beispielsweise eine positive Antwort, werden die Zahl der Stürze und mögliche Verletzungen abgefragt. Gibt die Person mehr als zwei Stürze oder eine Verletzung bei einem Sturz an, wird ein vertiefendes fachspezifisches Assessment empfohlen und bei Bedarf eine multifaktorielle Intervention empfohlen. Dieses Vorgehen ist gleichbedeutend mit einem hohen Sturzrisiko.
Wird eine der Fragen mit „Ja" beantwortet, werden (mittlerer Weg in Abb. 20) motorische Tests empfohlen. Im STEADI-Algorithmus werden der Timed-up-and-go-Test und die Short physical performance Battery nach Guralnik empfohlen, allerdings kann hier ein personenbezogenes individuelles Assessment durchgeführt werden. Gibt es motorische Auffälligkeiten, wird eine motorisches Training empfohlen, das je nach Möglichkeit in der Gruppe oder einzeln durchgeführt werden sollte. Eine Wiederholung des Assessments sollte innerhalb von 30 – 90 Tagen stattfinden. Dieser Teil ist gleichbedeutend mit einem moderaten Sturzrisiko.

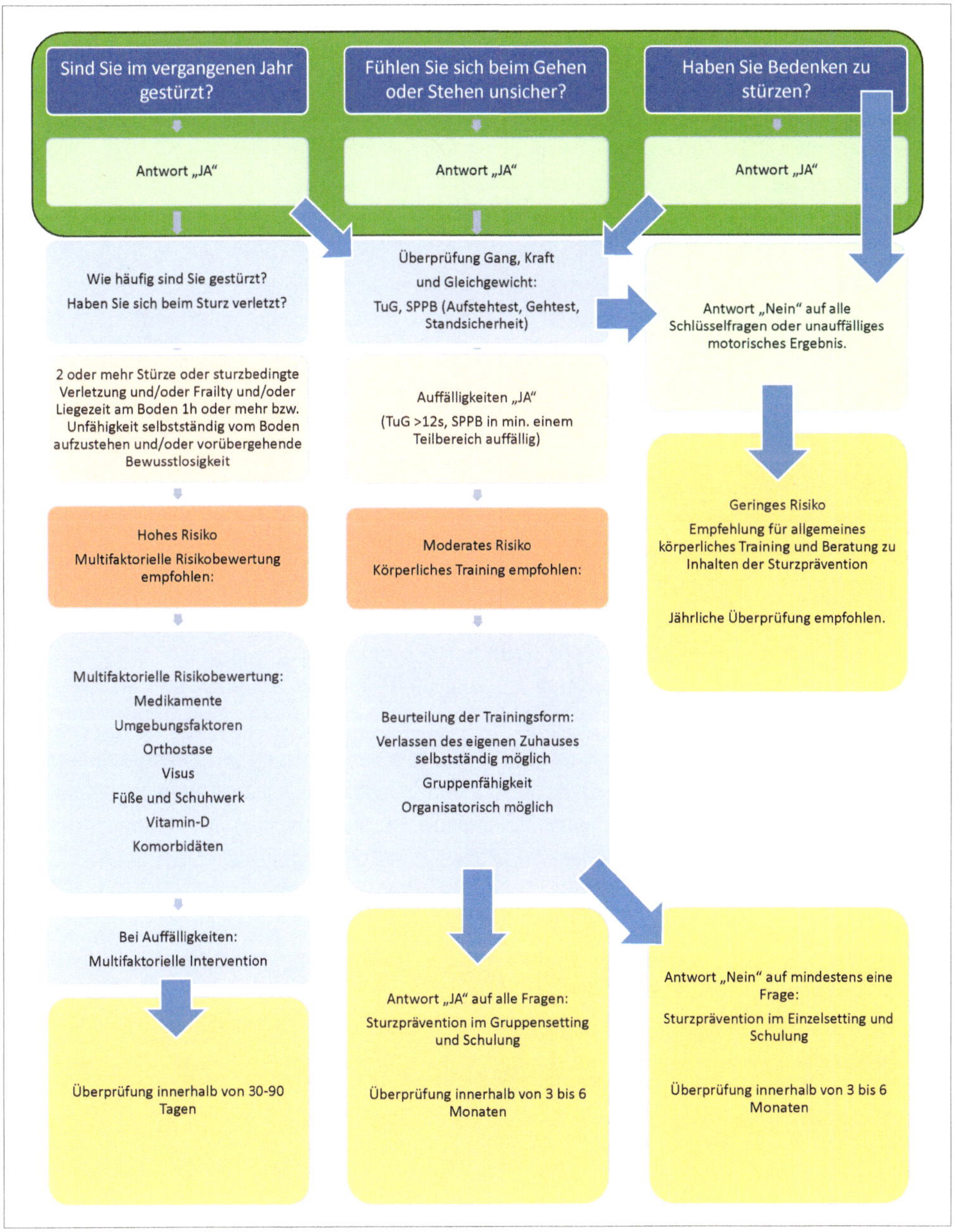

▲ Abb. 20 STEADI-Algorithmus zur Sturzrisikobestimmung (adaptiert nach Jansen et al., 2021; Gross et al., 2023)

Wird keine der Fragen mit „JA" beantwortet, oder kommt es zu einem motorisch unauffälligen Ergebnis, wird von einem geringen Sturzrisiko ausgegangen, und neben einer Beratung zur Sturzprävention und einer Empfehlung zu allgemeinem körperlichen Training eine jährliche Kontrolle vorgeschlagen.

Blain (Falaschi & Marsh, 2021) definiert in Anlehnung an den STEADI-Algorithmus unterschiedliche Risikoklassen folgendermaßen:

- Personen mit geringem Sturzrisiko haben keine positive Sturzbiografie der letzten zwölf Monate, keine Angst vor Stürzen, oder fühlen sich nicht unsicher. Sie haben keine Balancedefizite (z. B.: Einbeinstand > 10 Sekunden), keine Gangunsicherheit (z. B.: TUG < 12 Sekunden) und gute Muskelkraft (z. B.: 5Chr < 12 Sekunden).
- Personen mit hohem Sturzrisiko haben 1.) eine positive Sturzbiographie mit mehreren Stürzen, oder Stürzen mit Verletzung in den letzten sechs Monaten. Sie haben 2.) Angst vor Stürzen oder Unsicherheit oder eine positive Sturzbiografie in den letzten zwölf Monaten in Verbindung mit einem messbaren Balancedefizit (z. B.: Einbeinstand <5 Sekunden) oder Gangunsicherheit (z. B.: TUG >20 Sekunden) oder einem Muskelkraftdefizit (z. B.: 5Chr >15 Sekunden).
- Personen mit moderatem Sturzrisiko sind diejenigen, die weder eine geringes noch ein hohes Sturzrisiko aufweisen. Moderates Sturzrisiko ist als Korridor zu sehen, näher am geringen Risiko, wenn die Anzahl der Risikofaktoren klein ist. Näher am hohen Risiko ist es, wenn die Anzahl der Risikofaktoren hoch ist (Falaschi & Marsh, 2021).

Die Beurteilung des geringen, mittleren und hohen Risikos ist jedenfalls ein weiterer Zugang sich der genauen Risikobeurteilung anzunähern, und kann parallel zur Beurteilung der Lebensumstände bezogenen Sturzrisikobestimmung erfolgen.

2.4.2 Befragung zu den Risikofaktoren bei selbstständig lebenden Senioren

Es gibt mehrere Fragebögen zur Risikoabschätzung. Empfehlenswert sind auch hier an die Lebensumstände von Klienten/Patienten angepasste Formulare. Der folgende Fragebogen soll als Beispiel für selbstständig lebende Personen dienen (Jansenberger & Mairhofer, 2019). Er beinhaltet in sehr ähnlicher Form die drei Kernfragen und ausgewählte wichtige Risikofaktoren:

Risikofaktor	Trifft zu …	Trifft nicht zu …	Notizen
Sind Sie über 80 Jahre alt?	❑	❑	
Sind Sie weiblich?	❑	❑	
Leben Sie alleine?	❑	❑	
Sind Sie im letzten Jahr ein- oder mehrmals gestürzt? Wenn ja: In welchen Situationen?	❑	❑	
Situationsbeschreibung:			
Nehmen Sie mehr als 4 Medikamente?	❑	❑	
Leiden Sie unter Erkrankung, die Muskulatur und das zentrale Nervensystem betrifft (Multiple Sklerose, Morbus Parkinson, o. Ä.)?	❑	❑	

Risikofaktor	Trifft zu ...	Trifft nicht zu ...	Notizen
Leiden Sie unter Diabetes mellitus?	❑	❑	
Haben Sie mit Blutdruckabfall bei einem Lagewechsel zu kämpfen?	❑	❑	
Haben Sie Schmerzen an den Beinen (z. B.: Hüfte, Knie oder Füße)?	❑	❑	
Haben Sie Wahrnehmungsstörungen an den Füßen?	❑	❑	
Haben Sie ein stark eingeschränktes Sehvermögen?	❑	❑	
Benutzen Sie zur Fortbewegung ein Hilfsmittel (Stock, Rollator, o. Ä.)?	❑	❑	
Haben Sie Angst zu stürzen? (im Bedarfsfall Fes-I)	❑	❑	
Haben Sie Probleme beim Gehen (Unsicherheit, Hinken, o. Ä.)?	❑	❑	

2.4.3 Der Sturzrisiko-Index

Der Sturzrisiko-Index ist als Assessment für Gruppen oder als Kurz-Assessment im Einzelsetting gedacht. Ähnlich wie die Short Physical Performance Battery (SPPB) von Guralnik et al. (1994) wird versucht mit wenigen motorischen Tests das Sturzrisiko zu bestimmen. Für Gruppen empfiehlt die Bundesinitiative für Sturzprävention ergänzend den Timed-up-and-go-Test (Jansen et al., 2021). Während bei der Short Physical Performance Battery die Gehgeschwindigkeit, das statische Gleichgewicht und die Zeit beim fünfmaligen Aufstehen gemessen werden, kommen beim Sturzrisiko-Index zusätzlich zwei Tests (Functional-Reach-Test und Maximum-Step-Length-Test) für das proaktive Gleichgewicht zum Einsatz.

Das Ziel der Testbatterie ist die Bestimmung von Trainingsschwerpunkten und die Rückmeldung von Verbesserungen nach dem Ende einer mehrwöchigen Intervention. Ebenso ist eine Sturzrisikobestimmung mit mäßiger bis guter Genauigkeit möglich.

Der Sturzrisiko-Index wurde erstmalig 2016 mit einer Stichprobengröße von n = 271 beschrieben (Jansenberger & Wetzelhütter, 2016). Inzwischen kann nun auf Vergleichsdaten von über 4000 Personen zurückgegriffen werden. Die einzelnen Tests umfassen fünf nicht korrelierende motorische Teilbereiche und haben sich praktisch (Platzbedarf, Zeitaufwand, Verständnis der Teilnehmer) bewährt.

Da die Testungen vorrangig für das Gruppensetting und als Testung in der Gruppe gedacht sind, wurde auf ein Dual-Task-Assessment (möglicher Lerneffekt bei Testungen in der Gruppe) und auf ein Assessment für das reaktive Gleichgewicht (mögliche Überforderung bei Personen mit Sturzangst und Ermangelung eines zufriedenstellenden nicht apparativen Tests) verzichtet. Im Einzelsetting ist die Hinzunahme eines Dual-Task-Assessments und eines Tests für das reaktive Gleichgewicht jedenfalls empfehlenswert.

Die Auswahl der Tests erfolgte aufgrund statistischer Auswertung und Selektierung von mehreren motorischen Tests, die in diesem Setting durchgeführt wurden und aufgrund der Erkenntnisse von

Mühlbauer et al. (2012). Die Testbatterie umfasst den Static-Balance-Test (statisch-kontinuierliches Gleichgewicht), den Alternate-Step-Test (dynamisch-kontinuierliches Gleichgewicht), den Functional-Reach-Test (statisch-proaktives Gleichgewicht), den Maximum-Step-Test (dynamisch-proaktives Gleichgewicht) und den modfizierten 5-chair-rise-Test (Beinkraft). Ergänzend kann bei ausreichend Raum der Test der Gehgeschwindigkeit durchgeführt werden (dynamisch-kontinuierliches Gleichgewicht). Der Sturzrisiko-Index liefert zwar eine mäßig präzise Sturzrisikobestimmung bei üblicher Fehlerrate, ist aber durch das Abdecken nicht korrelierender Aspekte des Gleichgewichts und der Kraft pro KG durchaus geeignet Defizite aufzudecken und Trainingsschwerpunkte zu bestimmen. Die mäßige Genauigkeit der Erstveröffentlichung ergibt sich aus der besonders inhomogenen Stichprobe. Daher kann allerdings das Ergebnis als zufriedenstellend betrachtet werden, und breit bei selbstständig lebenden Senioren mit und ohne Betreuung in Alltagstätigkeiten eingesetzt werden (Jansenberger & Wetzelhütter, 2016). Die in weiterer Folge bestimmten Normwerte unter Berücksichtigung von Lebensumständen und Geschlecht erhöhen die Trennschärfe zur Sturzrisikobestimmung deutlich.

2.4.3.1 Static-Balance-Test (Statisch kontinuierliches Gleichgewicht)

Der Proband wird gebeten sich im möglichst engen Parallelstand aufzustellen, sodass sich die Fußinnenseiten berühren. Die Person hat die Aufgabe mit hängenden oder griffbereit gehaltenen Armen zehn Sekunden zu stehen. Sobald die Person die geforderte Position eingenommen hat und die Hände von der Haltemöglichkeit löst, beginnt die Zeitmessung. Sobald die 10 Sekunden erreicht sind, oder die Person sich festhalten muss, die Standposition verändert oder die Balance verliert, stoppt die Zeit. Schafft sie es mit offenen Augen wird der enge Parallelstand auch mit geschlossenen Augen für zehn Sekunden durchgeführt. Ist der enge Parallelstand mit offenen Augen nicht für zehn

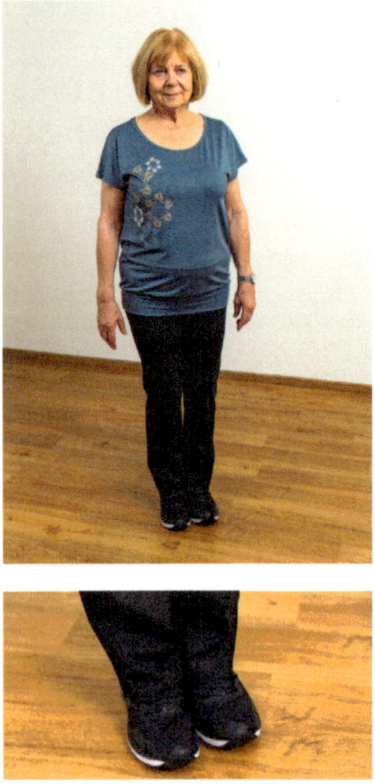

▲ Abb. 21 Static-Balance-Test – Parallelstand

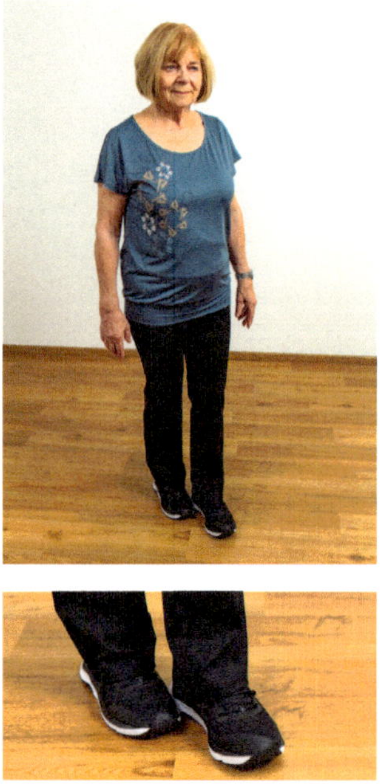

▲ Abb. 22 Static-Balance-Test – Semi-Tandemstand

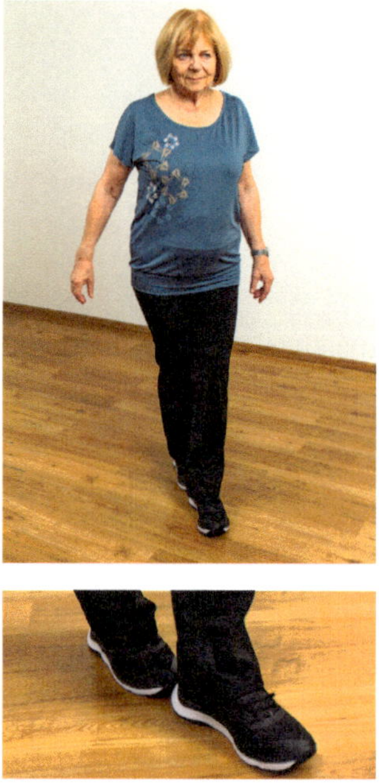

▲ Abb. 23 Static-Balance-Test – Tandemstand

Sekunden möglich, wird die geschaffte Zeit notiert und der Test ist beendet. Bei der Stufe mit geschlossenen Augen wird die Zeit (maximal „10") notiert und jedenfalls zur nächsten Stufe gewechselt.

Anmerkung: Es darf bei jeder Stufe ein zweiter Versuch gewährt werden. Der bessere Versuch einer Stufe kommt in die Bewertung. Allerdings zeigt die Notwendigkeit eines zweiten Versuches an, dass in dieser Schwierigkeit keine zuverlässige Fähigkeit vorhanden ist.

Bei den nächsten Aufgaben Semi-Tandemstand und Tandemstand wird bei erfolgreichem Absolvieren gleichermaßen vorgegangen. Sind bei den Stufen mit geschlossenen Augen die zehn Sekunden nicht möglich, wird die Zeit notiert und zur nächstschwereren Stufe mit offenen Augen gewechselt. Sind bei den Stufen mit offenen Augen die zehn Sekunden nicht möglich, werden die Sekunden notiert und der Test ist beendet.
Die geschafften Punkte werden addiert. Es sind maximal 60 Sekunden erreichbar. Es sollten jedenfalls alle Stufen bis inklusive Semi-Tandemstand mit geschlossenen Augen möglich sein. Das entspricht einer Summe von 40 Sekunden. Der Trennwert ohne Berücksichtigung der Lebensumstände hinsichtlich einer erhöhten Sturzgefährdung liegt bei 42 Sekunden (Jansenberger & Wetzelhütter, 2016). Personen in betreuten Lebensumständen sollten mindestens 38 Sekunden und aktive Senioren und geschlechtsspezifisch Männer sollten mindestens 50 Sekunden als Summe erzielen. Die ersten vier Stufen zu absolvieren und den Tandemstand mit offenen Augen zu schaffen, verbleibt als empfehlenswertes Ergebnis. Der Semitandemstand markiert grob den Trennwert hinsichtlich einer Erhöhung des Sturzrisikos und die Schwierigkeit, die im Alltag und bei moderaten Anforderungen gefordert ist. Auch die Bundesinitiative Sturzprävention spricht inzwischen vom Schaffen des Semitandemstands als Kriterium für Sturzpräventionsmaßnahmen (Jansen et al., 2021).
Zur Erhöhung der Testgenauigkeit steht die Person im Tandemstand auf einem Balken (12 cm Breite) oder auf einer Linie.

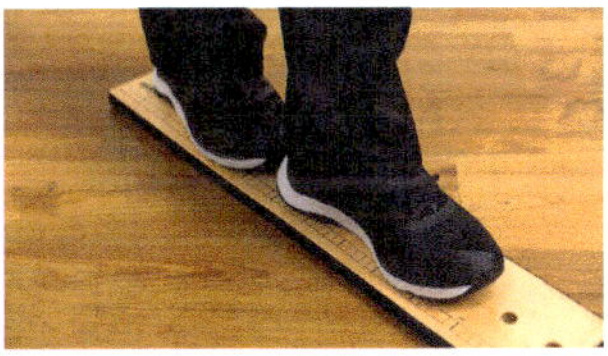

▲ Abb. 24 Static-Balance-Test – Tandemstand auf Balken zur Erhöhung der Testgenauigkeit

Anmerkung: Aufgrund aktueller Studienergebnisse ist der Test zur Beurteilung der Standstabilität mittels eines am unteren Rücken angebrachten Inertialsensors zu unterstützen. Das erhöht die Genauigkeit des Tests messbar (Green & Caulfield, 2018).

2.4.3.2 Functional-Reach-Test (statisch-proaktives Gleichgewicht)

Der Functional-Reach-Test wurde von Duncan et al. (1990) erstmalig beschrieben. Der Proband wird gebeten sich möglichst aufrecht hinzustellen und beide Arme in Schulterhöhe zu heben. Entweder wird auf ein Zentimetermaß im Raum aufgestellt oder ein Lineal ist in Schulterhöhe angebracht. Die Hände sind zur Faust geballt und berühren sich. Das Kleinfingergrundgelenk dient als Messpunkt. Der Proband muss sich aus dem Stand so weit als möglich mit gestrecktem Arm nach vorne beugen und wieder aufrichten. Die Distanz, die das Kleinfingergrundgelenk nach vorne gebracht werden kann, wird ausgewertet. Die Füße müssen am Platz bleiben. Ein Fersenheben ist erlaubt. Es wird ein Probedurchgang absolviert. Dann wird ein gültiger Wertungsdurchgang ausgeführt.
Der Test wird in einarmiger und beidarmiger Version beschrieben. Die hier verwendete beidarmige Durchführung ist aufgrund unterbundener Rumpf-/Schultergürtelrotation weniger fehleranfällig. Bei der beidarmigen Ausführung haben sich 19,5 cm als Trennwert ohne Berücksichtigung der Lebens-

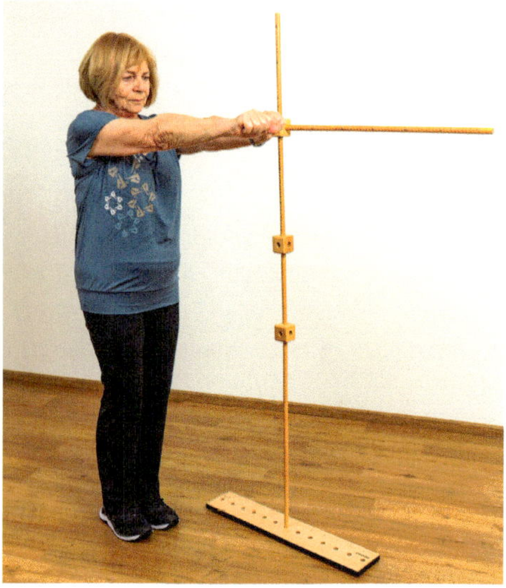

▲ Abb. 25 Functional-Reach-Test – Ausgangsstellung

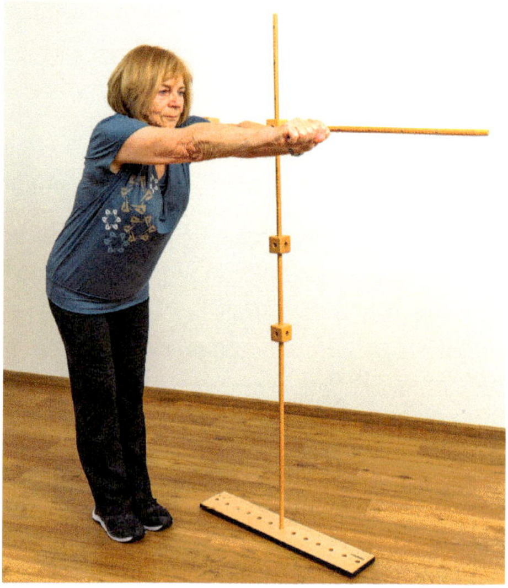

▲ Abb. 26 Functional-Reach-Test – Endstellung

umstände und bei betreut lebenden Personen herausgestellt. Aktive Personen sollten 25 cm und geschlechtsspezifisch sollten Männer 27 cm erreichen.

2.4.3.3 Maximum-Step-Test (dynamisch-proaktives Gleichgewicht)

Der Maximum-Step-Test wurde erstmalig von Medell und Alexander beschrieben (2000). Der Proband versucht einen möglichst großen „Schritt" nach vorne zu machen. Gemessen wird die Länge des Schrittes (Fußspitze hinterer zu Ferse vorderer Fuß). Dann versucht der Proband in die Ausgangsstellung zurückzukommen. Die Person wählt nach zwei Probeversuchen ein Bein, die subjektiv bessere

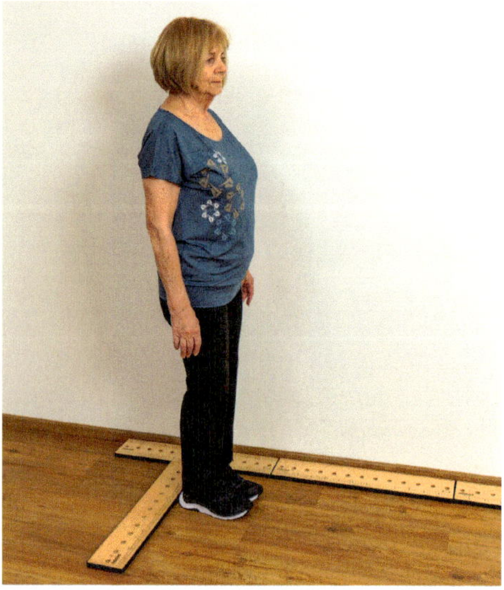

▲ Abb. 27 Maximum-Step-Test – Ausgangsstellung

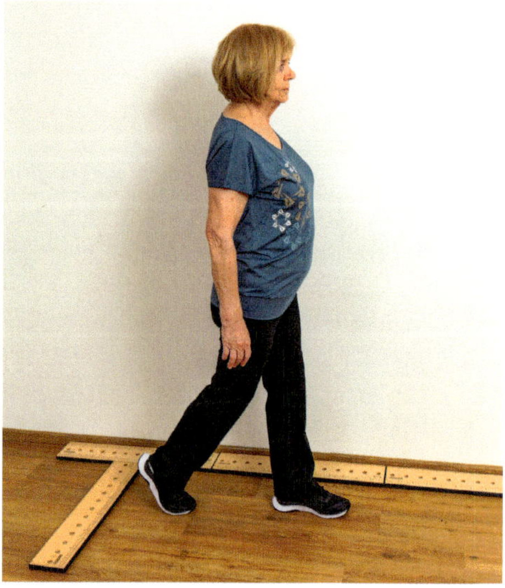

▲ Abb. 28 Maximum-Step-Test – Endstellung

Seite aus (Jansenberger & Wetzelhütter, 2016). Diese Seite wird gemessen. Der Proband führt drei gültige Versuche aus, die gemittelt werden. Der Schritt zurück in die Ausgangsposition sollte möglichst präzise sein. Fehlversuche (Festhalten, Gleichgewichtsverlust, mehrere Zwischenschritte, um zurückzukommen und nicht präzises Zurückkehren in den Parallelstand) werden notiert, kommen aber nicht in die Wertung. Sie können als Rückmeldung zur Qualitätssteigerung bei einem möglichen Re-Test eingesetzt werden. Die Testanweisung kann lauten:
„Stehen Sie bequem in einer lockeren Grundstellung, Arme neben dem Körper. Versuchen Sie einen großen Schritt nach vorne, wobei sich der hintere Fuß nicht vom Ausgangspunkt entfernen soll. Danach bewegen Sie sich wieder in die Grundstellung zurück, ohne das Standbein zu lösen."
Als Sicherheitsvorkehrung, und um den Schritt nicht zu beeinflussen, steht der Tester schräg seitlich hinter dem Probanden.
Als Trennwert haben sich ohne Berücksichtigung der Lebensumstände 26,5 cm herausgestellt. Personen im betreuten Wohnbereich sollten mindestens 21 cm erreichen, aktive Personen 35 cm und geschlechtsspezifisch Männer 41 cm.
Aufgrund der hohen Korrelation zwischen den Richtungen vorwärts, rückwärts und seitwärts, kann der Test auf die Richtung vorwärts reduziert werden (Cho et al., 2004). Der Test ist auch bei Personen mit Parkinson gut einsetzbar (Duncan et al., 2017).

2.4.3.4 Alternate-Step-Test (dynamisch-kontinuierliches Gleichgewicht)

Dieser Test ist Teil der Berg Balance Scale und wurde von Berg et al. (1992) beschrieben. Der Test ist dem kontinuierlichen dynamischen Gleichgewicht zuzuordnen und korreliert mit der Gehgeschwindigkeit. Als Einzeltest ist die Messung der Gehgeschwindigkeit deutlich genauer und breiter einsetzbar. Der Alternate-Step-Test wurde aus praktischen Gründen in den Sturzrisiko-Index aufgenommen, da der Test raumunabhängig durchführbar ist, und eine aussagekräftige Messung der Gehgeschwindigkeit eine zehn Meter lange Strecke benötigt.

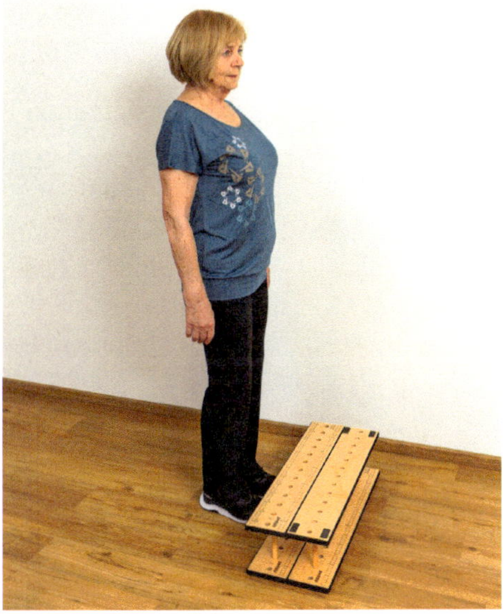

▲ Abb. 29 Alternate-Step-Test – Ausgangsstellung

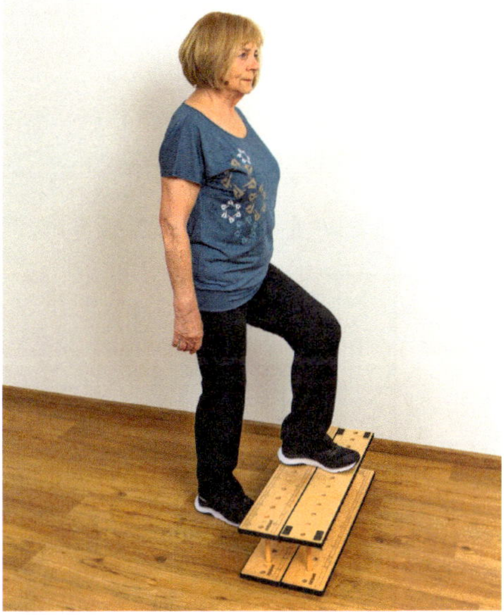

▲ Abb. 30 Alternate-Step-Test – Endstellung

Bei diesem Test wird der Proband nach einmaligem Vorzeigen aufgefordert möglichst schnell abwechselnd links und rechts einen Fuß auf eine 18 cm hohe Stufe zu stellen. Der Proband darf einige Probeschritte ausführen, um den Abstand zur Stufe zu bestimmen. Beim Wertungsdurchgang stellt der Proband auf das Signal „Los" abwechselnd links und rechts den Fuß mit zumindest zwei Drittel der Fußlänge auf die Stufe. Es werden acht Schritte durchgeführt. Berührt nach dem achten Kontakt der Fuß wieder den Boden, stoppt die Zeitmessung.
Da dieser Test unter Zeitdruck erfolgt, ist eine gute Sicherung der Person unbedingt notwendig, zudem sollte die Stufe so positioniert werden, dass sie nicht wegrutschen kann. Der Trennwert unabhängig von den Lebensumständen und im betreuten Wohnbereich beträgt 11,5 Sekunden. Aktive Senioren sollten schneller sein als 8,5 Sekunden und Männer sollten 8,2 Sekunden unterbieten.

2.4.3.5 Modifizierter 5-Chair-Rise-Test (Beinkraft)

Der originale Test

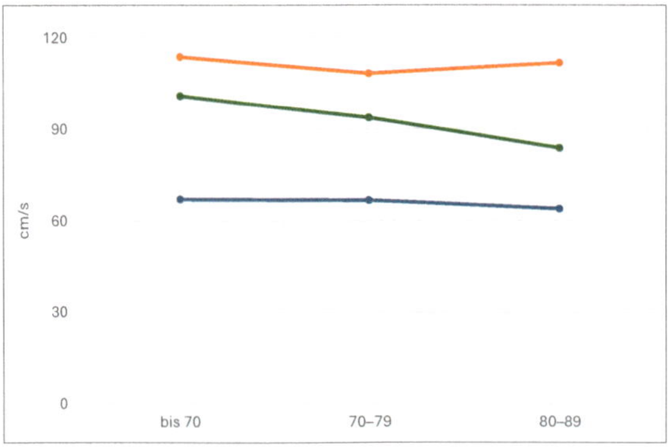

▲ Abb. 31 5-Chair-Rise und Aufstehgeschwindigkeit (Jansenberger & Schimetta, 2014)

Der 5-Chair-Rise-Test wurde im Rahmen der Short Physical Performance Battery von Guralnik beschrieben (Guralnik et al., 1994). Bei diesem Test wird der Proband gebeten fünfmal von einem normal hohen Stuhl (Stuhlhöhe: 45 cm (Toleranz: 44–46 cm) hoch, an der Wand stehend oder im Boden fixiert.) hintereinander aufzustehen, ohne die Armlehnen zu benutzen. Die Arme sind vor der Brust überkreuzt. Die Lehne darf mit dem Rücken nicht berührt werden, und die Füße bleiben die gesamte Testzeit am Boden. Erreicht eine Person unter 10,8 Sekunden hat sie eine gute Beinkraft (Kim & Won, 2022), ab 12 Sekunden beginnt das Sturzrisiko zu steigen (Tiedemann et al., 2008). Benötigt die Person länger als 13,5 Sekunden (Jansenberger & Wetzelhütter, 2016; Almeida et al., 2020) ist das Sturzrisiko Lebensumstände unabhängig erhöht. Bei einer Zeit über 15 Sekunden muss von einem potentiellen Mehrfachsturzrisiko ausgegangen werden (Buatois et al., 2008). Kann die Person nicht oder nur mit Hilfe der Arme aufstehen, so ist das Sturzrisiko stark erhöht. Der 5-Chair-Rise-Test korreliert mit der dynamischen Balance (Tiwari et al., 2019) und dem Gangbild (Meretta et al., 2006) und sollte nicht rein als Krafttest gesehen werden, was aufgrund der Korrelation der Muskelkraft und der Gehgeschwindigkeit auch einleuchtet.

Der modifizierte Test

Da der Test in seiner ursprünglichen Durchführung aufgrund des Zeitdrucks fehleranfällig ist, weil Personen nicht ganz aufstehen, sich nicht ganz setzen, versuchen mit Schwung zu kompensieren und durch langsames Aufstehen aber unkontrolliertes schnelles Setzen eine relativ gute Zeit erzielen können, wird im Rahmen der Testbatterie der **modifizierte 5-Chair-Rise-Test** (Jansenberger & Schimetta, 2014; Jansenberger & Wetzelhütter, 2016) durchgeführt. Die Rahmenbedingungen bleiben

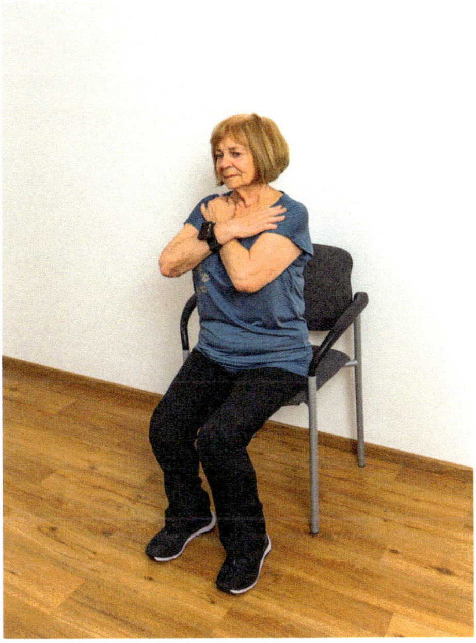

▲ Abb.32 Der fünfmalige Aufstehtest – Ausgangsstellung

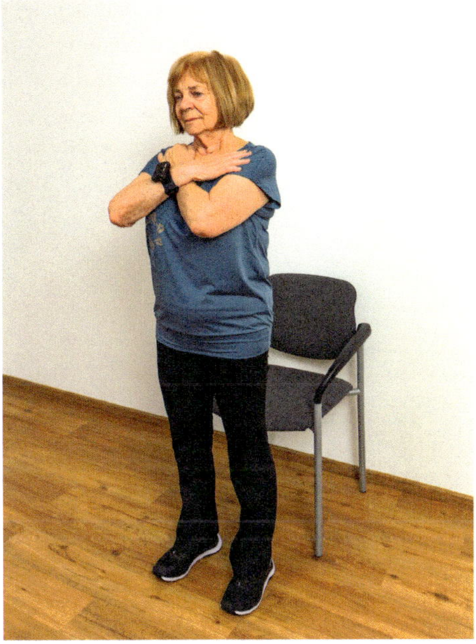

▲ Abb. 33 Der fünfmalige Aufstehtest – Endstellung

gleich. Allerdings hält die Person einen Beschleunigungsmesser mittig vor dem Brustbein oder am Handgelenk befestigt. Es kann ein Smartphone für die Messung verwendet werden (Marques et al., 2020). Die Person steht nun ohne Zeitdruck fünfmal hintereinander auf. Sie versucht möglichst schnell aufzustehen und sich kontrolliert zu setzen. Gemessen werden Kraftstoß pro kg Körpergewicht und die Aufstehgeschwindigkeit. Die benötigte Zeit für das fünfmalige Aufstehen ist irrelevant. Die Aufstehgeschwindigkeit sollte mehr als 84,6 cm/s betragen (Jansenberger & Schimetta, 2014) Aktive Personen sollten über 100,7 cm/s erreichen. Auch die Variabilität in der Bewegung des Aufstehens (Rumpfrotation in Sagittalebene) kann herangezogen werden, um sturzgefährdete Personen zu identifizieren (Ghahramani et al., 2020). Der Trennwert als Kraftstoß liegt bei 13,5 N/KG Lebensumstände unabhängig und für betreut lebende Personen. Aktive Senioren sollten über 15,2 N/KG und geschlechtsspezifisch Männer über 16 N/KG erreichen.

Ergänzung: Kann eine Person nicht ohne Hände aufstehen, kann der modifizierte 30 s-Sit-to-Stand-Test durchgeführt werden. Dabei ist es erlaubt die Arme unterstützend einzusetzen. Die Zahl der Wiederholungen in 30 Sekunden wird gezählt. Je geringer die Anzahl der Wiederholungen, umso höher ist das Sturzrisiko einzuschätzen (Applebaum et al., 2017).

2.4.3.6 Interpretation des Testergebnisses

Das Testergebnis kann unterschiedlich interpretiert werden. Werden die Lebensumstände nicht berücksichtigt, sollten die entsprechenden Werte verwendet werden. Erreicht die Person drei von fünf (Jansenberger & Wetzelhütter, 2016) beziehungsweise fünf von fünf (Jansenberger, 2017) ist sie bei Anforderungen, die der Alltagsbewältigung dienen, als nicht vermehrt sturzgefährdet einzustufen.

Werden Personen gemessen, die mindestens ein bis zweimal zur zusätzlichen Alltagsbewältigung sportlich aktiv (z. B.: Radfahren, Wandern, ...) sind, sollten die Werte für aktive Personen ausgewählt werden. Dann sollten drei von fünf Normwerten erfüllt sein, um als nicht vermehrt sturzgefährdet zu gelten.

▼ Tab. 9 Trennwerte des Sturzrisiko-Index ohne Berücksichtigung der Lebensumstände (Jansenberger & Wetzelhütter, 2016)

Test/Parameter	Cut-off
mod. 5-chair-rise-Kraftstoß (N/kg) / Aufstehgeschwindigkeit (cm/s)	13,5 N/kg / 84,6 cm/s
Summe Static Balance (s)	42 s
Functional-Reach-Test (cm)	19,5 cm
Alternate-Step-Test (s)	11,5 s
mod. Maximum-Step-Test (cm)	26,5 cm

Wird eine geschlechtsspezifische Beurteilung angewandt, können die Normwerte für Männer verwendet werden. Es sollten dann drei von fünf Werten erfüllt werden, um als nicht vermehrt sturzgefährdet zu gelten. Für Männer gibt es bislang keine Unterteilung in aktive und inaktive Personen.

Anmerkung: Es gibt nur eine spezifische Beurteilung für Männer, da der überwiegende Anteil der gemessenen Personen Frauen war, und die Wegnahme der Werte der gemessenen Männer keine statistisch unterschiedlichen Normwerte notwendig machte.

Interpretation nach Lebensumständen (Jansenberger, 2017)

▼ Tab.10 Trennwerte für aktive Senioren (Frauen) selbstständig lebend (Jansenberger, 2017)

Test/Parameter	Cut-off
mod. 5 chair rise (N/kg) / (cm/s)	15,2 N/kg / 100,7cm/s
Summe Static Balance (s)	49,5 s
Functional-Reach-Test (cm)	24,5 cm
Alternate-Step-Test (s)	8,5 s
mod. Maximum-Step-Test (cm)	34,5 cm

▼ Tab.11 Trennwerte für Senioren (Frauen) im betreuten/betreubaren Wohnen (Jansenberger, 2017)

Test/Parameter	Cut-off
mod. 5 chair rise (N/kg) / (cm/s)	13,5 N/kg / 83,5 cm/s
Summe Static Balance (s)	37,5 s
Functional-Reach-Test (cm)	19,5 cm
Alternate-Step-Test (s)	11,5 s
mod. Maximum-Step-Test (cm)	20,5 cm

Interpretation nach Geschlecht (Jansenberger, 2017)

▼ Tab.12 Trennwerte für Männer (unabhängig von Lebensumständen) (Jansenberger, 2017)

Test/Parameter	Cut-off
mod. 5 chair rise / Kraft (N/kg)	16,0 N/kg
Summe Static Balance (s)	50 s
Functional-Reach-Test (cm)	26,5 cm
Alternate-Step-Test (s)	8,2 s
mod. Maximum-Step-Test (cm)	40,5 cm

▼ Tab.13 Cut-Off des Sturzrisiko-Index (SRI) (Jansenberger, 2017)

	Trennwert SRI	Sensitivität	Spezifität
SRI - Männer	**2,5/5**	**79,50 %**	**71,20 %**
SRI - aktive Senioren	**2,5/5**	**72,50 %**	**73,10 %**
SRI - Betreubar	**2,5/5**	**81,30 %**	**75,00 %**
SRI - Alle (ursprüngliche Normwerte)	**5,0/5**	**67,50 %**	**65,00 %**

Die Testbatterie ist gut geeignet um Trainingsverbesserungen und Arbeitsbereiche rückzumelden. Am Ende einer Sturzpräventionsgruppe ist eine Art Zeugnis häufig sehr motivierend, um einerseits zu sehen, wie man sich verbessert hat und andererseits zeigt das Zeugnis auf, in welchen Teilbereichen

Sturzrisiko-Test *Max Mustermann*			Eingangstest 12.03.2025	Ausgangstest 26.07.2025	
Beinkraft	KRAFT	Kraftstoß/Körpergewicht	↓ 13,00	→ 16,00	N/KG
Statische Balance	STAND	Statischer Balance Test	→ 45,00	↑ 56,00	Sekunden
Dynamische Balance	STUFE	Stufensteige-Test	→ 10,00	↑ 8,00	Sekunden
Selbsteinschätzung stehend	REICHEN	"Nach vorne reichen" Test	→ 20,00	↑ 28,00	Zentimeter
Selbsteinschätzung Schritt	SCHRITT	Maximale Schrittlänge	↓ 25,00	→ 34,00	Zentimeter
		Punkte:	✗ **3 /5**	✓ **5 /5**	
Gehgeschwindigkeit	8mGT	selbstgewähltes Gehtempo	↑ 1,14	↑ 1,33	m/s

Erklärung

Das Sturzrisiko wird durch mehrere Teilbereiche bestimmt. Es sollten das Gleichgewicht und die Selbsteinschätzung in ihren Ausprägungen ebenso wie die Beinkraft die Normwerte erreichen. Allerdings können Stärken in Teilbereichen auch Schwächen in anderen Teilbereichen ausgleichen. Daher sollten von 5 Teilbereichen (Beinkraft, Statische und dynamische Balance, die Selbsteinschätzung im Stand und die maximale Schrittlänge) mindestens 3 die Normwerte erfüllen. Bei den einzelnen Tests bedeutet der Farbcode "rot" oder Pfeil nach unten ... Sturzrisiko erhöht, "gelb" oder Pfeil zur Seite ... Normwert erreicht und "grün"oder Pfeil nach oben ... Idealwert erreicht (Durchschnittswert nichtgestürzter Personen). In der Sturzrisikobeurteilung wird nur mit "grün" (Häkchen) und "rot" (Kreuz) unterschieden. Ziel sollte es sein alle Teilbereiche zumindest in den "gelben" Bereich zu bringen. Ergänzend liefert die Gehgeschwindigkeit als "Vitalparameter" einen weiteren Hinweis zur Alltagssicherheit. Liegt die selbstgewählte Gehgeschwindigkeit über dem Normwert ist das Sturzrisiko nochmals deutlich reduziert.

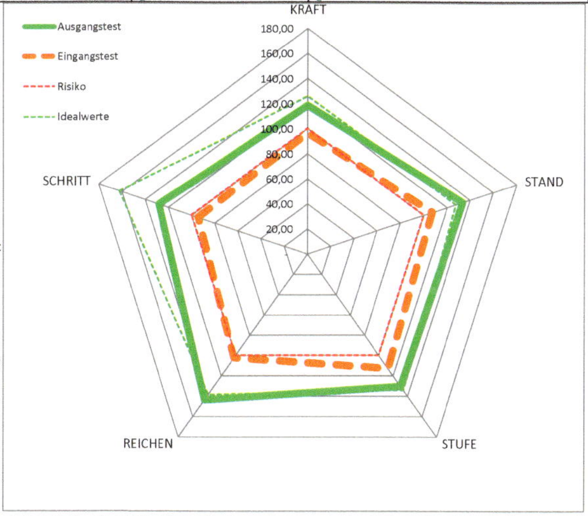

▲ Abb.34 Beispiel eines Zeugnisses für einen Teilnehmer

noch Verbesserungspotential herrscht. Dadurch wird selbstständiges Üben unterstützt, und die Personen bekommen das Gefühl von Kontrolle über die eigenen Fähigkeiten, was wiederum der Sturzangstreduktion zuträglich ist. Bei dem abgebildeten Zeugnis wird, sofern ausreichend Platz für die Messung vorhanden, auch die Gehgeschwindigkeit mit erhoben, aber getrennt vom Sturzrisiko-Index ausgewertet.

2.4.4 Die Short Physical Performance Battery

Die Short Physical Performance Battery besteht aus dem Static-Balance-Test mit geöffneten Augen, der Gehgeschwindigkeit und dem 5-chair-rise-Test (Guralnik et al., 1994).

Static-Balance-Test

Die Person wird gebeten zuerst im engen Parallelstand, dann im Semitandemstand und schließlich im Tandemstand zu stehen. Die Standpositionen werden vorab vorgezeigt. Es ist auf eine gute Haltemöglichkeit zu achten. Sobald die Person die geforderte Position eingenommen hat und die Hände von der Haltemöglichkeit löst, beginnt die Zeitmessung. Sobald die 10 Sekunden erreicht sind, oder die Person sich festhalten muss, die Standposition verändert oder die Balance verliert, stoppt die Zeit.

▼ Tab. 14 Auswertung der Short Physical Performance Battery (Guralnik et al., 1994)

Standbalance	
Enger Parallelstand	10 Sekunden ... 1 Punkt < 10 Sekunden ... 0 Punkte
Semi-Tandemstand	10 Sekunden ... 1 Punkt < 10 Sekunden ... 0 Punkte
Tandemstand	10 Sekunden ... 2 Punkte 3–9 Sekunden ... 1 Punkt < 3 Sekunden ... 0 Punkte
Gehgeschwindigkeit	
Gehtest	< 4,82 Sekunden ... 4 Punkte 4,82–6,2 Sekunden ... 3 Punkte 6,21–8,7 Sekunden ... 2 Punkte > 8,7 Sekunden ... 1 Punkt Distanz nicht möglich ... 0 Punkte
Beinkraft	
Aufstehtest	< 11,19 Sekunden ... 4 Punkte 11,2–13,69 ... 3 Punkte 13,7–16,69 ... 2 Punkte > 16,7 ... 1 Punkt > 60 Sekunden oder nicht möglich ... 0 Punkte

Gehgeschwindigkeit

Eine Strecke von vier Metern wird abgemessen. Die Person geht in normaler selbstgewählter Gehgeschwindigkeit. Die Zeitmessung startet, sobald sie die Startlinie überschreitet. Die Zeit stoppt, wenn die Person mit einem Fuß komplett über der Ziellinie ist. Die Person wird gebeten, bei der Ziellinie nicht stehenzubleiben, sondern darüber hinaus zu gehen und dann zu stoppen. Die Zeit zur Bewältigung der Gehstrecke wird gestoppt und ausgewertet.

Beinkraft

Zur Testung der Beinkraft wird der 5-malige Aufstehtest durchgeführt. Auf einem normal hohen Stuhl, der mit dem Rücken zur Wand steht, versucht die Person mit über der Brust gekreuzten Armen fünfmal so schnell als möglich aufzustehen. Beim fünften Mal bleibt die Person stehen und die Zeit stoppt.

Achtung: Anlehnen beim Setzen ist ebenso verboten, wie das zwischenzeitliche Heben der Füße.

Das Ergebnis wird folgendermaßen beurteilt: Neun oder mehr Punkte gelten als unauffällig. Ist jedoch ein Teilbereich auffällig, sollte bereits mit entsprechendem Training begonnen werden. Ein Teilbereich gilt als auffällig, wenn drei Punkte nicht erreicht werden.

2.4.5 Erhebung der Gehgeschwindigkeit

Der Test der Gehgeschwindigkeit (Bohannon, 1997) misst das kontinuierliche dynamische Gleichgewicht und kann in unterschiedlichen Distanzen durchgeführt werden.
Je geringer die Distanz, umso größer ist der Messfehler und die Trennschärfe sinkt. Das gilt sowohl für die Messung der Zeit als auch für Sensor unterstützte Messung der Doppelschritte (Strides) und der Variabilität. Hier wird die Erfassung von mindestens 10–30 Doppelschritten für Durchschnittswerte der Gangparameter und 10 bis 80 Doppelschritte für die Variabilitätsmessung empfohlen (Commandeur et al., 2024).
Für die Zeitmessung sollte eine Gehstrecke von zehn Metern gewählt werden, wobei die Messstrecke acht Meter beträgt.
Es werden Markierungen am Anfang und am Ende der Strecke, sowie zum zentralen Messbereich angebracht. Neben der Zeitmessung werden auch die Schritte gezählt.

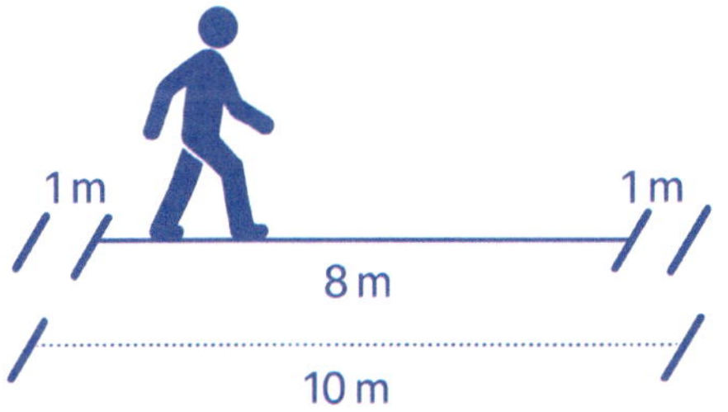

▲ Abb. 35 Aufbau der Gehstrecke (10 m) und Messstrecke (8 m)

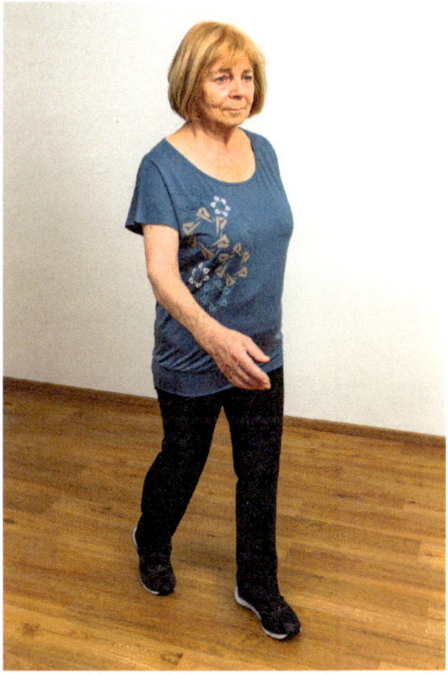

▲ Abb. 36 Test der Gehgeschwindigkeit

Der Proband beginnt am Beginn der Gehstrecke. Die Messung startet, sobald der Proband über oder auf die erste Markierung des Messbereichs (Meter eins) tritt, und endet, sobald der Proband über oder auf die Markierung am Ende des Messbereichs (Meter 9) tritt. Der Proband geht von Meter Null bis Meter Zehn, gemessen wird ab Meter Eins bis Meter Neun. Zur Sicherheit sollte der Tester seitlich hinter den Personen nachgehen, um jederzeit sichernd eingreifen zu können.

Testanweisungen

Die Testanweisung kann lauten:

- Probedurchgang: „Gehen Sie bitte die komplette Strecke in Ihrem eigenen Tempo ohne Zeitmessung einmal die Strecke ab."
- Versuch 1: „Nun gehen Sie wie eben in Ihrem normalen Tempo über die Bahn. Beginnen Sie, sobald Sie bereit sind."
- Versuch 2: „Versuchen Sie bitte noch einmal in Ihrem normalen Tempo über die Bahn zu gehen. Beginnen Sie, sobald Sie bereit sind."
- Versuch 3: „Versuchen Sie nun die Strecke so schnell, aber auch so sicher, wie möglich zu gehen. Wenn Sie fertig sind, starten Sie."
- Versuch 4: „Gehen Sie nun bitte ein letztes Mal so schnell und so sicher wie möglich die markierte Strecke entlang. Beginnen Sie, sobald Sie startklar sind."

Ausgewertet wird der Mittelwert der beiden ersten Versuche in selbstgewählter gewohnter Gehgeschwindigkeit. Die beiden letzten Versuche in maximaler Gehgeschwindigkeit werden zur qualitativen Beurteilung herangezogen, wie weit die Person kurzfristig beschleunigen kann.

Die Gehgeschwindigkeit kann als Vitalparameter angesehen werden und gibt neben der Beurteilung des Sturzrisikos weitere Hinweise auf die zu erwartende Selbstständigkeit im Alltag und gesundheitliche Gefährdungslage (vgl. Abb. 37). Die selbstgewählte Geschwindigkeit sollte über 0,8 m/s liegen. Um sicher Straßen überqueren zu können, sollten 1,3 m/s kurzfristig überschritten werden können (Middleton et al., 2015). Sturzprävention wird empfohlen bei einer Gehgeschwindigkeit unter 1 m/s (Hunter, 2015; Middleton et al., 2015). Bei einer weiteren Testung nach einer Trainingsintervention

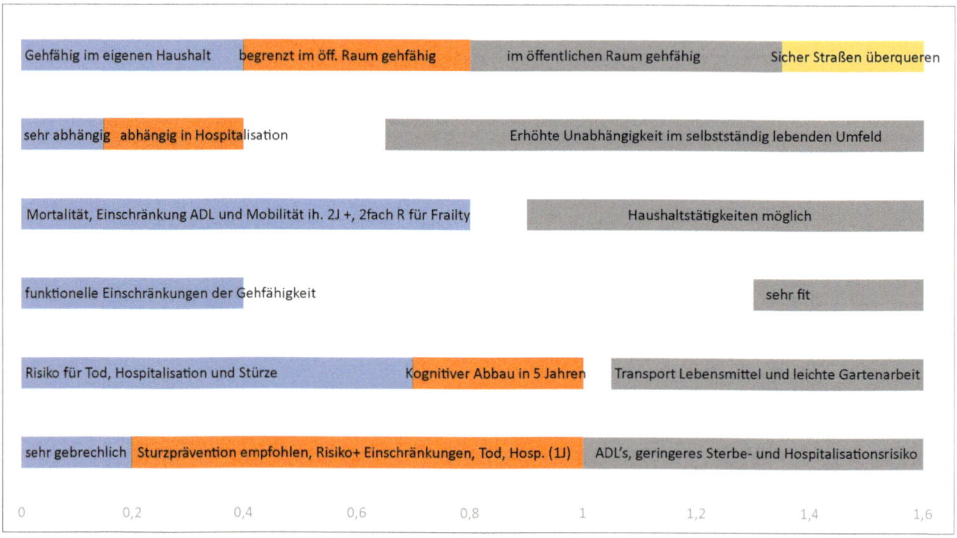

▲ Abb. 37 Gehgeschwindigkeit und Beurteilung im Alltag (Middleton et al., 2015)

wird eine Veränderung als klinisch relevant bezeichnet, wenn diese mindestens 0,1 m/s (Purser et al., 2005) beziehungsweise 0,13 m/s beträgt (Knuchel-Schnyder, 2020). Die Erhebung der Gehgeschwindigkeit ist bei kognitiv beeinträchtigten Personen ebenso gut zur Sturzrisikobestimmung geeignet wie bei kognitiv unbeeinträchtigten Personen (Kayahan Satiş et al., 2024).

Erweitertes Assessment von relevanten Gehparametern zur Sturzrisikobestimmung

Bei 141 Personen in einer Altersspanne von 61 bis 93 Jahren wurde der 8 m Gehtest in selbstgewählter Gehgeschwindigkeit (cws), maximaler Gehgeschwindigkeit (mws), selbstgewählter Gehgeschwindigkeit mit Kopfdrehungen jeweils für drei Schritte nach links und rechts (LIRE), je drei Schritte den Kopf nach oben und nach unten drehen (NONU), Überschreiten von drei Hindernissen in selbstgewählter Gehgeschwindigkeit (3H) und Gehen mit einer Zählaufgabe (jede dritte Zahl rückwärts zählen beginnend bei einer Zahl zwischen 60 und 100) (DT) durchgeführt. Bei jeder Aufgabe wurden die 10 Meter zweimal absolviert.

Gemessen wurden mit Unterstützung eines Inertialsensors, der am unteren Rücken befestigt wurde, die Gehgeschwindigkeit, die Doppel-Schrittzeiten und der Variationskoeffizient der Doppel-Schrittzeiten und die auftretenden vertikalen Beschleunigungen beim Gehen. Die statistisch aussagekräftigen Trennwerte sind in Tabelle 15 zu finden.

Bei den analysierten Parametern zeigt sich, dass die gemessene Gehgeschwindigkeit bei allen Parametern die genaueste Rückmeldung zur Unterscheidung zwischen Stürzern und Nicht-Stürzern zulässt. Der Variationskoeffizient der Doppelschritt (Stride)-Zeit ist bei den Parametern selbstgewählte Gehgeschwindigkeit und selbstgewählte Gehgeschwindigkeit mit Kopfdrehung LIRE und NONU ebenfalls aussagekräftig, während bei maximaler Gehgeschwindigkeit oder beim Gehen mit Ablenkung (DT) keine aussagekräftiger Trennwert gebildet werden konnte. Belastungsasymmetrien (vertikale Beschleunigungswerte) scheinen keine relevante Aussage über ein Sturzrisiko zu liefern.

▼ Tab. 15 Trennwerte mit statistischer Aussagekraft der unterschiedlichen Aufgaben beim 8-m-Gehtest (n = 141, Alter: 61 – 93), Geschwindigkeitswerte (m/s): Niederer als Trennwert: Sturzrisiko ist erhöht, Variationskoeffizienten (%): Höher als Trennwert: Sturzrisiko ist erhöht.

Gehaufgabe	Gemessener Parameter	Trennwert
Selbstgewählte Gehgeschwindigkeit (CWS)	Geschwindigkeit	0,85 m/s
	Variationskoeffizient Doppelschritt-Zeit	0,055 (5,5 %)
Maximale Gehgeschwindigkeit (MWS)	Geschwindigkeit	1,3 m/s
Selbstgewählte Gehgeschwindigkeit mit Zählaufgabe (DT)	Geschwindigkeit	0,75 m/s
Selbstgewählte Gehgeschwindigkeit mit Kopfdrehung (LIRE)	Geschwindigkeit	0,78 m/s
	Variationskoeffizient Doppelschritt-Zeit	0,07 (7 %)
Selbstgewählte Gehgeschwindigkeit mit Kopf heben und senken (NONU)	Geschwindigkeit	0,85 m/s
	Variationskoeffizient Doppelschritt-Zeit	0,055 (5,5 %)
Selbstgewählte Gehgeschwindigkeit und Übersteigen (3H) von drei zufällig aufgestellten Hindernissen (Hindernishöhe: 15 cm)	Geschwindigkeit	0,75 m/s
	Variationskoeffizient Doppelschritt-Zeit	0,12 (12 %)

Die Werte können eingesetzt werden, um Prioritäten beim Erstellen eines Trainingsprozesses zu setzen, und um funktionelle Auffälligkeiten von sensorischen und kognitiven Ablenkungen und beim Hindernisüberqueren herauszufiltern.

2.4.6 Der Rapid-Step-Test

Der Rapid-Step-Test baut auf dem Maximum-Step-Test auf. Allerdings sollte der Maximum-Step-Test vorher vorwärts, seitwärts und rückwärts ausgeführt werden. Der Test misst neben dem proaktiven dynamischen Gleichgewicht auch kognitive Komponenten und die Reaktionsfähigkeit. Der Proband hat sechs Vorbereitungsschritte. Er hält die Arme vor der Brust überkreuzt. Auf Zuruf des Testleiters werden aus dem Parallelstand ein schneller Schritt mit einem Fuß in die genannte Richtung und wieder zurück durchgeführt. Der Testleiter gibt in zufälliger Anweisung 4 Schritte pro Richtung (24 Schritte) vor. Sechs Richtungen (Jeweils mit linkem und rechtem Bein vorwärts, seitwärts, rückwärts) werden absolviert, dabei sollte die Schrittlänge beim Test mindestens 80 % der „Maximum Step Length" betragen. Diese Distanzen werden mit Bodenmarkierungen visualisiert. Die Messung kann über die überstiegene Distanz (Abstand Fußspitze zu Ferse) oder, wie in der Originalbeschreibung von Fußspitze zu Fußspitze erfolgen. Messergebnis: Die Zeit, die für die Schritte benötigt wird, wird gemessen. Zusätzlich werden die Fehler (Balanceverlust, zu kurze Schrittlänge, mehrere benötigte Schritte für eine Richtung, Arme nicht überkreuzt, Falsche Richtung) gezählt. Im Mittel erreichten die Probanden eine Zeit von 60,1 Sekunden und generierten 7,6 Fehler (Cho et al., 2004).

2.4.7 Der Two-Step-Test

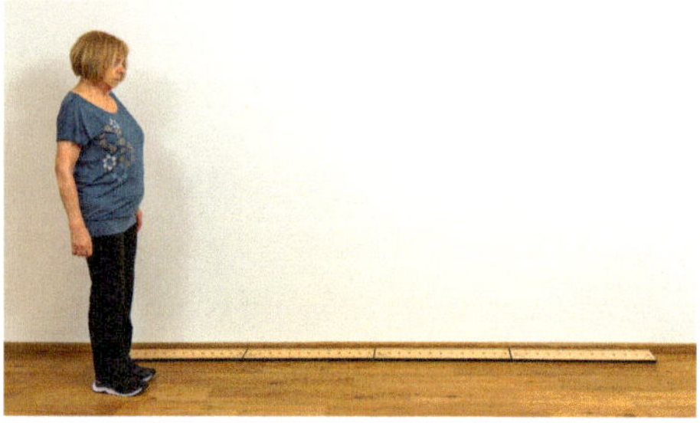

▲ Abb. 38 Two-Step-Test – Ausgangsstellung

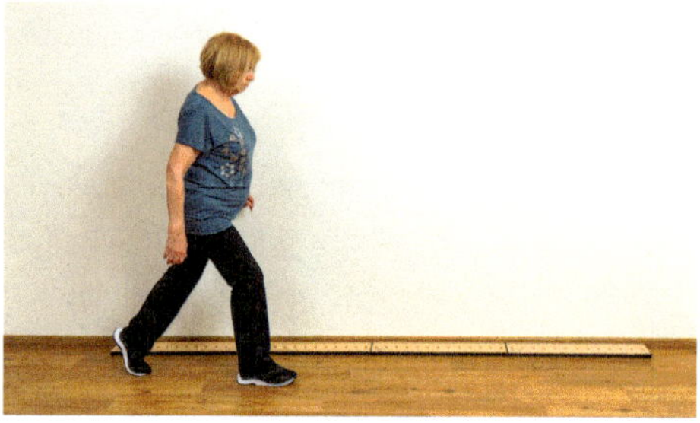

▲ Abb. 39 Two-Step-Test erster Schritt

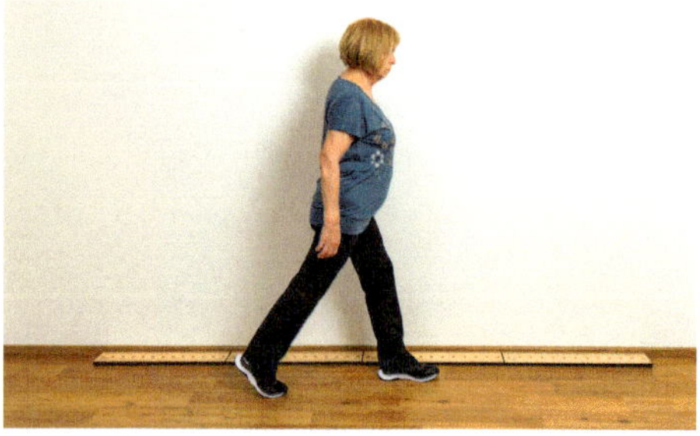

▲ Abb. 40 Two-Step-Test zweiter Schritt

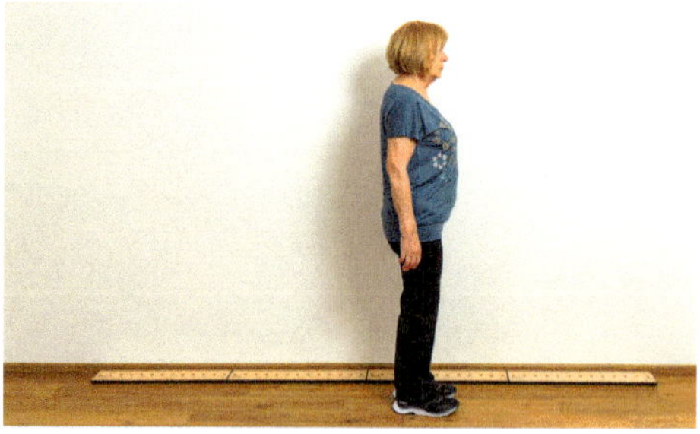

▲ Abb. 41 Two-Step-Test – Endstellung

Eine Alternative zum Maximum-Step-Test ist der Two Step Test (Muranaga, 2001). Es wird das proaktive dynamische Gleichgewicht gemessen. Der Test scheint genauer zu sein als der Maximum-Step-Test in der Sturzrisikobestimmung (Shinichi & Takayoshi, 2011). Mit eigenen Messungen konnte diese Aussage leider nicht bestätigt werden (n = 200).
Ein Vorteil bei diesem Test ist der Umstand, dass die Körpergröße berücksichtigt wird. Die Testung erfolgt folgendermaßen: Der Proband macht aus dem Parallelstand zwei möglichst große Schritte nach vorne (ein kompletter Doppelschritt) und bleibt im Parallelstand stehen. Der Test wird zweimal durchgeführt. Gemessen wird die bewältigte Distanz des besseren Versuchs (Ishibashi, 2018). Die gemessene Distanz wird durch die Körpergröße dividiert. Ein Wert über 1,1 – 1,3 scheint erstrebenswert (Ishibashi, 2018).

2.4.8 Four-Square-Step-Test

Der Four-Square-Step-Test (Whitney et al., 2007; Dite & Temple, 2002) misst das proaktive dynamische Gleichgewicht und ist ein Test mit guter Trennschärfe. Aufgrund der Komplexität der Schrittfolge ist der Test kognitiv anspruchsvoll.
Vier Stäbe werden mit einem Durchmesser bzw. in einer Höhe von 2,5 cm und einer Länge von 90 cm (Anmerkung: 65 cm Stablänge beeinflusst das Testergebnis nicht.) als großes „Plus" aufgelegt. Der Proband startet in Quadrat eins und versucht mit gleichbleibender Ausrichtung nach vorne die Schrittsequenz abzuarbeiten. Die Sequenz lautet: 1,2,3,4,1,4,3,2,1. Durch die Ausrichtung nach vorne sind Schritte vorwärts, seitwärts und rückwärts zu absolvieren. Drehungen werden aber toleriert.
Der Proband soll die Sequenz so schnell als möglich absolvieren. Beide Füße müssen Bodenkontakt in jedem Quadrat haben.
Die Sequenz wird einmal vorgezeigt und der Proband hat einen Probedurchgang. Zwei Versuche werden gestoppt. Fehlversuche sind: Sequenz wird nicht komplett durchgeführt, ein Stab wird berührt, Gleichgewichtsverlust. Ein Fehlversuch ist erlaubt.

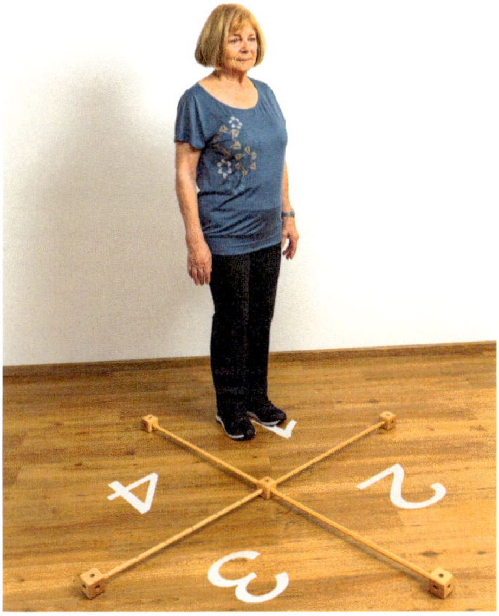

▲ Abb. 42 Four-Square-Step-Test – Ausgangsstellung

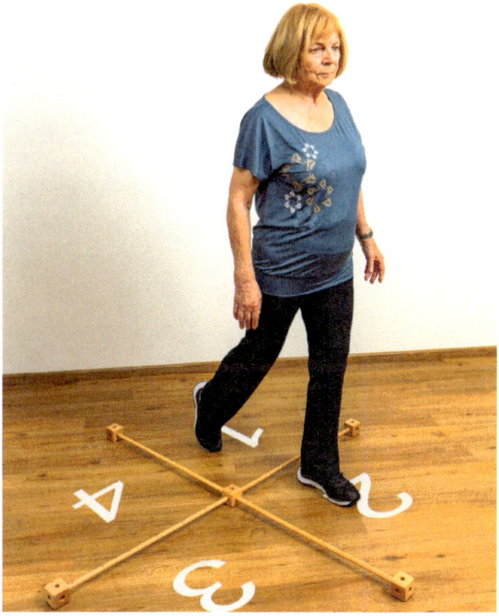

▲ Abb. 43 Four-Square-Step-Test – erster Schritt

Das Zeitstoppen beginnt, wenn der erste Fuß Bodenkontakt in Quadrat 2 hat und stoppt, wenn die Person wieder am Ausgangspunkt angekommen ist.
Ein erhöhtes Sturzrisiko liegt vor, wenn mehr als 12 bis 15 Sekunden benötigt werden (Whitney et al., 2007; Dite & Temple, 2002).
Hoffman und Bucholz (2019) beschreiben zusätzlich einen Four-Square-Step-Test mit kognitiver Zusatzaufgabe. Nach dem erfolgreichen Absolvieren des Basisdurchgangs, wie oben beschrieben, muss der Proband den Test mit kognitiver Aufgabe durchführen. Wie im Timed-up-and-go-Test soll von einer Zahl beginnend jede dritte Zahl rückwärts gezählt werden. Ist das nicht möglich kann jede fünfte Zahl versucht werden. Falls das nicht klappen sollte, kann der Proband auch gebeten werden Farben oder Früchte aufzuzählen, während der Test absolviert wird. Bislang wurden keine Trennwerte zu diesem Test bestimmt.

2.4.9 Mini-BESTest

Der BESTest (Balance Evaluation System Test (Horak et al., 2009) und daraus abgeleitet der Mini-BES-Test (Franchignoni et al., 2010) ist eine Testbatterie, die unterschiedliche Bereiche des Gleichgewichts erfasst und zusätzlich auch eine differenzierte Beurteilung der vorhandenen Problematiken zulässt. Wie alle ausführlichen Testbatterien ist sie als Gruppen-Testung nicht verwendbar, für das Einzelsetting stellt sie aber eine hervorragende Möglichkeit zur individuellen Beurteilung des Sturzrisikos dar. Der Test wird in Teilbereichen gruppiert durchgeführt.

▼ Tab. 16 Der Mini-BESTest in Anlehnung an (Schädler, 2016)

Aufgaben	Funktion	Maximale Punktezahl
1 - 3	Proaktives Gleichgewicht	6
4 - 6	Reaktives Gleichgewicht	6
7 - 9	Statisch-kontinuierliches Gleichgewicht	6
10 - 14	Dynamisch-kontinuierliches Gleichgewicht	10
	Summe	28

Die Aufgaben werden aufeinander folgend nach dem Manual ausgeführt (BFU, 2024). Es können die einzelnen Teilbereiche gesondert betrachtet werden, um Trainingsschwerpunkte zu bestimmen. Zur Beurteilung des Sturzrisikos wird die Maximalpunktezahl herangezogen.

▼ Tab. 17 Beschreibung Mini-BESTest

Nr	Item	Teilbereich	Beurteilung
1	Vom Sitz zum Stand (Arme überkreuzt)	Proaktives Gleichgewicht	2 ohne Armunterstützung, gut stabilisiert 1 mit Armunterstützung erster Versuch 0 nicht möglich ohne Hilfe oder mehrere Versuche
2	In den Zehenstand hochkommen (schulterbreit)	Proaktives Gleichgewicht	2 Stabil drei Sekunden in maximaler Höhe 1 Fersen hoch, geringer als mit Halten, oder instabil für drei Sekunden 0 unter drei Sekunden

Nr	Item	Teilbereich	Beurteilung
3	Einbeinstand (Sekunden) rechts und links	Proaktives Gleichgewicht	2 20 Sekunden 1 bis 20 Sekunden 0 nicht möglich (Zwei Versuche pro Bein – bester Versuch kommt in Wertung) (Links und Rechts: Schlechterer Wert kommt in Wertung)
4	Kompensationsschritt vorwärts	Reaktives Gleichgewicht	2 Ein sicherer Schutzschritt und wieder stabil 1 Mehrere Schritte notwendig 0 Kein Schritt, oder würde stürzen
5	Kompensationsschritt rückwärts	Reaktives Gleichgewicht	2 Ein sicherer Schutzschritt und wieder stabil 1 Mehrere Schritte notwendig 0 Kein Schritt, oder würde stürzen
6	Kompensationsschritt seitwärts	Reaktives Gleichgewicht	2 Ein sicherer Schutzschritt und wieder stabil 1 Mehrere Schritte notwendig 0 Kein Schritt, oder würde stürzen (Art des Schutzschrittes nicht relevant) (Schlechtere Seite in Wertung)
7	Enger Parallelstand Augen offen	Kontinuierliches Gleichgewicht stehend	2 30 Sekunden 1 Bis 30 Sekunden 0 Nicht möglich
8	Enger Parallelstand Augen geschlossen auf einem Balance Pad (Airex)	Kontinuierliches Gleichgewicht stehend	2 30 Sekunden 1 Bis 30 Sekunden 0 Nicht möglich
9	Stand auf schräger Ebene (60 x 60 cm, 10°), Augen geschlossen, Zehen zur Steigung	Kontinuierliches Gleichgewicht stehend	2 30 Sekunden, Körper im Lot 1 Bis 30 Sekunden, Körper in Schräge 0 Nicht möglich
10	Wechsel der Gehgeschwindigkeit (Wechsel auf Zuruf, nach drei bis fünf Schritten)	Kontinuierliches Gleichgewicht gehend	2 Deutlicher Geschwindigkeitsunterschied 1 Kein Unterschied oder Gangunsicherheiten 0 Kein Unterschied UND Gangunsicherheiten
11	Gehen mit Kopfdrehen (Auf Zuruf alle 3 bis 5 Schritte)	Kontinuierliches Gleichgewicht gehend	2 Kopfdrehungen ohne Geschwindigkeitsveränderung 1 Kopfdrehungen mit Geschwindigkeitsveränderungen 0 Gleichgewichtsprobleme beim Kopfdrehen
12	Gehen mit schneller Kehrtwendung (danach Beine eng stellen)	Kontinuierliches Gleichgewicht gehend	2 Schnelle Drehung (unter 3 Schritte) gute Balance, Beine eng 1 Langsame Drehung (über 4 Schritte), Beine eng 0 Keine Möglichkeit für schnelle Drehungen mit engen Beinen
13	Gehen über Hindernisse (23 cm hohe Box – z. B.: Schuhkartons, Start 3 m vor Hindernis)	Kontinuierliches Gleichgewicht gehend	2 Steigt über Hindernis ohne deutliche Unterschiede im Gehen 1 Berührt Box, Unsicherheit oder Verlangsamung 0 Nicht möglich oder steigt seitlich an Box vorbei
14	Timed-up-and-go-Test mit Dual-Task-Aufgabe (Jede dritte Zahl – Start zwischen 90 bis 100)	Dual Task	2 Keine nennenswerte Änderung beim Test 1 Mehr als 10 % Zeitunterschied 0 Stoppt das Zählen oder das Gehen

Bei der Beurteilung des Mini-BESTest kann man aus Sicht der Sturzprävention das Fehlen einer differenzierten Analyse der Beinkraft kritisch betrachten. Diese ist aber einfach zusätzlich durchzuführen. Aufgrund der guten Ergebnisse bei der Trennschärfe ist der Mini-BESTest im Einzelsetting jedenfalls zu empfehlen.
Es werden Durchschnittswerte und unterschiedliche Normwerte angegeben, die in Tabelle 18 zu finden sind. Wie bei anderen Tests sind die Normwerte von der Stichprobe abhängig.

▼ Tab. 18 Durchschnittswerte und Trennwerte beim Mini-BESTest

Durchschnittswerte (O'Hoski et al., 2014)	
Alter	**Punkte**
50-59	26,3
60-69	24,7
70-79	21,0
80-89	19,6

Trennwerte für Sturzrisikobestimmung	
Personen mit Parkinson (Mak & Auyeung, 2013) (Lopes et al., 2020)	< 19 (79 % Sens., 67 % Spez.) < 21,5 (70,7 % Sens., 55,1 % Spez.)
Personen mit COPD (Pereira et al., 2019)	< 22,5 (84 % Sens., 73,8 % Spez.)
Ältere gesunde Personen (Yingyongyudha et al., 2016)	16 (85 % Sens., 75 % Spez.)
Ältere Personen (Durchschnittsalter 76 Jahre) (Almeida et al., 2020)	16,5 (75 % Sens., 80 % Spez.)

2.4.10 Modifizierter Dynamischer Gang-Index

Der modifizierte Dynamic Gait Index (mDGI) (Shumway-Cook et al., 2013) ist eine Weiterentwicklung des Dynamic Gait Index (DGI). Es handelt sich um eine Testbatterie, die die Aufgaben zur Gangsicherheit im Vordergrund der Messung hat. Beim modifizierten DGI werden die acht ursprünglichen Aufgaben (Gehen auf ebener Strecke, Gehen mit Tempowechsel, Gehen mit Kopfdrehung links und rechts, Gehen mit Kopfbewegung nach oben und unten, Gehen und Drehung um 180°, Gehen über Hindernisse, Gehen und Hindernisse links und rechts umgehen und Treppen steigen) mit kleinen Veränderungen übernommen:

- Für die Zeitmessung wurde die Distanz auf 6,1 m festgelegt. Beim Geschwindigkeitswechsel gibt es nur die Beschleunigung.
- Die Hindernisse wurden festgelegt mit 76 cm breit, 12 cm tief und 5 cm hoch. Das erste Hindernis wird nach 2,4 m aufgelegt mit 5 cm hoch, das zweite Hindernis wird aufgestellt (12 cm hoch) wieder 2,4 m nach dem ersten.
- Die 180°-Grad-Drehung wurde mit Rückkehr zum Ausgangspunkt nicht mehr mit Stopp durchgeführt.
- Das Stufensteigen wird nur aufwärts durchgeführt.

Beurteilung

Gesamt können 64 Punkte erzielt werden. Die Durchschnitts-Werte für erhöhtes Sturzrisiko liegen bei 37 Punkten, für Mehrfachstürzer bei 26,5 Punkten und für Nichtstürzer bei 50 Punkten. Der Cut-Off, um Stürzer und Nichtstürzer zu unterscheiden, liegt bei 49 Punkten. Um Mehrfachstürzer zu erkennen, liegt der optimale Cut-Off bei 29 (Torchio et al., 2022).

Die Beurteilung wurde im Vergleich zum originalen DGI verfeinert.

- Die Zeit beziehungsweise die **Geschwindigkeit** wird bei jedem Durchgang gemessen. Bei der ersten Aufgabe wird beispielsweise mit „3" eine Geschwindigkeit von mehr als 1,01 m/s bewertet, mit „2" eine Geschwindigkeit von 0,8 m/s bis 1,01 m/s, mit „1" eine Geschwindigkeit von 0,4 bis 0,79 m/s und mit „0" wird eine Geschwindigkeit darunter (ab 0,39 m/s) bewertet.
- Der **Grad der Unterstützung** wird gemessen in „2" keine, „1" mit Gehhilfsmittel und „0" benötigt Hilfe durch Person.
- **Gangsicherheit** wurde gemessen in „3" Keine Anzeichen von Unsicherheit, „2" Milde Einschränkungen und/oder Abweichungen, „1" Merkbare Abweichungen, aber korrigiert sich selbst wieder, „0" Kann die Aufgabe nicht erfüllen oder hat starke Unsicherheiten und/oder Abweichungen.

Die Beurteilungswerte für die einzelnen Aufgaben finden sich in Tabelle 19 zur Zeitmessung.

▼ Tab. 19 Cut-Off für die Beurteilung der Zeit (Shumway-Cook et al., 2013)

Messung	Normale Geschwindigkeit	Geschwindigkeitswechsel	Kopfdrehungen seitlich	Kopfbewegung auf und ab	180°-Drehung	Hindernisse übersteigen	Hindernisse umgehen	Stufen steigen
Zeit								
3	<6.0	<4.9	<6.2	<6.0	<6.9	<6.0	<6.0	<6.1
2	6.0-7.6	4.9-6.8	6.2-8.5	6.0-8.2	6.9-9.4	6.0-8.5	6.0-8.2	6.1-9.0
1	7.7-15.2	6.9-11.7	8.6-14.5	8.3-13.9	9.5-16.9	8.6-17.4	8.3-14.5	9.1-19.7
0	>15,2	>11,7	>14,5	>13,9	>16,9	>17,4	>14,5	>19,7
Geschwindigkeit (m/s)								
3	>1,01	>1,24	>0,98	>1,01	>0,88	>1,02	>1,03	>1
2	0.8-1.01	0.90-1.24	0.71-0.98	0.74-1.01	0.65-0.88	0.72-1.02	0.74-1.03	0.68-1.0
1	0.4-0.79	0.52-0.89	0.42-0.70	0.44-0.73	0.36-0.64	0.35-0.71	0.42-0.73	0.31-0.67
0	<0.4	<0.52	<0.42	<0.44	<0.36	<0.35	<0.42	<0.31

▼ Tab. 20 Auswertung des modifizierten Dynamic Gait Index

Aufgabe	Zeit	Gangsicherheit	Unterstützung	Gesamtpunkte
	0–3	0–3	0–2	0–8
Normale Geschwindigkeit				
Geschwindigkeitswechsel				
Horizontale Kopfdrehung				
Vertikale Kopfdrehung				
180°-Drehung				
Stufen				
Schritte über Hindernis				
Schritte um Hindernisse				
Summe:				

2.5 Sturzprävention: Ansätze und Möglichkeiten

2.5.1 Unterstützende und hemmende Faktoren in der Sturzprävention

Senioren haben ein zwiespältiges Verhältnis zur Thematik Sturzprävention. Gefangen zwischen dem Bedürfnis nach Sicherheit und dem Bedürfnis nach Selbstbestimmtheit, meiden viele Senioren das Thema Sturzprävention aus Gründen der Angst, die Selbstständigkeit zu verlieren. Neben Erfahrungen von vorrangig intrinsischen Veränderungen, die zu Stürzen führen, haben Betroffene auch Wahrnehmungen von verhaltensbezogenen und extrinsischen Risikofaktoren. Zusätzlich wird häufig eine gewisse Schuld, bei sich oder bei anderen, gesucht (Jarden et al., 2024). Je nach Erfahrungen bilden sich auch Wünsche und Vorstellungen hinsichtlich der Sturzprävention aus. Daher ist es auch wichtig Erfahrungen von Betroffenen zu berücksichtigen und Senioren an der Mitentwicklung von Übungen teilhaben zu lassen (Arola et al., 2025).
Es gibt unterstützende und hemmende Gründe, sich mit der Sturzprävention auseinander zu setzen. Bekannt ist: Ältere nehmen häufig nicht an Sturzpräventionsprogrammen teil. Ältere ändern häufig ihre Verhaltensweisen nach einem Sturz nicht. Stürze werden oft als „Schicksal" bzw. „Pech" angesehen. Hemmend wirken altersbedingte Einschränkungen, Unabhängigkeit, Gefühle nach einem Sturz (Angst, ...), Transport zum Sturzpräventionstraining oder -gruppe und vieles andere mehr. Andererseits sagen Personen, die an Sturzprävention teilnehmen, dass sie es brauchen (Calhoun et al., 2011; Zhang et al., 2012). Besonders ausgeprägt ist die hemmende Problematik bei Personen nach einem Krankenhausaufenthalt. Gefühle wie unter anderem Schwäche, Schmerzen und Angst wieder ins Krankenhaus zu kommen, benötigt noch mehr positive Unterstützung und Bestärkung (Naseri et al.,

2020). In diesem Zusammenhang kann auch die Wichtigkeit betont werden, dass involvierte Berufsgruppen (Z. B.: Pflegepersonal) zur Teilnahme an Sturzpräventionsgruppen motivieren (Costa-Menén et al., 2024). Generell scheint es notwendig schulende Inhalte und das Bewusstsein für Stürze und sturzbezogenes Verhalten im Krankenhaussetting für Patienten positiv unterstützend zu involvieren (Hill et al., 2024).
Die Annäherung an eine erfolgreiche Sturzprävention sollte durch einen multifaktoriellen Ansatz geschehen, ohne Betroffene zeitlich und inhaltlich zu überfordern und ausgewogene Kommunikation mit Betroffenen und Angehörigen. Sturzprävention sollte, als Teil eines unabhängigen und gesunden Alterungsprozesses vermittelt werden (Kerr et al., 2023). Dabei ist es wichtig in allen Bereichen zu berücksichtigen, dass Informationen beratend und nicht belehrend oder bevormundend vermittelt werden. Zusätzlich ist eine durchgehende positive Bestärkung essentiell. Denn es ist für betroffene Personen ein großer Schritt an Dingen zu arbeiten, die ein Leben lang selbstverständlich waren!

Achtung: Besonders bei Vorträgen aber auch bei Trainingsgruppen ist es wichtig über Risikofaktoren realistisch, aber positiv besetzt zu sprechen. Das bedeutet, dass das Problem zwar angesprochen wird, aber die Lösung im Vordergrund stehen soll. Zudem sind nur Informationen an die Zielgruppe weiterzuleiten, die auch hilfreich sein können. Denn bedrohliche Informationen können Angst steigern und die Compliance senken.

Besonders im Trainingsprozess ist die positive Bestärkung zu berücksichtigen, dass das Verwenden von negativen „Altersstereotypen" und auch die Erwartungshaltung derselben das Gleichgewichtstraining negativ beeinflussen kann. Umgekehrt sind positive Effekte zu erwarten, wenn positiv besetzte Begriffe verwendet werden. In einer Studie von Borel et al. (2024) konnte zum Beispiel der negative Effekt von negativen Altersstereotypen auf die Balance festgestellt werden.

▼ Tab. 21 Hemmende und unterstützende Faktoren zur Sturzprävention für betroffene Personen (Stevens et al., 2017; Costa-Menén et al., 2024)

Unterstützung	Hinderungsgründe
Als relevant wahrgenommen	Nicht relevant wahrgenommen
Vorteile werden verstanden	Verleugnet Sturzrisiko
Unterstützt die Selbstständigkeit	Stürze sind Schicksal
Bietet soziale Interaktion und Unterstützung	Stürze und externe Ursachen werden in Verbindung gebracht
Gehört von anderen (Mundpropaganda)	Stürze werden als peinlich wahrgenommen
Besorgt über sich reduzierende Gesundheit	Sturzangst
Angenehm erreichbares Setting	Schlechte Erreichbarkeit
Übungen mit angepasstem Niveau	Angst vor zu schweren und schmerzhaften Übungen
Durchgeführt, evaluiert und unterrichtet durch Profi	Sitzender Lebensstil
Unterstützung durch Gleichaltrige	Schlechter Gesundheitszustand
Unterstützt und empfohlen durch Gesundheitsfachkräfte	Kein Interesse und keine Unterstützung durch Gesundheitsfachkräfte

Eine Möglichkeit die Hemmschwelle für ältere Personen an einer Sturzpräventionsmaßnahme zu senken, kann das Miteinbeziehen von Älteren als Trainer sein. Dadurch werden einerseits Ressourcen beim Fachpersonal geschont und die vermittelnden Personen wirken aufgrund eines ähnlichen Alters wie die Teilnehmenden glaubwürdig. Eine Studie aus Schweden konnte diesen Ansatz mit einem erfolgreichen Trainingsprogramm bereits umsetzen (Arkkukangas et al., 2024).
Zusätzlich gibt es hemmende und unterstützende Faktoren für Therapeuten und Trainer Sturzpräventionsangebote zu implementieren. Hier konnten in einem Review (Sibley et al., 2024) eine Vielzahl von Faktoren erhoben werden, die zeigen, wie komplex die Implementierung einer Sturzpräventionsleistung aus unterschiedlichen Gesichtspunkten ist (Inneres Setting, Innovation-Faktoren, individuelle Faktoren, Implementierung und äußeres Setting). Die zu Gruppen zugeordneten Faktoren können Sturzpräventionsprogramme unterstützen, behindern oder in beiderlei Hinsicht beeinflussen (Sibley et al., 2024). Ausgewählte Faktoren sind in Tabelle 22 zu finden.
Es zeigt sich für Therapeuten und Trainer, dass bis auf wenige Ausnahmen (Evidenz des Programms und gute Partnerschaften mit anderen Organisationen), die rein unterstützende Wirkung haben, dass alle anderen Faktoren sowohl unterstützende als auch hemmende Wirkung haben können. Überwiegend hemmende Wirkung weisen der Gesundheitszustand und die Motivation der Teilnehmenden, die Kosten eines Programms und die Öffentlichkeitsarbeit auf. Diese Faktoren sollten gut bedacht werden. Vor allem die Motivation der Teilnehmenden kann durch positive Bestärkung unterstützt

▼ Tab. 22 Auswahl von unterstützenden und hemmenden Faktoren für Trainer und Therapeuten (Sibley et al., 2024)

Faktor		Unterstützender Faktor	Hemmender Faktor
Inneres Setting	Zugang zu Wissen (Unterlagen, Schulungen für Trainer, Bewusstsein hinsichtlich Sturzprävention)	22	9
	Vorhandene Ressourcen (finanziell, räumlich und Materialien)	14	11
	Strukturelle Charakteristika (Örtlichkeit, Mitarbeiter-Organisation, …)	9	6
	Kommunikation zwischen Organisationen	4	2
	Kompatibilität mit vorhandenen Angeboten	3	1
Innovation Faktoren	Design des Programms	41	14
	Kosten eines Programms	2	5
Individuelle Faktoren	Teilnehmer (Gesundheitszustand, Motivation …)	4	16
	Evidenz des Programms	4	0
	Instruktoren (Fähigkeiten, Erfahrung, Benehmen, …)	9	4
Implementation	Teamarbeit (Zw. Organisationen, Wissenschaft)	19	1
	Bekanntmachung (personelle und örtliche Unterstützung)	4	5
Äußeres Setting	Partnerschaften und Verbindungen (zu z. B. Organisationen und Gemeinden)	7	0

werden. Für eine Kostenreduktion sind Partnerschaften mit anderen Organisationen empfehlenswert. Für eine gute Bekanntmachung empfehlen sich motivierende als unverbindlich empfundene Vorträge vor dem Start eines Programms.
Als unterstützend und hemmend können sich räumliche, personelle und finanzielle Ressourcen erweisen. Auch das Programmdesign kann hemmend und unterstützend wirken. Vor dem Start eines Programms sollten die Räumlichkeiten gut ausgewählt werden, eine gute Kommunikation zwischen allen Beteiligten (von den Teilnehmenden bis zu den Initiatoren) möglich sein und das Programm nicht nur inhaltlich, sondern auch methodisch und didaktisch erprobt werden. Denn das eingangs erwähnte zwiegespaltene Verhältnis, das Senioren zur Sturzprävention haben, macht eine Auseinandersetzung mit dem Thema für jeden einzelnen zu einer Herausforderung, die aber gut gemeistert werden kann.

2.5.2 Inhalte der Sturzprävention

Alle älteren Menschen sollten hinsichtlich Sturzprävention und körperlicher Aktivität beraten werden. Dabei ist vor allem bei Personen mit hohem Sturzrisiko ein multifaktorieller Zugang empfohlen (Montero-Odasso et al., 2022).
Körperliches Training verbessert neuromuskuläre Funktionen, körperliche Leistungsfähigkeit, posturale Kontrolle, Gehgeschwindigkeit, Fähigkeit beim Stufensteigen, Handgriffkraft, Muskelmasse und Knochendichte (Cabrolier-Molina et al., 2025).
Sturzpräventionsmaßnahmen können unterschiedlich aufgebaut werden: Man unterscheidet multifaktorielle Interventionen, die gleichzeitig auf mehrere Risikofaktoren und monofaktorielle Interventionen, die auf einzelne Risikofaktoren abzielen. Da es unterschiedliche Zielgruppen gibt, müssen Sturzpräventionsmaßnahmen immer individuell auf die Lebensumstände und das Risikoprofil abgestimmt werden. Generell sollte der Grundsatz lauten: „Reagiere auf den ersten Sturz, um den zweiten zu vermeiden!" (Oliver, 2009). Da das Risiko nach einem Sturz wieder zu stürzen deutlich erhöht ist, sollte jeder Sturz ernst genommen werden, um eine „Sturzkarriere" gar nicht erst starten zu lassen.

Folgende Interventionsansätze wurden unter anderem untersucht und sind als wirkungsvoll beziehungsweise nicht zielführend beschrieben (Freiberger & Becker, 2006; Gillespie et al., 2012; Guo et al., 2013; Bouwen et al., 2008; Guirguis-Blake et al., 2018; Hopewell et al., 2019; Stevens et al., 2017; Lord et al., 2021; Lewis & Griffin, 2023; Lewis et al., 2024; Sherrington et al., 2019; Becker et al., 2011; Gutiérrez-Robledo et al., 2021; Keay & Palagyi, 2018; Ong et al., 2021; Zhou et al., 2024; Yang et al., 2024; Pillay et al., 2024; Clemson et al., 2023; Li et al., 2024):

- **Multi-Komponenten Gruppentraining** reduziert das Sturzrisiko und die Sturzzahl.
- **Multi-Komponenten Training zu Hause** erreicht ähnliche Ergebnisse.
- **Multifaktorielle Programme, die Übungsprogramme beinhalten**, reduzieren in Seniorenzentren bzw. Langzeitpflegeeinrichtungen die Sturzrate und Oberschenkelhals-Frakturen.
- **Multifaktorielle Programme mit individueller Risikoanalyse,** sind als effektiv einzustufen.
- **Übungsprogramme** beugen Stürze vor in der gesamten Population 60+, bei Personen mit hohem Sturzrisiko genauso, wie bei Personen über 75. Der Effekt tritt sowohl im Einzel- als auch im Gruppensetting ein. Das OTAGO Programm beispielsweise reduziert die Sturzrate um 35 % bei

selbstständig lebenden Personen. Zusätzlich reduzieren Übungsprogramme sturzbezogene Frakturen und behandlungsbedürftige Verletzungen. Übungsprogramme scheinen der optimale Zugang zur Sturz- und Verletzungsprävention auch bei Osteoporose zu sein (Wei et al., 2024).

- **Gleichgewichtstraining und funktionelles Training** reduziert die Sturzrate um 24 %. Bei zusätzlich durchgeführtem Krafttraining erhöht sich die Reduktion auf 34 %.
- **Übungsprogramme für Sprunggelenk und Fuß** reduzieren die Sturzzahl.
- **Betreutes Training in der Gruppe** reduziert das Sturzrisiko und sturzbedingte Verletzungen besser, als Üben alleine (Zhou et al., 2024).
- **Tai-Chi** reduziert das Sturzrisiko und die Sturzzahl. Die Sturzrate wird um 19 % reduziert. Zusätzlich werden neben der Balance auch andere funktionelle Fitnessparameter (z. B.: Kraft der Armbeuger) bei postmenopausalen Frauen (Bai et al., 2024) verbessert, und ist bei langfristiger Anwendung bezüglich funktioneller Fähigkeiten sehr empfehlenswert (Ma et al., 2024). Für Yoga hingegen gibt es nach einem Review gemischte Ergebnisse, was Sturzprävention und Sturzangstreduktion betrifft. Daher ist hier aktuell keine eindeutige Empfehlung auszusprechen (Bajaj et al., 2024).
- **Tanzen** (Kreativer Tanz, Volkstanz und Gesellschaftstanz) ist eine gute Möglichkeit der Sturzprävention (Li et al., 2024).
- **Vitamin-D-Supplementierung** als generelle Maßnahme reduziert weder Sturzrisiko noch Sturzzahl, ist aber bei nachweisbarem Mangel als effizient einzustufen.
- **Wohnraumanpassung ist effektiv hinsichtlich Reduzierung der Sturzzahl** und des Sturzrisikos. Bei selbstständig lebenden aktiven Personen wird es als alleinige Maßnahme nicht empfohlen, ist aber besonders effektiv bei Hochrisiko-Personen und mit starken Seheinschränkungen. Gefahrenquellenbeseitigung im Haushalt reduziert die Sturzrate um 26 %. Bei Personen mit geringerem Sturzrisiko ist der Effekt deutlich geringer. Es konnte kein Effekt erhoben werden, wenn die Interventionen auf Personen ausgerichtet waren, die nicht wegen ihres Sturzrisikos ausgewählt wurden (Clemson et al., 2023).
- **Wohnraumanpassung** ist effektiver, wenn von Ergotherapeuten durchgeführt.
- **Behandlungen von Sehproblemen** sind als effektiv einzustufen. Beispielsweise reduziert die Katarakt-OP beim ersten Auge die Sturzrate pro Jahr um 33 %. Die Operation des zweiten Auges führt zu keiner weiteren Reduktion. Aber auch Sehverbesserungen sollten aufgrund der Veränderung der visuellen Wahrnehmung nicht ohne darauffolgende sturzbezogene Begleitung oder Schulung erfolgen: Nach einer Katarakt-OP mit Umstellung auf Multifokal-Brillen (Gleitsichtbrillen) kann das Sturzrisiko deutlich ansteigen. Ebenso konnte erhoben werden, dass Personen, die regelmäßig Aktivitäten draußen durchführen, eine deutlich reduzierte Sturzzahl bei der Umstellung von multifokalen Brillen auf einfache Brillen hatten. Ein gegenteiliger Effekt konnte bei Personen, die nicht regelmäßig draußen aktiv sind, bezogen auf Stürze im Freien erhoben werden.
- Präventionsprogramme nur mit schulendem Inhalt haben keinen nachweisbaren Effekt auf Sturzzahl und -risiko.
- Ebenso gibt es keinen Nachweis für kognitive und verhaltensbezogene Interventionen auf Sturzrisiko und -zahl.
- **Schulungsprogramme für Pflegepersonal** sind effektiv hinsichtlich der Reduktion von Sturzzahlen von Heimbewohnern mit und ohne kognitive Einschränkungen.

- **Schulungsprogramme für selbstständig lebende Senioren** verbessern das Bewusstsein gegenüber dem Sturzrisiko und haben positive Auswirkungen auf das sturzbezogene Verhalten im Alltag (Ong et al., 2021). Somit können Schulungsprogramme als Einstieg in die Sturzprävention gesehen werden.
- **Bewegungsinterventionen** können die Sturzzahl signifikant bei Senioren mit und ohne kognitive Einschränkungen (Selbstständig und Institutionalisiert lebend) reduzieren.
- **Effektive Sturzprävention** beinhaltet die Verbesserung der Selbsteinschätzung, Wissensvermittlung über die Möglichkeit der Sturzvorbeugung, Betonung der Selbstständigkeit und der Selbstständigkeitserhaltung und Sturzrisiko-Assessment (Stevens et al., 2017).

ACHTUNG: Angebote zur Sturzprävention werden von Älteren nicht immer als uneingeschränkt positiv erlebt. Neben der falschen Einschätzung, dass Sturzprävention nur das Beseitigen von Stolperfallen und das Einschränken von Aktivitäten seien, werden häufig Anweisungen zur Prävention als mit dem Hausverstand lösbar abgetan. Zusätzlich sehen ca. 30 % der Personen Sturzprävention als „besser für andere, nicht für mich" an. Alltagsaktivitäten werden als effektiv zur Sturzprävention wahrgenommen (Terry et al., 2014). Die Auseinandersetzung mit dem Thema Sturz ist häufig mit der Angst vor Stürzen und dem Verlust von Autonomie und Identität verbunden. Deshalb sollten, wenn möglich bei Sturzpräventionsangeboten die Empfehlung und Unterstützung von Vertrauenspersonen (z. B.: Angehörige) und Respektspersonen (z. B.: Hausarzt) mit einbezogen werden. In der Trainingsintervention sollten die positiven Effekte über die Sturzprävention hinaus auf Kraft, Beweglichkeit, Gleichgewicht und Lebensqualität betont werden. Denn multifaktorielles Training hat enorme positive Auswirkungen auf die Lebensqualität (Shoukat et al., 2024).
Zusätzlich kann Sturzprävention auch das Gefühl der Einsamkeit positiv beeinflussen, vor allem wenn Personen sich bereits einsam fühlen. Werden Faktoren, wie soziale Interaktion betont, und die Möglichkeit gegeben, sich untereinander auszutauschen, wird der Effekt verstärkt (Smith & Han, 2024).
Positive Bestätigung unterstützt den Trainingseffekt, wirkt nachweislich besser und verhindert den möglichen gegenteiligen Effekt, dass die Angst vor Stürzen sogar steigen kann (Yardley, 2006; Laybourne et al., 2008; Horne et al., 2009). Daher sollte man immer versuchen ein freudvolles Umfeld bei Vorträgen und beim Training zu gestalten, an Bekanntem anknüpfen und auf die richtige Trainingsintensität achten (Graham & Connelly, 2013).
Entscheidend ist auch eine regelmäßige Teilnahme an Sturzpräventionsprogrammen, da bei unregelmäßiger Teilnahme das Sturzrisiko sogar steigen kann (Campbell et al., 2005).
Des Weiteren scheint für psychosoziale Komponenten der Sturzprävention ein Trainingsprogramm mit unmittelbarem Personenkontakt unumgänglich. Während sich bei einem Online-Programm im Vergleich zu einem Vor-Ort-Training Gleichgewicht, Kraft und Herzkreislaufleistung ähnlich verbesserten, zeigte nur die Vor-Ort-Gruppe Verbesserungen in der Wahrnehmung des Gesundheitszustands und Reduktionen von Stress und Depression (Pitre et al., 2023).

3 Bewegte Sturzprävention

Sturzprävention durch Bewegungsschulung ist besonders häufig untersucht worden und gilt als hoch effektiv. Übungen zur Sturzprävention sind eine Maßnahme mit geringer Verletzungswahrscheinlichkeit und hoher Compliance zur Reduzierung von Sturzzahl und sturzbedingten Verletzungen (Zhao et al., 2019).

Die Bewegungsschulung ist somit in der Sturzprävention eine entscheidende Säule der Interventionsmöglichkeiten. Bewegungsschulung sollte immer zielgruppenorientiert aufgebaut sein (Freiberger et al., 2007), da ansonsten die Effektivität verpuffen kann und in weiterer Folge die Akzeptanz der Teilnehmer (Yardley, 2006) sinkt. Zusätzlich ist wichtig nicht nur Training zu Hause zu forcieren. Besonders der Gruppenaspekt aber auch die intensive Auseinandersetzung mit dem Thema und die genaue Anleitung sind entscheidende Aspekte. Zusätzlich gelingt eine Reduktion der Sturzangst im Gruppensetting besser.

▼ Tab. 23 Inhalte von Bewegungsangeboten zur Sturzprävention (Jansenberger, 2011; Jansenberger & Schimetta, 2014; Jansenberger & Wetzelhütter, 2016; Lord et al., 2007; Freiberger & Schöne, 2010; Skelton & Beyer, 2003; Granacher et al., 2010; Sherrington et al., 2011; Sherrington et al., 2008; Cakar et al., 2010; Karlsson, 2004; Gillespie et al., 2007; Kemmler et al., 2017; Guirguis-Blake et al., 2018; Papa et al., 2017; Hopewell et al., 2019; Falaschi & Marsh, 2021; Tricco et al., 2017; Okubo et al., 2016; Okubo et al., 2021; Jansen et al., 2021; Sherrington et al., 2017; Kemmler et al., 2024; Lord et al., 2021; Aleixo & Abrantes, 2024)

Inhalte effektiver Sturzprävention	Elemente
Inkludierte Übungsformen	**Gleichgewichtsübungen (kontinuierlich, reaktiv, proaktiv) mit moderaten bis hohen Anforderungen** a) Standfläche sukzessive reduzieren, b) Bewegungen des Körperschwerpunkts (Gegenstände erreichen, Gewichtsverlagerung von einem Bein zum anderen, auf Stufen steigen, …) und c) Übungen mit dem Ziel der Reduzierung der Armunterstützung **Kraftübungen** (mit entsprechender Intensität: 60 % – 80 % der Fmax oder 8 – 15 WH, 6 – 8 Übungen pro Training/Person), Ganzkörpertraining mit Schwerpunkt Beine, Zug-, Druck- und Rotationsbewegungen **Training der Selbsteinschätzung:** Körperschema **Verbesserung und Modifizierung der Gehfähigkeit** (willentliches und reaktives Schritttraining: Richtungswechsel, Geschwindigkeitswechsel, Schrittlängenanpassung, Schrittvarianzreduktion, Spurbreite, Hindernisbewältigung, Blickrichtungen und Kopfdrehungen, …) **Simulation von Sturzsituationen und Bewältigung** (Ausrutsch- und Stolpersimulation) **Funktionelles Training** (Treppensteigen, Alltagsaktivitäten) **Multitasking** (Verbesserung der Bewegungshandlung in komplexen Situationen) **Tai-Chi** an Senioren angepasst **Sprungübungen:** An das Befinden angepasst. Ergänzend: Ausdauertraining empfohlen, ACHTUNG: Hochrisikogruppen kein konditionelles Gangtraining! **Kombination** von körperlichem Training, Verhaltensstrategien und Angstreduktion

Inhalte effektiver Sturzprävention	Elemente
Übungsdurchführung	**Progressive Steigerung** **Individuelle Intensitätssteuerung** **Übungen auf Hauptrisikofaktoren der Teilnehmer ausgerichtet** **Zusätzlich ein einfaches Heimübungsprogramm**
Eckdaten des Bewegungsangebots	**Trainingseinheiten möglichst 60 min** **2- bis 3-mal pro Woche** (Möglichst einmal in der Gruppe und einmal allein zu Hause) **Höherer Effekt bei dreimaligem Training pro Woche** **2x pro Woche als Minimum bei Personen mit Osteoporose** (Effekt auf die Knochendichte) **10 - 12 Wochen** minimale Durchführung **Ideal: 50 Einheiten über ein halbes Jahr** verteilt Am besten sollte dauerhaftes Training durchgeführt werden. **Perturbationsbasiertes Training (Simulation von Sturzsituationen und engmaschige reaktive Anforderungen)** sind bereits ab einer Trainingseinheit effektiv und eine Möglichkeit für kurze Interventionen **Entweder individuelles oder Gruppentraining** **Sturzpräventionstrainer sollten auf andere Risikofaktoren und positive (z. B. psychosoziale Effekte) Veränderungen verweisen!** **Unterstützende Maßnahmen** zur Erhaltung der Motivation (Gruppendynamik, ...)
Programmdesign/ Trainerqualifikation	**Programm durch ausgebildete Fachkraft ausgearbeitet** **Programm gehalten durch ausgebildeten Sturzpräventionstrainer**
Einschlusskriterien der Teilnehmer	**Grundsätzlich sollte jede Person ab 65 die Möglichkeit haben Sturzpräventionsprogramme zu besuchen.** **Positive Sturzanamnese (in den letzten 12 Monaten) oder bei Interesse** **Positive Frakturanamnese (letzte 10 Jahre)** **Moderate Beeinträchtigungen beim Transfer vom Sitzen zum Stehen** **Gangunsicherheiten (subjektiv und objektiv)**
Ausschlusskriterien der Teilnehmer	**Kein selbstständiges Stehen möglich (auch nicht mit Hilfsmitteln oder -personen)** **Nicht gruppenfähig**

Ein zentrumsbasiertes Training (unter Anleitung von Physiotherapeuten) konnte im Vergleich zum Training zu Hause (auch unter Anleitung durch Pflegepersonal) eine Verbesserung der physiologischen Funktionen, der Lebensqualität und der Sturzinzidenz erreichen. Zuhause konnte keine Verbesserung des physischen Status und der Selbstbeurteilung im Hinblick auf den Gesundheitsstatus erzielt werden (Kwok & Tong, 2013).

Wie in jedem Trainingsprozess müssen in der bewegten Sturzprävention Ziele definiert werden, die es zu erreichen gilt. Das unterstützt die Motivation und erhöht den subjektiven wahrgenommenen Effekt der Maßnahme im Vergleich dazu, wenn man die Hauptaufmerksamkeit rein auf die Sturzreduktion begrenzt. Die vereinbarten Ziele müssen sich an der Zielgruppe und dem Individuum orientieren. Aus diesem Grund unterscheiden sich Angebote zur Sturzprävention in Seniorenzentren stark von Angeboten bei selbstständig lebenden Senioren. Das Erreichen von Zielen kann mit motorischen Tests oder dem Erreichen von definierten Alltagszielen in Form von Zeugnissen zur Unterstützung der Motivation visualisiert werden. Gemeinsam als Ziele sind allen Angeboten aber die Reduktion des Sturz- und Verletzungsrisikos und die Verbesserung der Lebensqualität durch leichtere Alltagsbewältigung.

Als grober Überblick zu Inhalten von Sturzpräventionsangeboten, die nach geringem, moderatem und hohem Risiko gegliedert sind (Falaschi & Marsh, 2021) finden sich in den folgenden Punkten:

1. Sturzprävention bei Personen mit geringem Risiko sollte folgende Elemente beinhalten: Risikoschulung und Übungsprogramme sind bei dieser Zielgruppe sehr wichtig, da Personen mit hoher Aktivität und motorischen Fähigkeiten neben inaktiven Personen mit geringen körperlichen Fähigkeiten das höchste Sturzrisiko aufweisen (Orwoll et al., 2018). Inhalte der **Risikoschulung** sollten sein:
   - Personen sollten Fachkräfte (Arzt, Therapeut, Trainer,...) über einen Sturz, neu auftretende Unsicherheit oder Sturzangst informieren.
   - Regelmäßiger Review der Medikamente und Nahrungsergänzungsmittel durch Fachkraft.
   - Regelmäßige Besprechung mit Fachkraft über Vitamin-D-Supplementierung bzw. Statuserhebung, ob notwendig. Systematische Vitamin-D-Gabe ist bei dieser Zielgruppe eventuell kontraproduktiv (Lewis et al., 2019)
   - **Regelmäßige Bewegung** mit den Inhalten Kraft und Balance.
   - **Regelmäßige Augenuntersuchung** mindestens jährlich.
   - **Kontrolle der Füße** durch Fachkraft und Instruktionen bezüglich schmerzfreien Schuhwerks.
   - **Wohnraumadaptierung** hinsichtlich Stolperfallenreduktion und Montage von Handgriffen z. B. im Bad.
   - Übungsprogramme mit guter Evidenz sind Otago, LiFE, Taiji, Fame und Ossebo – 32 – 40 % Frakturreduktion sind erwartbar.

2. Sturzprävention bei Personen mit moderatem Risiko sollten beinhalten:
   - **Risikoschulung** hat keinen eigenständigen Effekt, allerdings sollten bei dieser Zielgruppe jedenfalls Wissensvermittlung betrieben werden, um die Aufmerksamkeit auf das Thema zu lenken.
   - **Übungsprogramme** sollten jedenfalls Gleichgewichts- und Krafttraining beinhalten. Zusätzlich sollten Störungen von außen und Dual-Task-Situationen bewältigt werden müssen. Auch das Aufstehen vom Boden sollte thematisiert und geübt werden. Es ist eine Reduktion von Frakturen um 20–40 % erwartbar. Das Training ist bei dieser Zielgruppe kosteneffizient (Gillespie et al., 2012; Tricco et al., 2017).
   - **Medikamentenanpassung** und **Kontrolle der Sehfähigkeit** sind zusätzlich wichtig.
   - **Kontrolle des Schuhwerks und der Füße** zusätzlich podiatrische Maßnahmen und Kräftigung und Mobilisierung der sprunggelenksumgebenden Muskulatur sind effizient (Gillespie et al., 2012). Schuhe sollten dabei schmerzfrei und fest am Fuß sitzen, rutschhemmend sein, passende Absatz- und Schafthöhe aufweisen und eine nicht die Balance beeinträchtigende Härte der Sohle bzw. Einlage haben (Kim & Hegazy, 2024).
   - **Vitamin-D-Supplementierung** ist empfehlenswert bei erhobenem Mangel. Calzium-Supplementierung wird nicht empfohlen (Grossman et al., 2018).

3. Sturzprävention bei Personen mit hohem Sturzrisiko sollten folgende Elemente beinhalten:
   - **Individuelles und multifaktorielles Assessment** wird bei dieser Zielgruppe empfohlen. Außerdem müssen auch Sturzpräventionsmaßnahmen individualisiert und multifaktoriell erfolgen. Fachkräfte mit Erfahrung und Ausbildung sollten die Beurteilung und das Arbeiten an den Risikofaktoren betreuen. Im **Assessment** sollten Stand- und Gangsicherheit, kognitive Einschränkungen, orthostatische Hypotonie, Auffälligkeiten des Herzkreislaufsystems, Diabetes,

Schlafprobleme, Muskelkraft, Harninkontinenz und Ohnmachtsanfälle (z. B.: Synkopen) erhoben werden.

- Kontrolle des Schuhwerks und der Füße, zusätzlich **podiatrische Maßnahmen** und Kräftigung und Mobilisierung der sprunggelenksumgebenden Muskulatur sind effizient (Gillespie et al., 2012).
- Sturzrisiko erhöhende **Medikamente** (FRID's – fall risk increasing drugs) sollten erhoben und falls möglich reduziert werden.
- **Kontrolle der Sehfähigkeit** ist ebenso jährlich empfohlen.
- Bewegungsprogramme sollten Balance und moderates Krafttraining beinhalten. Taiji ist bei dieser Zielgruppe nicht mehr empfohlen. **Übungen zur Verbesserung der mediolateralen Balance** sind besonders empfohlen, da Stürze zur Seite eine sechsfach erhöhte Wahrscheinlichkeit einer Oberschenkelhals-Fraktur haben (Gillespie et al., 2012). Ebenso sind anterior-posterior Balanceübungen empfohlen, da Stürze nach vorne auch mit Hüftfrakturen enden können (Yang et al., 2015). Zusätzlich sind Übungen empfehlenswert, die die obere Extremität kräftigen, um protektive Bewegungen möglich zu machen. Kräftigung der Rumpfmuskulatur und Übungen zur Stabilisierung vorwärts und rückwärts von Torso und Becken sind sinnvoll. Die Übungen sollten von Sportwissenschaftler, Physiotherapeuten oder entsprechend geschulten Fachkräften vermittelt werden. Balance und Krafttraining können auch bei bereits gestürzten Personen, sofern individualisiert und progressiv durchgeführt, effizient sein.
- **Wohnraumanpassung** sollte durch geschulte Fachkräfte, wie Ergotherapeuten erfolgen, und ist individualisiert sehr effizient. Vor allem die mögliche reduzierte Frakturwahrscheinlichkeit macht die Wohnraumanpassung sehr effizient. Nach einem Spitalsaufenthalt ist ein besonders empfehlenswerter Zeitpunkt, um den Wohnraum anzupassen.
- **Vitamin-D-Supplementierung** ist empfehlenswert bei erhobenem Mangel.
- **Osteoporose-Screening** wird bei der Hochrisikogruppe besonders empfohlen (Falaschi & Marsh, 2021).

Ermüdung durch körperliches Training und Sturzrisiko

Körperliches Training sollte intensiv aber nicht erschöpfend erlebt werden, da vor allem selbstständig lebende Personen auch nach einer Trainingseinheit häufig noch körperlich anstrengenden Alltagsaktivitäten nachgehen. Daher sollte die Ermüdung und das subjektive Ermüdungsempfinden im Training mit thematisiert werden. Da körperliche Erschöpfung durch Training das Sturzrisiko kurzfristig erhöhen kann.

▼ Tab. 24 Zunahme der Körperschwankungen nach Gehen (Donath et al., 2013)

	Submaximale Belastung	Maximale Belastung
COP mm Parallel	+18 % n.s.	+52 %
COP mm Einbein	+15 % n.s.	+88 %

Durch intensives Gehtraining (submaximal und maximal) nehmen die Körperschwankungen in der Posturographie zu (Donath et al., 2013). Daraus ist zu folgern, dass die Ermüdung nach einem Training immer mit einbezogen werden sollte (vgl. Tab. 24). Zu ähnlichen Ergebnissen kommen auch

Morrison et al. (2016): Hier konnten nach einem Laufbandtraining mit zunehmender Steigung bei den Altersgruppen 60–69 und 70–79 unmittelbare Rückgänge in der Beinkraft und Zunahmen in den Körperschwankungen erhoben werden. Die Gruppe 70–79 hatte zudem nach der Intervention eine unmittelbar reduzierte Gehgeschwindigkeit. In dieser Gruppe wurde auch ein erhöhtes Sturzrisiko durch Ermüdung festgestellt.

Teilnahme an Sturzpräventionsangeboten

Grundsätzlich sollte jede Person die Möglichkeit haben an Sturzpräventionsangeboten teilzunehmen. Die Sturzvorgeschichte allein sollte jedenfalls kein Ein- oder Ausschlusskriterium darstellen. Sind jedoch die Ressourcen begrenzt, können Punkte definiert werden, die sturzgefährdeteren Personen den Vortritt zur Teilnahme in einem Sturzpräventionsangebot geben. Es können das Abschneiden im STEADI-Algorithmus oder auch die Beurteilung mittels motorischer Tests inklusive Risikofaktorenprofil genutzt werden, um über die Teilnahme zu bestimmen.

▼ Tab. 25 Teilnahme- und Ausschlusskriterien in der Sturzprävention (Jansenberger, 2011; Jansen et al., 2021)

Teilnahmekriterien	Selbstständig lebende Senioren	In Institutionen lebende Senioren
Einschlusskriterien	• Positive Sturzanamnese (in den letzten 12 Monaten) oder bei Interesse • Positive Frakturanamnese (letzte 10 Jahre) • Moderate Beeinträchtigungen beim Transfer vom Sitzen zum Stehen • Gangunsicherheiten (subjektiv und objektiv) • Auffälliges Ergebnis bei motorischen Tests • Auffälliges Risikofaktorenprofil	• Positive Sturzanamnese (in den letzten 12 Monaten) oder bei Interesse • Positive Frakturanamnese (letzte 10 Jahre) • Moderate Beeinträchtigungen beim Transfer vom Sitzen zum Stehen • Gangunsicherheiten (subjektiv und objektiv) • Auffälliges Ergebnis bei motorischen Tests • Auffälliges Risikofaktorenprofil • Subjektive Sturzgefährdung durch Pflegepersonal genannt
Ausschlusskriterien	• Kein selbstständiges Stehen möglich • Nicht gruppenfähig • Pflegebedürftigkeit • Demenz (bedingtes Ausschlusskriterium)	• Kein selbstständiges Stehen möglich (auch nicht mit Hilfsmitteln oder -personen) • Nicht gruppenfähig

3.1 Training der Kraft

Sturzprävention ist neben Gleichgewichts-, Gangsicherheits-, Selbsteinschätzungs- und Dual-Task-Training vor allem auch Krafttraining. Die Muskelkraft ist eine entscheidende Säule des Gleichgewichts, da die sensorischen Informationen erst durch eine reaktive muskuläre Bewegungsantwort das Gleichgewicht halten oder wiedererlangen können.
Im direkten Vergleich mit ungerichteten Balanceübungen schneidet progressives individuelles Krafttraining im Hinblick auf Verbesserungen in Teilbereichen des Gleichgewichts besser ab (Joshua et al., 2014).

Grundsätzlich sollte in der Sturzprävention ein Beinmuskulatur priorisierendes Ganzkörpertraining durchgeführt werden (Denk et al., 2003). Gibt es aber belastungs- oder zeitbedingte Einschränkungen müssen Abstriche gemacht werden.
In der Regel sind im Alter die Verbesserung der Maximalkraft, der Schnellkraft und die Erhöhung der Muskelmasse besonders von Bedeutung. Demnach sollte bei einem Krafttraining mit Senioren das Ziel vor allem das Hypertrophietraining sein, das bei (60) 70 - 80 % (8 - 15 Wiederholungen annähernd zur Ausbelastung) der Fmax durchgeführt wird. Ergänzend ist es notwendig durch konzentrisch-dynamische explosive Krafteinsätze die Schnellkraft zu schulen. Dabei zeigt sich bei der Schnellkraft durch plyometrisches Training im Alter eine gute Trainierbarkeit und positive Auswirkungen auf die Balance (Cakar et al., 2010). Vermieden werden sollte bis zur Ausbelastung durchgeführtes Kraftausdauertraining und intramuskuläres Koordinationstraining, da die Belastungsanforderungen hoch sind und teilweise negative Effekte zu erwarten sind.
Wichtig ist zu bemerken: Personen mit mehr Kraft in den Beinen haben einen erhöhten Trainingszuwachs im Gleichgewicht und eine bessere Gleichgewichtsfähigkeit (Giboin et al., 2018). Zusätzlich wirkt sich Krafttraining auf die exekutiven Funktionen (zweimaliges Krafttraining pro Woche) und die kognitiven Fähigkeiten im Allgemeinen (dreimaliges Krafttraining pro Woche) positiv aus (Zhihui et al., 2018).
In Tabelle 26 sind die Belastungsnormative im Krafttraining zur Sturzprävention abgebildet. Während Granacher et al. (2017) die effektivste Dosis definieren, kann man in der Sturzprävention

▼ Tab. 26 Optimales Krafttraining für Senioren (Jansenberger, 2011; Jansenberger, 2015; Granacher et al., 2017; Donath et al., 2015; Granacher et al., 2011; Hayes et al., 2023)

Belastungsnormativ	Effektivste Dosis (Granacher et al., 2017)	Sturzprävention Empfehlungen	
		Maximalkraft	Schnellkraft
Trainingsdauer (Wochen)	50 - 53	10 - 25	6 - 12
Trainingshäufigkeit (Einheiten pro Woche)	2	2	2 - 3
Serienzahl	2 - 3	1 - 3	3
Wiederholungen pro Serie	7 - 9	8 - 15	8 - 10
Trainingsintensität (% EWM)	70 - 79	(60) 70 - 80	20 - 70 70 Explosivkraft 20 Balance Transfer
Kontraktionsdauer pro Wiederholung (Sekunden)	6	Moderat bis schnellkräftig	Schnelle Kontraktion
Satzpause (Sekunden)	60	60 - 180	120 - 180
Dauer und Umfang einer Einheit	45 min mit 6 - 8 Übungen		
Regenerationszeit	72 Stunden oder mehr		
Bereiche	Ganzkörpertraining mit Schwerpunkt untere Extremität Kombination mit Gleichgewicht Alltagsorientiertes Training Sprungtraining		

zusätzlich in Maximalkrafttraining (Hypertrophie) und Schnellkrafttraining unterscheiden. Beim Schnellkrafttraining wird die konzentrische Phase der Muskelarbeit willentlich maximal schnell ausgeführt. Das wird mit leicht reduzierter Wiederholungszahl und Intensität gemacht. Bei niedereren Intensitäten gelingt der Balance-Transfer besser, während bei höherer Intensität die Explosivkraft, die für die reaktive Balance entscheidend ist, besser entwickelt wird. Wichtig ist beim Krafttraining immer die Regenerationszeit zu bedenken, die bei älteren Menschen deutlich höher sein kann als die oftmals beschriebenen 48–72 Stunden. Die Regenerationszeiten bei älteren Menschen variieren sehr stark, da auch die Stichproben der durchgeführten Studien sehr unterschiedlich sind. Regenerationszeiten werden angegeben von 72 bis 168 Stunden bei muskulärem Ermüdungsgefühl beziehungsweise Muskelkater. Nach intensivem Krafttraining kann zudem das Sturzrisiko und die Sturzangst kurzfristig erhöht sein. Massagen haben hier eine abschwächende Wirkung, und sind somit empfehlenswert (Hayes et al., 2023). Um die längeren Regenerationszeiten zu berücksichtigen und mögliche negative Auswirkungen des Krafttrainings so gering wie möglich zu halten, sollten die zwei bis drei Trainingseinheiten an nicht aufeinander folgenden Tagen in einer Woche absolviert werden.

Krafttraining wird häufig als zeitlich begrenzte Intervention empfohlen. Da aber gerade Kraftzuwächse nach Beendigung einer Trainingsphase wieder sehr rasch verschwinden, sollte ein dauerhaftes Krafttraining durchgeführt werden. Bereits ab 50 Jahren kommt es zu einem relevanten Kraftabbau (Daly et al., 2013), daher wird das 50. Lebensjahr als spätester optimaler Zeitpunkt genannt, um mit Krafttraining zu beginnen. Es ist nie zu spät, um mit Krafttraining zu beginnen, allerdings wird es mit zunehmendem Lebensalter immer schwieriger, da bereits geschehener Kraftverlust und gesundheitliche Einschränkungen das Krafttraining zusätzlich erschweren. Krafttraining hat zudem vielversprechende schmerzreduzierende Wirkung, wenn es regelmäßig durchgeführt wird (Syroyid Syroyid et al., 2022) und sollte ein Teil der Körperpflege eines jeden Menschen sein.

3.2 Training des Gleichgewichts

Gleichgewichtstraining sollte subjektiv mittel bis schwer erlebt werden. So ist das Grenzen erfahren und auch das Scheitern an einer Übung ein essentieller Teil des motorischen Lernens. Denn nur durch das Erfahren von fehlerhaften Wiederholungen mit einem leichten Überhang an erfolgreichen Wiederholungen ist das motorische System gefordert zu lernen. In vergleichenden Untersuchungen zeigt sich, dass einfaches Balancetraining schwierig empfundenen Übungen im Hinblick auf die Sturzprävention deutlich unterlegen ist (Sherrington et al., 2011).

Das Gleichgewichtstraining sollte so bald als möglich um den Schwerpunkt „Lösen von Mehrfachaufgaben" erweitert werden. Das bei einem Test gemessene Gangbild beispielsweise ist unter Dualtask-Bedingungen dem alltäglichen Gehen näher (Hillel et al., 2019). Während nicht sturzgefährdete Ältere ihr Gangbild bei Mehrfachaufgaben kaum verändern, kommt es in beschriebenen Parametern zu deutlichen Unterschieden, wenn die Person sturzgefährdet ist (Toulotte et al., 2006; Muhaidat et al., 2010). Zudem konnte ein Transfer von durch Balancetraining erworbenen Verbesserungen im Gehen unter Dual-Task- und Triple-Taskbedingungen nicht festgestellt werden. Was sehr stark für das Balancetraining mit Mehrfachaufgaben spricht (Granacher et al., 2010).

Es gibt viele unterschiedliche Empfehlungen zum Training des Gleichgewichts. Die Empfehlungen von Granacher et al. (2010) geben dem Gleichgewichtstraining Struktur (Tab. 27).

▼ Tab. 27 Empfehlungen für das Gleichgewichtstraining (Granacher et al., 2010; Jansenberger, 2015)

Gleichgewichtstraining zur Sturz- und Frakturprävention	
Aufbau	• 30 – 45 min/Trainingseinheit (Stundenschwerpunkt) • 4 Serien mit 20 – 40 sec Belastung pro Übung (Serienpause 40 sec) • Pause zwischen den Übungen 2 min • 2 – 3 Trainingseinheiten pro Woche bzw. täglich
Bereiche	• Kontinuierliches Gleichgewicht • Proaktives Gleichgewicht • Reaktives Gleichgewicht • Kombination mit Krafttraining
Druckbedingungen	• Verkleinerung der Unterstützungsfläche • Hinzunahme instabiler Unterlagen • Sensorische Ablenkungen (Kopfdrehungen, Blickfolgeübungen, …) • Applikation von Störreizen (z. B.: leichte Stöße des Übungsleiters) • Lösen von Mehrfachaufgaben (kognitive und manuelle Zusatzaufgaben.) • Rotationen und Hoch- Tiefbewegungen
Informationsanforderungen	• Entzug sensorischer Informationen zur vermehrten Reizung der Verbleibenden (Taktil, vestibulär, visuell, auditiv, kinästhetisch)

Einteilung des Gleichgewichts

Das Gleichgewicht kann in nicht korrelierende Teilbereiche unterteilt werden (Abb. 44). Selbst bei Standaufgaben korrelieren Fähigkeiten beim ruhigen Stand nicht mit den das Gleichgewicht wiedererlangenden Mechanismen der Sprunggelenkstrategie (Mackey & Robinovitch, 2005), die dem proaktiven Gleichgewicht zugeordnet wird. Da die Teilbereiche nicht korrelieren, liefern sie auch ein Argument für Assessments, die mehrere oder besser alle Teilbereiche messen, beziehungsweise machen sie auch ein gezieltes Training bei erhobenen Defiziten möglich.

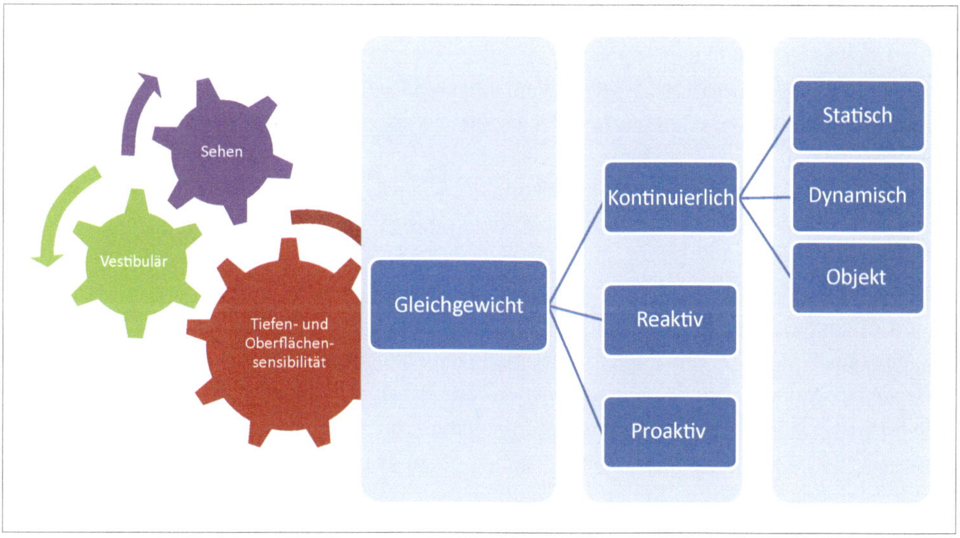

▲ Abb. 44 Einteilung des Gleichgewichts (Jansenberger, 2015)

Das stationäre bzw. kontinuierliche Gleichgewicht bezeichnet die Fähigkeit der Körperschwerpunktskontrolle im Stehen (statisch) und im Gehen (dynamisch).

Das proaktive Gleichgewicht stellt die Fähigkeit dar posturale Muskeln vor der Entstehung einer destabilisierenden Situation zu aktivieren, um für zusätzliche Stabilität in der Bewegungsausführung zu sorgen (Shumway-Cook & Woollacott, 2007).

Das reaktive Gleichgewicht beschreibt die Fähigkeit das Gleichgewicht nach einer unerwarteten destabilisierenden Störung wiederherzustellen. Das reaktive Gleichgewicht ist sehr stark von einer gut ausgebildeten Schnellkraft und einer möglichst guten Reaktionszeit abhängig.

Schritttraining zur Sturzprävention

Das Gleichgewichtstraining in der Bewegung (dynamisches Gleichgewichtstraining) ist in der Sturzprävention besonders wichtig. Das bezieht sich auf alle Teilbereiche des Gleichgewichts (kontinuierlich, proaktiv und reaktiv). Das willentliche und reaktive Schritttraining wird in der Sturzpräventionsforschung stark forciert und liefert sehr gute Ergebnisse.
Schritttraining kann aus dem Stand oder aus dem Gehen durchgeführt werden und beinhaltet Herausforderungen der Umgebung. Dazu zählen das Übersteigen von Hindernissen, das präzise Steigen oder Reaktion auf eine posturale Störung, die stark genug ist die Balance zu verlieren (Lord et al., 2021). Von Schritttraining kann eine Sturzreduktion mehr als 50 % erwartet werden, was es anderen isolierten Teilbereichen des Trainings überlegen macht (Okubo et al., 2016). Das lässt sich auch damit erklären, dass knapp zwei Drittel bei älteren Personen aus dem Gehen stürzen und dass Einschränkungen bei willentlichen und reaktiven Schrittaufgaben mit einem erhöhten Sturzrisiko einhergehen (Okubo et al., 2021).

Willentliche Schritttrainings können auf „Tanzmatten" ähnlichen Designs, abgegrenzten Feldern durchgeführt werden, oder über mehrere Meter als Gehstrecken mit definierten Feldern durchgeführt werden (Lord et al., 2021). Im Übungsteil findet sich dazu der variable Übungskomplex „Rastergehen" und die variable Stationsabfolge „Hindernispacours". Die Schrittaufgaben beinhalten sowohl kontinuierliche, proaktive als auch reaktive Komponenten. Zu diesem Punkt kann auch „Agility-based Training" (Agilitäts-basiertes Training) gezählt werden. Als integrativer Ansatz mit dem Ziel Kräftigung, Gleichgewicht und Reaktion in komplexen Bewegungsfolgen und somit alltagsnahe zu trainieren, können Richtungswechsel, Hindernisse und schnellkräftige Elemente (Lichtenstein et al., 2020) hervorragend eingesetzt werden. Aufbauten als Parcours sollten die Lebensumstände individuell abbilden (Jansenberger, 2011).

Rein **reaktives Schritttraining** („Perturbation Training") beinhaltet die Simulation von sturzauslösenden Situationen (Stolpern und Ausrutschen), die in den Kapiteln 3.4.1 und 3.4.2 genauer praktisch beschrieben werden. Es hat den entscheidenden Vorteil, dass es auch mit kurzer Interventionsdauer nach mehreren Monaten messbare Erfolge bringt. Dabei scheinen bereits einmalige bis wenige Male durchgeführte Trainingseinheiten erfolgsversprechend zu sein. Das kann über die (Re-)Aktivierung von bestehenden neuronalen Strukturen begründet werden. Ebenso sind sogenannte „prädiktive" Anpassungen zu beobachten, wenn im Trainingssetting Stolper- und Ausrutschsimulationen verwendet werden (Lord et al., 2021).

Reaktives Schritttraining wird sowohl auf Laufbändern als auch auf dem Boden durchgeführt. Wobei ein bodenbasiertes Training aufgrund der alltagsnäheren Ausführung wahrscheinlich besser geeignet ist, wie ein Vergleich von reaktiven Bewegungsparametern auf einem Laufband (Stolpersimulation durch abrupte Beschleunigung der Lauffläche) und am Boden (hochschnellendes Hindernis) gezeigt hat (Jung et al., 2025). Aufgrund der Gefahr eines Gleichgewichtsverlustes wird bei beiden Designs mit Gurtsystemen gearbeitet, die einen Sturz verhindern.
Obwohl das reaktive Schritttraining in kurzer Zeit messbare Erfolge verspricht, muss bedacht werden, dass gerade Personen mit Sturzangst das Simulieren von Sturzsituationen als durchaus beängstigend empfinden können. Daher sollte auch in diesem Trainingsbereich die Intensität an die individuellen Bedürfnisse der Person angepasst werden. Allin et al. (2019) konnten bei einem sichtbaren Ausrutschelement zeigen, dass das reaktive Schritttraining nicht unbedingt komplett überraschend gesetzt werden muss. Die Personen, die auf ein sichtbares reaktives Element steigen sollten, hatten sogar weniger prädiktive Anpassungen und verbesserte reaktive Balancekontrolle. Somit kann auch bei etwas erleichterten und weniger Sturzangst auslösenden Bedingungen ebenso erfolgreiches Training gewährleistet werden.
Reaktive Schritttrainings können auch aus dem Stand durchgeführt werden, indem zum Beispiel die stehende Person manuell beschleunigt oder der Untergrund, auf dem eine übende Person steht, in unterschiedliche Richtungen bewegt wird, um eine Schrittreaktion auszulösen. Auch mit diesem Ansatz konnten deutliche Sturzreduktionen erzielt werden (Rosenblatt et al., 2013).
Selbstständig lebende Personen profitieren am meisten von reaktivem Schritttraining, da in dieser Gruppe das Stolpern und Ausrutschen als Sturzursachen vorherrschen. Selbst das Beobachten von

▼ Tab. 28 Möglichkeiten im reaktiven Schritttraining (in Anlehnung an McCrum et al., 2022)

Aktivität vor der Störung	Störungen (Perturbations)				Mögliche Bewegungsantwort
	Laufband	Fester Untergrund	Bewegender Untergrund	Manuelle Störungen	
Stehen (aufrecht oder angelehnt) Gehen (selbst gewählte oder vorgegebene Geschwindigkeit) Aus dem Sitzen ins Stehen	Lauffläche (Beschleunigung, Bremsen, Bewegungsumkehr, seitliche Bewegungen, Plötzliche Starts oder Stopps) Störungen durch Kabelzug oder elastisches Band (an Hüfte, Fußgelenk oder Vorfuß befestigt) Hindernisse (Schaumstoff, kleine Bälle, Linien Laser)	Stolpern: Hochspringende Hindernisse Störungen durch Kabelzug oder elastische Bänder Drehende Hindernisse Ausrutschen: Bewegliche Platte Rutschiger Untergrund Weicher Untergrund	Stolpern: Beschleunigung der Plattform rückwärts, hochspringende Hindernisse Ausrutschen: Beschleunigung der Plattform vorwärts oder seitwärts	Therapeut übt Druck oder Zug aus. Anlehnen und abrupt auslassen Automatisiert: Haltegurt oder ähnliches wird manuell ausgelöst.	Gleichgewichtsverlust Balance im Stand erhalten Balance durch Schutzschritt wieder hergestellt Anpassungen: Proaktive Anpassungen in Stand und Gang Reaktive Anpassungen in Bewegung, Reaktionszeit

Videos mit Anpassungen des Gehens auf das Ausrutschen zeigte positive Anpassungen bei den zusehenden Personen, wobei das tatsächliche Training effektiver war (Bhatt & Pai, 2008). Auch Personen vor allem bei neurologischen Erkrankungen (z. B.: Insult, MS) und auch in Betreuung lebende Personen profitieren von reaktivem Schritttraining (Dusane & Bhatt, 2020; Okubo et al., 2023; Batcir et al., 2025). Zudem scheint der Trainingseffekt aus Perturbationstraining im Gehen auf reaktive Schritte aus dem Stand übertragbar (Batcir et al., 2025).
Die genaue Dosis des reaktiven Schritttrainings kann bislang nicht genau festgelegt werden, wobei wie oben beschrieben bereits einmalige Trainings bereits Erfolge zeigten. Daher spricht viel für ein blockweises Durchführen (Dusane & Bhatt, 2020) in regelmäßigen Abständen bei bestehenden Bewegungsangeboten. Empfohlen werden für perturbationsbasiertes Training am Laufband (1) eine vorangestellte Einheit zur Gewöhnung an das Laufband, (2) kurze nicht ermüdende Perturbations-Trainingseinheiten und (3) die Vermeidung von überfordernden reaktiven Balance-Assessments, um Sturzangst und Drop-Out-Raten nicht zu erhöhen (vgl. Hazel et al., 2025).
Neben den positiven messbaren Effekten wird reaktives Schritttraining von Fachpersonal anhand eines beispielhaften Konzepts als gut anwendbar und für die Zielgruppe als gut geeignet eingeschätzt (Ho et al., 2024).
Reaktives Schritttraining kann nach unterschiedlichen Aspekten (McCrum et al., 2022) aufgebaut werden (Tab. 28). In vielen Studien werden für die Praxis aufwändig konstruierte Gerätschaften verwendet. Auch Laufband basiertes Training ist weit verbreitet. Hier ist auch der Nachweis auf Sturzvorbeugung, Verbesserung der Selbstwirksamkeit und Erhöhung von Gangsicherheit und Balance deutlich bewiesen (Rieger et al., 2024). Allerdings kann mit relativ einfachen Mitteln ebenso effektives Training betrieben werden. Dabei können elastische Gymnastikbänder, Wasserbewegungen in einem Schwimmbad und manuelle Störungen effizient eingesetzt werden.

Gleichgewichtstraining und Feedbackmethoden

Gleichgewichtstraining sollte, wenn möglich mit Feedbackmethoden kombiniert werden. Das Training mit Biofeedback verbessert die Gleichgewichtsfähigkeit bei älteren Personen und führt zu einer geringeren Sturzinzidenz (Hatzitaki et al., 2009; Sihvonen et al., 2009; Wolf et al., 1997). Ebenso können Kraft und Gehgeschwindigkeit beeinflusst werden (Sato et al., 2015). Als Hilfsmittel wurden und werden dazu gerne Spielkonsolen eingesetzt (z. B.: XBOX Kinect (Sato et al., 2015), Wii Balance Board). Dabei zeigt sich, dass das Balancetraining sowohl effektiv als auch unterhaltsam erlebt wird (Hsieh et al., 2013; Joergenson, 2014; Garcia et al., 2018). Das computergestützte Training wird auch als „Exergames" bezeichnet, und kann sowohl bei selbstständig lebenden als auch bei in Institutionen lebenden Senioren gut eingesetzt werden (Stanmore et al., 2024).
Besonders das visuelle Feedback über den Körperschwerpunkt ist sehr wichtig, da die mangelnde Fähigkeit den Körperschwerpunkt zu verlagern, eine häufige Sturzursache ist (Robinovitch et al., 2013). Dabei können computergestützte Programme helfen (Kang, 2013). Ob sogenannte „Exergames" bezogen auf die Sturzreduktion aber besser sind als konventionelles Training bzw. Therapie ist unklar (Sang et al., 2017). Von einem Zusatznutzen ist aber auszugehen, wie Martínez-Montilla et al. (2023) in ihrem Review zum Thema Sturzpräventionsmaßnahmen mit Unterstützung der virtuellen Realität festhalten.
Ebenso liefert akustisches Feedback positive Ergebnisse. Mittels einer Rückmeldung über Beschleunigungsmesser basierte Posturographie konnte bereits bei einer einmaligen 30-minütigen Trainingseinheit eine Verbesserung der Balance erhoben werden (Suttanon et al., 2024).

▼ Tab. 29 Methodische Grundlagen (Jansenberger, 2011)

Methodische Grundlagen im Überblick	
Gruppenführung	• Gruppengröße maximal 8 bis 10 Personen • Gruppe immer am selben Tag und zur selben Uhrzeit planen – Möglichst Terminverschiebungen vermeiden. • Vorab werden Terminkarten mit allen Terminen ausgeteilt. Es können auch Terminkarten zur Erinnerung am Ende jeder Einheit ausgegeben werden. • Respektvoller Umgang ist wichtig. Daher sollte die „Sie"-Form als Ansprache gewählt werden. Der Wechsel ins „Du" ist regional unterschiedlich – sollte aber von den Teilnehmenden ausgehen oder in Absprache mit der Gruppe erfolgen. • Wettkampfähnliche Übungen und Situationen anfangs unterbinden. • Korrekturen sollten positiv und nach folgendem Schema durchgeführt werden: Ganze Gruppe – Ganze Gruppe – dann erst Einzelpersonen korrigieren (nach jeder Korrektur wird wieder gelobt!), Korrektur nach dem Sandwich-Prinzip (Positive Rückmeldung – Korrektur – Positive Rückmeldung). • Übungen an das Leistungsniveau anpassen – Variationen anbieten und ermöglichen. • Die Übungen vor allem anfangs gemeinsam mit den Teilnehmern durchführen. • Übungen anfangs mit derselben Körperseite beginnen. • Die Teilnehmenden dürfen selbstständig Pausen nehmen. Pausen werden aber auch vorgegeben, um Überlastungen zu vermeiden. • Die Selbsteinschätzung im Hinblick auf Übungen sollte regelmäßig abgefragt und im Bedarfsfall auch einmal überprüft werden. • Schmerz sollte immer als Warnsignal vermittelt werden. Bei Schmerzen sollte gestoppt und die Übung angepasst werden.
Raumausstattung und Sicherheitsvorkehrungen	• Pro Person sind ungefähr 5 m^2 zu veranschlagen. • Erste-Hilfe-Kasten und Telefon. • Getrennte Umkleidemöglichkeit. • Toiletten in Reichweite. • Ausreichend Stühle, für die Sicherung werden zwei Stühle pro Person benötigt. • Getränke bereitstellen und an das Trinken erinnern. • Fußboden ist idealerweise einfarbig und ohne Stolperfallen (Handtaschen werden z. B. nicht am Boden abgestellt).
Motivation	• „Bewegungsbiographie" berücksichtigen: Mit welchen Bewegungsarten hat die Person positive Erfahrungen gemacht? Falls es keine positiven Erfahrungen gibt: Welchen Tätigkeiten geht die Person gerne nach? Darauf aufbauend können Übungen besser argumentiert werden: „Wir üben diese Bewegung für …" • Regelmäßig nachfragen, welche Veränderungen im Alltag bemerkt wurden. • Informationen geben, welche gesundheitsbezogenen Veränderungen möglich sind und diese Erwartungen bestärken (Blutdruck, Alltagsbewältigung, Sicherheit …)
Besonderheiten bei alten Menschen	• Allgemein sollte Rücksicht auf funktionelle Einschränkungen genommen werden. Bedenken von möglichen Alternativübungen. Das Aussetzen beim Üben sollte vermieden werden. • Sehbeeinträchtigungen berücksichtigen: Hindernisse leicht erkennbar machen, Materialien kontrastreich verwenden, eingeschränktes räumliches Sehen und verlangsamte Anpassungen an Lichtwechsel berücksichtigen. • Hörbeeinträchtigungen: Einsatz von Musik dosieren und bei Erklärungen die Musik stoppen, laut und deutlich sprechen, Sprachgeschwindigkeit drosseln und in einer Ebene und für die Teilnehmer so platzieren, dass das Gesicht (Mimik) gut erkennbar ist.

3.3 Methodische und didaktische Hinweise

Wenn ältere Menschen sich mit dem Thema Sturzprävention auseinandersetzen, fühlen sie sich eventuell in ihrer Selbstständigkeit bedroht. Die Angst vor einem Sturz ist häufig ein Symbol für die Angst vor dem Verlust der Selbstständigkeit. Diese mögliche Bedrohungslage sollten Übungsleiter in der Durchführung von Sturzpräventionstrainings immer berücksichtigen. Deshalb ist es wichtig die teilnehmenden Personen möglichst positiv zu motivieren und vor allem die Selbstbestimmtheit zu bestärken. Es soll und muss zwar Problemaufklärung betrieben werden, allerdings müssen die Möglichkeit der Verbesserung und die zu erwartenden positiven Effekte betont werden. Zusätzlich sollte die Verbesserung der Lebensqualität durch Bewegung hervorgehoben werden, was, wie sich in mehreren Untersuchungen gezeigt hat, ein zusätzlicher Gewinn und motivierender Faktor für die Teilnehmer ist (Jansenberger, 2011). Besonders, wenn es um potentielle Mehrfachstürzer geht, sollte bedacht werden, dass das Vorbeugen einer „Sturzkarriere" essentiell ist: Mehrfachstürzer haben im Vergleich zu Einfachstürzern deutlich geringere Lebensqualität und körperliche Fähigkeiten (Boyé et al., 2014) und leiden meist unter bereits bestehender Sturzangst.
Die methodisch-didaktischen Eckpunkte im (Gruppen-)Training mit Senioren in der Sturzprävention werden in Tabelle 29 aufgelistet.

3.4 Anforderungsorientierte Sturzprävention

Sturzprävention muss individuell an die Lebensumstände, Risikoprofile und Sturzbiographie angepasst werden. Während in allen Zielgruppen Stürze zumeist aus der Bewegung erfolgen, so sind die Sturzursachen von den alltäglichen Anforderungen abhängig. Während Senioren, die sich mehr im Inneren aufhalten, eher stolpern (Hochbetagte bzw. weniger fitte Senioren), so haben Senioren, die mehr im Freien sind (fitte Senioren), eher mit dem Problem des Ausrutschens zu kämpfen. Die Gefährdung hinsichtlich der beiden Hauptsturzarten kann mit motorischen Tests erfolgen. Als dritte Hauptsturzursache ist der Sturz unter Ablenkungsbedingungen zu nennen. Auch hier kann im Training aufgrund einer Auffälligkeit bei motorischer Testung ein Schwerpunkt gesetzt werden. In der Befragung von 728 selbstständig lebenden Senioren konnten, nach von den Senioren frei formulierter Ursachennennung, diese drei Sturzarten (Stolpern, Ausrutschen und Mehrfachtätigkeiten) festgemacht werden, die für 84 % der Stürze verantwortlich sind. In den Sturzpräventionstrainings müssen das Stolpern, das Ausrutschen und das Lösen von Mehrfachaufgaben besonders thematisiert werden. Dies geschieht in den Trainingseinheiten nach individuellen Schwerpunkten. Für selbstständig lebende Senioren ist vor allem das Simulieren des Ausrutschens von besonderer Bedeutung (Jansenberger, 2017), da es eine der häufigsten und verletzungsanfälligsten Sturzarten darstellt. Zudem rufen hier bereits Kurzzeitinterventionen langfristig messbare Effekte hervor, sodass manche Autoren sogar von einer „Impfung" gegen das Ausrutschen sprechen (Bhatt et al., 2012).

3.4.1 Stolpern vorbeugen

Um dem Stolpern vorzubeugen, ist es wichtig die Aspekte des Stolperns nach Teilbereichen der Motorik zu trainieren. Das Stolpern wird leichter möglich durch Veränderungen im Gangbild (verkürzte

Einbeinstandphase, reduzierter Beinhub und verringerte mediolaterale Balance), die mittels kontinuierlich-dynamischer Gleichgewichtsübungen beübt werden sollten. Zusätzlich sind durch die Veränderungen im motorischen System auch vorhandene Strategien nicht mehr optimal einsetzbar, daher muss auch proaktiv-dynamisch an der Einschätzung von Hindernissen und deren Bewältigung gearbeitet werden. Schlussendlich ist auch das Wiederherstellen der Balance nach einem Stolpern wichtig zu trainieren, was mit reaktivem Schritttraining erfolgt. Neben den koordinativen Aspekten ist auch die Kraft der Beinmuskulatur allgemein und der Hüftstabilisatoren, der Hüftbeuger und der Vorfußheber im Speziellen zu schulen. Ein Schwerpunkt sollte beim Hindernisübersteigen auch auf das zweite Bein gelegt werden.

Beim „obstacle-single leg forward step (OSFS) test", bei dem eine Person mit einem Fuß über ein Hindernis und wieder zurück steigen muss, konnte erhoben werden, dass Personen, die Stürze durch Stolpern erlebt hatten, im Vergleich zu nicht gestürzten Personen mehr Zeit in beiden Phasen (vorwärts und rückwärts) benötigten (Shin et al., 2014).

Der weiter unten beschriebene Test gibt Rückmeldung über die Stolperwahrscheinlichkeit aufgrund von proaktiv-dynamischen Defiziten. Er hilft dabei die Selbsteinschätzung von zu bewältigenden Hindernissen zu erkennen. Die Testsituation ist, falls man den Test nicht durchführen möchte, auch ein guter Ansatz für ein mögliches Übungsdesign. Zusätzlich sind die Schutzschritte, wie sie im Übungsteil als motorische Übungsreihe beschrieben sind, ein wichtiger Trainingsinhalt.

Bei reaktivem Training konnte in einer Studie von Namayeshi et al. (2024) die Bedeutung des M. Gluteus maximus erhoben werden, der beim Wiedererlangen des Gleichgewichts eine zentrale Rolle spielt. Shokouhi et al. (2024) betonen neben der konzentrischen Arbeit der Hüftstrecker die exzentrische Arbeit der Kniestrecker beim Wiedererlangen des Gleichgewichts nach dem Stolpern. Für reaktives Stolpertraining ist zu beachten, dass die Art des Hindernisses sich scheinbar auch auf die Reaktionszeit und Schrittlänge auswirkt, so konnte bei brettähnlichen Hindernissen eine erhöhte Anforderung (aufgrund möglicherweise bedrohlich wahrgenommener Aufgabe) die Balance wiederherzustellen erhoben werden als bei stabähnlichen Hindernissen (Qu et al., 2024).

Es gibt einige Studien und Versuche stolpergefährdete Personen zu identifizieren. In einer Studie von Wang et al. (2023) wurde ein Modell aus mehreren Faktoren erhoben, die die Stolperwahrscheinlichkeit erhöhen. Personen, die in der Versuchsanordnung eher stürzten, waren Personen mit höherer Momentan- und Durchschnittsgeschwindigkeit. Zudem waren Personen mit erhöhter COM-Geschwindigkeit und stärkerer Rumpfvorbeugung sturzgefährdeter.

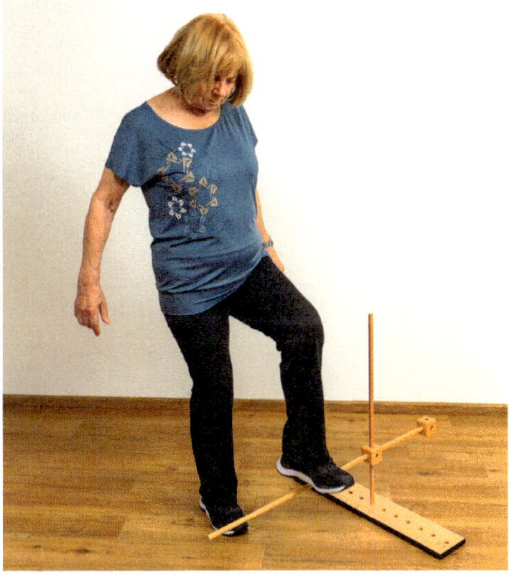

▲ Abb. 45 Der Step-over-Test

Testbeschreibung „Step-over-Test"

Beim „Step-over-Test" wird das proaktive Gleichgewicht in der Bewegung und die Selbsteinschätzung beim Übersteigen eines Hindernisses überprüft. Der Test orientiert sich an der Originalbeschreibung von Sakurai et al. (2013), weist allerdings einige kleine Modifikationen auf.

Einige Meter (2 m) vor einer weißen Wand wird das Hindernis, wie abgebildet aufgestellt. Die zu testende Person steht einige Meter vor dem Stab (7 m in der Originalbeschreibung – mindestens zwei Meter sollten gewährleistet sein). Der Tester beginnt bei 10 cm über dem Boden und hebt das Hindernis langsam an. Die Test-Person ruft „Stopp", wenn der Tester die Höhe erreicht hat, bei der sie glaubt, gerade noch darübersteigen zu können (Geschätzte Maximalhöhe … GH). Die Person soll sich nun vorstellen frontal ausgerichtet über den Stab zu steigen. Sie darf allerdings nach eigenem Ermessen darübersteigen. Verboten ist nur das darüber Springen. Nach Vorstellung des Übersteigens darf die Person vor dem Versuch die Höhe nochmals anpassen lassen. Viermal wird die Höhe eingestellt, bis die Person „Stopp" ruft. Zweimal wird unten (10 cm) und zweimal wird oben (80 cm) gestartet. Die erhobenen Höhen (GH) werden gemittelt. Zur Vereinfachung kann auf das sinkende Hindernis verzichtet werden.

Anmerkung: In der Untersuchung werden die GH und die MH durch die Beinlänge (Trochanter major durch den lateralen Malleolus bis zum Boden gemessen) dividiert. Das ist dann notwendig, wenn die geschaffte Höhe in Relation zur Länge der Beine analysiert werden soll. Wird die Differenz zwischen GH und MH analysiert, muss die Beinlänge nicht berücksichtigt werden.

Nach der gemittelten Einschätzung versucht die Person über die ermittelte mittlere GH zu steigen. Schafft sie es nicht, wird das Hindernis in 3 cm Schritten gesenkt, bis sie es schafft. Schafft es die Person beim ersten Versuch wird der Stab in 3 cm Schritten gehoben, bis sie es nicht mehr schafft oder das Hindernis berührt.
Ermittelt wird nun der Unterschied zwischen eingeschätzter Höhe (GH) und maximal geschaffter Höhe (MH). Diese wird mit folgender Formel bestimmt:

(GH – MH) / MH x 100 = Testergebnis

In der Studie von Sakurai et al. (2013) wurden über 500 Personen unterschiedlichen Alters gemessen. Dabei hat sich gezeigt, dass sich Jüngere deutlich unterschätzen, während sich Ältere (60+) häufiger überschätzen bzw. weniger deutlich unterschätzen. Während die geschätzte Höhe altersunabhängig zu sein scheint, reduziert sich die maximal geschaffte Höhe mit zunehmendem Lebensalter deutlich. Das bedeutet, dass sich ältere Personen ihrer altersbedingten Veränderungen oft nicht bewusst sind. 11,4 % der Personen zwischen 60–70 und 32,5 % der Personen über 74 konnten die geschätzte Höhe nicht übersteigen. Dies steht in Zusammenhang mit dem Sturzrisiko. Als Anhaltspunkt sollte die Differenz zwischen GH und MH bei ungefähr 18 % (Junge Gruppe: 18–35 Jahre), 13 % (Gruppe 60+) liegen. In einer Studie aus dem Jahr 2019 erweist sich eine Selbstunterschätzung von 20 % als Trennwert. Ein Unterschreiten des prozentuellen Werts gibt ein erhöhtes Sturzrisiko an (Jansenberger, 2019). Die erhobene Differenz eignet sich nicht als Verlaufskontrolle, während die maximal geschaffte Höhe als Verlaufsparameter herangezogen werden kann.

▼ Tab. 30 Mittelwerte und Trennwerte beim Step-over-Test (Jansenberger, 2019)

Variable	p-Wert	Mittelwert Stürzer	Mittelwert Nicht-Stürzer	Cut-Off
EH	0,21 (n.s.)	30,10 cm	35,4 cm	
MH	0,01 (sig.)	33,95 cm	46,4 cm	42,5 cm (Sens.: 63,2 %, Spez.: 70 %)
Diff.	0,05 (sig.)	-8,7 %	-23,9 %	-20 % (Sens.: 66,7 %, Spez.: 77,8 %)

3.4.2 Ausrutschen vorbeugen

Das Ausrutschen ist die häufigste Sturzursache im Außenbereich. Selbstständig lebende Senioren stürzen zumindest zu 50 % im Freien (Kelsey et al., 2010). Sichere Gewichtsverlagerung und kontrollierter Fußauftritt schützen ebenso wie kräftige Muskulatur der Hüftstrecker (M. gluteus maximus, sowie Mm. Ischiocrurales) und der Waden (M.gastrocnemius) (Kim & Lockhart, 2010) vor dem Ausrutschen. Fehlerhafte und mangelnde Gewichtsverlagerung (messbar durch Reduzierung der Hüfthöhe) sind eher für eine erhöhte Sturzwahrscheinlichkeit durch Ausrutschen verantwortlich als Instabilität (Pai & Bhatt, 2007).

Da das Ausrutschen ein hohes Maß an Reaktion und Schnelligkeit erfordert, ist es sinnvoll, diese Fähigkeiten möglichst situationsnah zu überprüfen und darauf aufbauend zu trainieren. Durch die Simulation des Ausrutschens scheint es sogar möglich, Senioren über einen längeren Zeitraum (sechs Monate) gegen bedrohliche Sturzsituationen effektiv zu schützen (Bhatt et al., 2012; Pai et al., 2014). Mittels Messungen über 12 Monate konnte nachgewiesen werden, dass eine einmalige Ausrutschsimulation ein Jahr nachwirkt, und somit in relativ großen Abständen durchgeführt werden kann (Liu et al., 2017). Dabei kann eine Sturzreduktion von 60 % erwartet werden (Okubo et al., 2018).

Aufgrund der eindeutigen Empfehlung hinsichtlich der Notwendigkeit der Simulation von Ausrutschsituationen und der Kräftigung der Kniebeuger und Hüftstrecker ist es notwendig, diesem in der Sturzprävention gerecht zu werden.

Die Simulation des Ausrutschens unterliegt dabei nicht einer Dosis-Wirkungs-Beziehung in dem Zusammenhang, dass mehr Üben auch mehr Effekt bringen muss. Lee et al. (2018) haben herausgefunden, dass die in Voruntersuchungen durchgeführten 24 Wiederholungen bei Laufband induzierter Ausrutschsimulation einer gesteigerten Wiederholungszahl ebenbürtig sind.

Für die Gestaltung von Trainings- und Therapieeinheiten im Hinblick auf als hoch effektiv eingestuftes reaktives Schritt- und Balancetraining (Krause et al., 2018) sind die folgenden Daten der Beschleunigungsmessung als Grundlage zur Abschätzung der Gefährdung hinsichtlich des Risikos auszurutschen bzw. als Basisdaten für das Training über computergestütztes Feedback im Training zu verstehen.

Bei einer kleinen Trainingsstudie mit den Trainingsinhalten variable Schrittlänge und überraschendes Ausrutschen mittels eines elektromagnetisch gesteuertem Brett mit der mobilen Ausrutschsimulation (siehe dazu auch die Testbeschreibung weiter unten) und mit Visualisierung der Beschleunigungsdaten am PC reduzieren die maximale kritische negative Beschleunigung von durchschnittlich -1,13 g beim ersten Test auf -0,7 g beim zweiten Test, was einem Rückgang von 38 % und einem durchschnittlichen Unterschreiten des kritischen Wertes entspricht (Jansenberger, 2019). Zu deutlichen Verbesserungen bei reaktivem Ausrutschtraining kommen auch Allin et al. (2020).

Reaktive Assessments sind häufig sehr materialintensiv. In einer Untersuchung zum Thema Ausrutschbezogenes Assessment von Wang et al. (2019) wurde ein Modell aus rechtem Oberschenkelwinkel beim Fußaufsatz des rutschenden Beines (touchdown – TD), der maximalen Bodenreaktionskraft (GRF) des rutschenden Beines nach TD, und die Impulsänderung zum Fußheben (lift off – LO) als genaueste Sturzrisikobestimmung ermittelt.

Eine Möglichkeit mit vergleichsweise geringem Materialaufwand, das reaktive Gleichgewicht in einer spezifischen Situation zu testen und in weiterer Folge variabel zu trainieren, stellen der „Step-Slip-Step-Test" und die für spezifische Übungen variabel einsetzbare Elemente dar:

Testbeschreibung „Step-Slip-Step-Test" (Jansenberger, 2017)

Der Proband stellt sich mit einem Fuß auf das ihm nähere Kissen. Dann stellt er den zweiten Fuß mittig auf das rollende Brett. Vor Start des Testdurchgangs dürfen pro Bein zwei Schritte geübt werden. Der Proband soll über einen Zeitraum von 30 Sekunden möglichst viele (Doppel-)Schritte bei möglichst ruhigem Standbein durchführen. Das Standbein ruht auf einem Brett, das auf zwei Rundhölzern liegt. Vor jedem Schritt ist das Brett in die Mitte zu bewegen, um das Blockieren des Bretts durch den Bewegungsbegrenzer (oranges Band – siehe Abb. 46) zu vermeiden. Damit ein Schritt gewertet wird, darf der Proband weder die Hände an der Haltemöglichkeit haben noch das Brett in den Bewegungsbegrenzer bringen. Die Bewegungsbegrenzung erfolgt über eine Schnur, die das komplette Ausrutschen (Wegrollen des Brettes) verhindert. Es wird jeweils ein Versuch pro Bein aufgezeichnet. Ein zu zählender Schritt ist ein Nachvornesetzen und das Zurückkehren in die Ausgangsstellung.
Die erhobenen Beschleunigungsdaten konnten auf die maximale Beschleunigung der Vorwärtsbewegung eingegrenzt werden. Es wird die höchste Beschleunigung beider Beine zur Auswertung herangezogen. Der Trennwert wurde mit 0,76 g (85,6 % Sens., 93,3 % Spez.) bestimmt (Jansenberger, 2019). Liegt der Messwert darüber ist das Sturzrisiko als erhöht anzusehen.

Achtung: Bei Ausrutschsimulationen sollte berücksichtigt werden, dass Personen mit Beschwerden des unteren Rückens erhöhte Latenzzeiten in der Reaktion haben. Zudem ist die Verstärkung/Wiederkehr der Schmerzen durch Ausrutschsimulation zu befürchten (Sung & Danial, 2018).

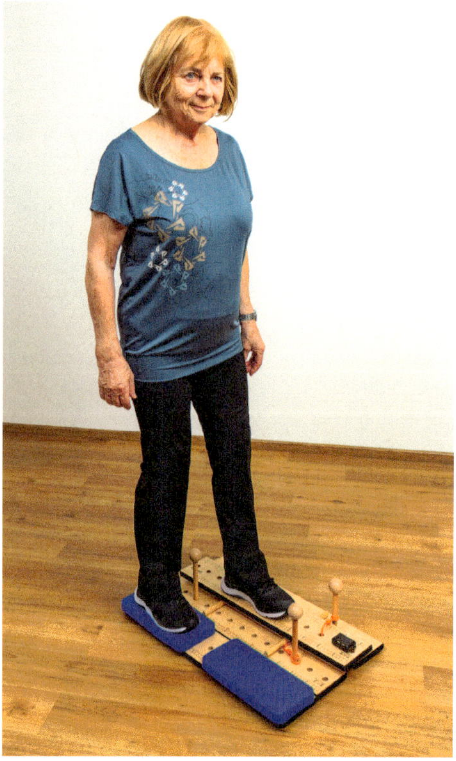

▲ Abb. 46 Step-Slip-Step-Test – Ausgangsstellung

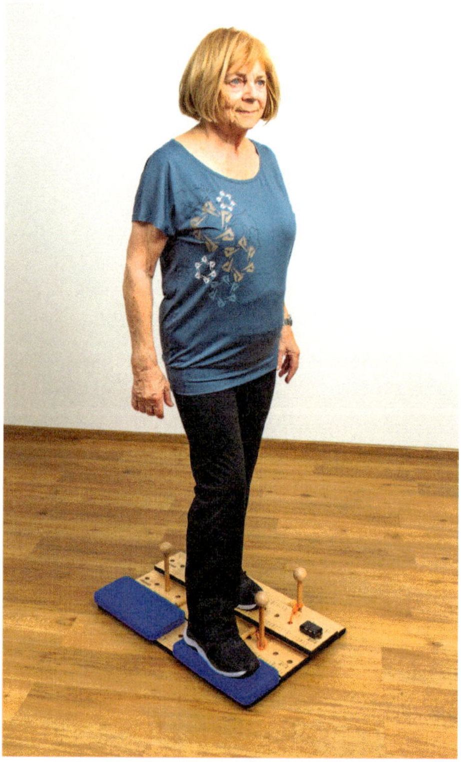

▲ Abb. 47 Step-Slip-Step-Test – Endstellung

3.4.3 Mehrfachtätigkeiten als Sturzursache

Die altersbedingten Gangveränderungen verstärken sich bei sturzgefährdeten Personen, wenn Mehrfachaufgaben zu lösen sind. Während nicht sturzgefährdete Ältere ihr Gangbild bei Mehrfachaufgaben kaum verändern, kommt es in beschriebenen Parametern zu deutlichen Unterschieden, wenn die Person sturzgefährdet ist. Das wird mit den vorhandenen Veränderungen im somato-sensorischen System begründet. Da beim Gehen durch bestehende Defizite vermehrt Aufmerksamkeit gebunden werden muss, kommt es durch kognitive und/oder motorische Zusatzaufgaben zu einer Überlastung von aktiven Strukturen (Jansenberger, 2011). Beim Übersteigen von Hindernissen wird die Sturzwahrscheinlichkeit durch Veränderungen der Blickfixierung und der Schrittvariabilität deutlich. Die Messung der Schrittvariabilität ist vorrangig mit computergestützter Messmethodik möglich, da bereits relevante Veränderungen mit freiem Auge nicht erkennbar sind. Es können dazu unterschiedliche Messdesigns eingesetzt werden, da sowohl der Parameter Doppelschritt-Länge und Doppelschritt-Zeit zur Sturzrisikobestimmung verwendet werden können (Hausdorff, 2005). Je höher die Schrittvariabilität, umso höher ist das Sturzrisiko (Inoue et al., 2018; Hausdorff, 2005). Dieser Umstand äußert sich auch durch verstärkte Einbußen im Gangbild oder einem Stehenbleiben („Stops walking when talking"). Dieses Phänomen wird auch als das Dual-Task-Paradigma bezeichnet.

Um Dual- oder Multitasktraining durchzuführen, ist es wichtig relevante Störmechanismen zu identifizieren. Es wurden sensorische, motorische und kognitive Faktoren gefunden, die mit dem Sturzrisiko zusammenhängen. Einzelne Teilbereiche können das Sturzrisiko erhöhen, die Kombination allerdings hat starken Einfluss auf das Sturzgeschehen einer Person (Abb. 48).

Dual-Task-Training sollte aus allen Teilbereichen Aufgaben und Störungen aufweisen. Diese können simultan und auch aufbauend kombiniert durchgeführt werden. Teilbereiche finden sich bereits im willentlichen Schritttraining, das sowohl sensorische, kognitive als auch motorische Faktoren beinhaltet. Rhythmische und musikalische Aufgaben können gut eingesetzt werden (Kim & Yoo, 2020).

Im Vergleich zu reinem Balance-Training zeigen kognitiv-motorische Ansätze gleich gute und auch bessere Erfolge. Ähnlich wie bei reaktivem Schritttraining scheinen auch kürzere Interventionen erfolgreich zu sein (Lord et al., 2021). Grundsätzlich kann jede Gleichgewichtsübung als Dual-Task-Training durchgeführt werden. Dual-Task-Training kann im Gehen zum Beispiel auf dem Laufband erfolgen

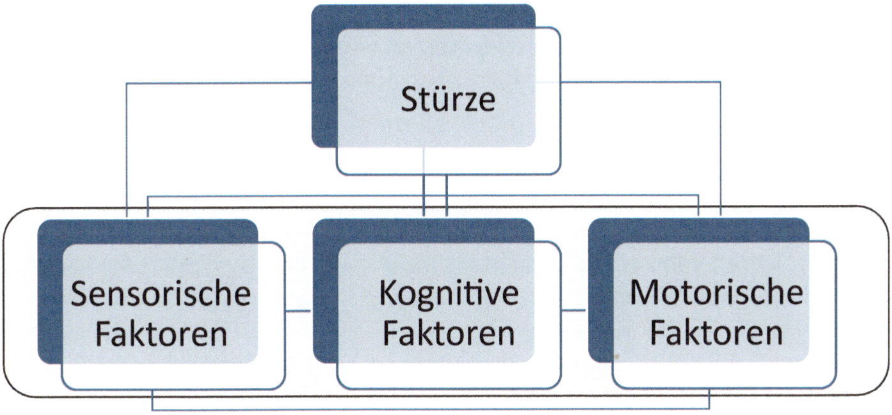

▲ Abb. 48 Zusammenhänge von sensorischen, kognitiven und motorischen Faktoren im Hinblick auf das Sturzrisiko (Lord et al., 2021)

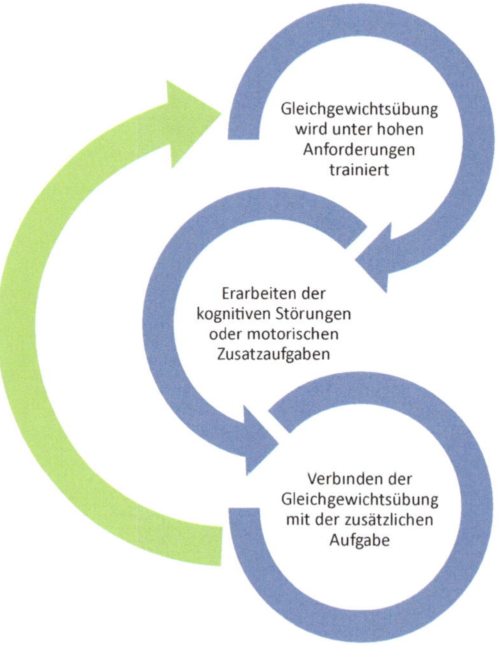

▲ Abb. 49 Dual-Task-Training in der Praxis

oder als interaktives motorisch-kognitives Training eingesetzt werden (Li et al., 2024). In diesem Themenbereich können sowohl „low-tech"-Ansätze, wie das Rastergehen um kognitive und sensorische Faktoren erweitert, als auch „Exergames" gewinnbringend eingesetzt werden.

Systematisch sollte das Training unter Mehrfachaufgaben wie in Abbildung 49 erfolgen. Da bei vielen Gleichgewichtsübungen sensorische Faktoren bereits beinhaltet sind (Kopfdrehungen, instabile Unterlagen, Blickfolge, ...) werden in der Abbildung diese nicht gesondert beschrieben): Zuerst wird die ausgewählte Gleichgewichtsübung mit hohem Schwierigkeitsgrad erarbeitet. Die Störungen werden getrennt davon versucht. Dann werden die beiden Elemente verbunden. Das Training ist als Übersetzung in den störungsanfälligen Alltag zu sehen, damit der Transfer des Trainingszuwachses in alltägliche Situationen gelingt (Granacher et al., 2010). Wird auch die Mehrfachaufgabe gekonnt, werden wiederum getrennt die Schwierigkeiten erhöht.

Um das Sturzrisiko unter Ablenkungsbedingungen zu erheben, kann apparativ die Stride-Variabilität gemessen werden, oder auch die Differenz der Gehgeschwindigkeit unter Störbedingungen (siehe dazu auch Kapitel 2.4.5 zum vertiefenden Assessment der Gehgeschwindigkeit). Ein nicht apparativer Test, der sowohl motorische als auch kognitive Aufgaben stellt, ist der modifizierte Timed-up-and-go-Test.

Wichtig: Beim Dual-Task-Training ist es wichtig mit Senioren den Unterschied zwischen Alltag und Trainingssituation zu besprechen: Der Alltag sollte nach dem Prinzip „Mach eine Sache auf einmal." bewältigt werden. Das Training hilft im störungsreichen Alltag besser mit Ablenkungen umgehen zu können, um die Konzentration auf die relevante Tätigkeit besser halten zu können.

Testbeschreibung Dual-Task-Situation (Modifizierter Timed-up-and-go-Test)

Der Proband sitzt auf einem Stuhl mit Armlehne. Der Stuhl steht mit dem Rücken zur Wand. Er darf gegebenenfalls ein Hilfsmittel für den Test (z. B. Stock) benutzen. Die Arme des Probanden liegen auf der Stuhllehne und der Rücken befindet sich an der Rücklehne des Stuhles.

Auf Kommando soll der Proband mit einer normalen und sicheren Gehgeschwindigkeit („Gehen Sie so schnell, Sie sich sicher fühlen.") bis zu einer Linie (auf dem Boden) in drei Meter Entfernung gehen, sich dort umdrehen, wieder zurück zum Stuhl gehen und in die Ausgangsposition hinsetzen. Die benötigte Zeit bei dem Test wird in Sekunden notiert. Der Proband darf den Bewegungsablauf einmal vor dem eigentlichen Test ausprobieren. Alternativ kann der Bewegungsablauf vom Untersucher demonstriert werden.

Beim modifizierten Timed-up-and-go-Test (TUG) werden drei Durchgänge absolviert:

1. Versuch: Timed-up-and-go-Test ohne Störung wie beschrieben. Die Zeit wird gemessen.

2. Versuch: TUG mit einer kognitiven Aufgabe. Startend bei einer Zahl zwischen 60 – 100 wird für den Tester hörbar während des Gehens jede dritte Zahl rückwärts gezählt (Freiberger & Schöne, 2010). Die Zeit wird gemessen.
3. Versuch: TUG mit einer motorischen Aufgabe, bei der ein Becher mit Wasser (halb voll) getragen werden muss. Die benötigte Zeit wird gemessen. Diese Aufgabe ist bei einem Gehhilfsmittel, wie z. B. einem Rollator nicht möglich.

Beim Timed-up-and-go-Test ohne Zusatzaufgabe gilt das Sturzrisiko bei selbstständig lebenden Senioren als erhöht, wenn die Zeit über 12 Sekunden liegt (Jansen et al., 2021). Beim modifizierten TUG wird das Sturzrisiko als erhöht angesehen, wenn die Zeit mit manueller Handlung deutlich langsamer ist als der TUG ohne Zusatzaufgabe. Bei der kognitiven Aufgabe liegt der Trenn-Wert bei 15 Sekunden oder länger, bei der manuellen Aufgabe bei 14,5 Sekunden oder länger (Shumway-Cook et al., 2000). Der TUG gibt auch Aufschluss über die Gefährdung gebrechlich zu werden. Beim Test mit manueller Handlung (Becher) hatten Personen mit einer Zeit über 8,2 sec (83 % Sensitivität) ein 7,2-faches Risiko für Pre-Frailty (Tang et al., 2014). Ein auffälliges Ergebnis beim TUG bei Männern hängt mit einer erhöhten Verletzungswahrscheinlichkeit bei Stürzen zusammen (Kim & Choi, 2024).

3.5 Möglichkeiten der Angstreduktion

Die Reduktion der Sturzangst nimmt einen zentralen Stellenwert in der Sturzprävention ein. Einerseits weil sie einen wichtigen Risikofaktor für Stürze darstellt, und umso häufiger vorkommt, je mehr Stürze geschehen sind. Andererseits ist die Sturzangst für Betroffene eine Belastung, die die Lebensqualität und die Selbstbestimmtheit beeinträchtigt. Da Sturzangst häufig mit einem gefühlten Kontroll- und Selbstständigkeitsverlust einhergeht, ist es wichtig dem Problem mit einer Verbesserung der Selbsteinschätzung beziehungsweise Selbstwirksamkeit zu begegnen. Generell hilft körperliche Aktivität die Lebensqualität zu erhöhen, Depressionen zu senken und die Sturzangst zu reduzieren (Lee & Kim, 2024).

3.5.1 Selbsteinschätzung, Körperschema und Selbstwirksamkeit

Das Körperschema, die Selbsteinschätzung als motorische Kompetenz, hat im koordinativen Training eine entscheidende Bedeutung. Das Körperschema wird hier als motorisches Selbstbild verstanden, welche Vorstellung eine Person von den eigenen Ausmaßen, den eigenen Fähigkeiten und der eigenen Reichweite von sich selbst hat. Senioren aber auch inaktive jüngere Personen haben häufig ein veraltetes Selbstbild, das sich aufgrund des altersbedingten Rückzugs von Aktivitäten, des Rückgangs der Kraft, der Gelenksbeweglichkeit und sonstigen degenerativen Veränderungen ergibt (vgl. Abb. 50). Die Tendenz, dass sich jüngere eher unter-, während sich ältere Senioren eher überschätzen, ist unter anderem bei der Erreichaufgabe zu beobachten (Robinovitch & Cronin, 1999). Wobei bei der Erreichfähigkeit keine Korrelation mit der Sturzzahl erhoben werden konnte (Butler et al., 2014). Beim Übersteigen eines Hindernisses neigen Ältere im Gegensatz zu Jüngeren auch eher zur Selbstüberschätzung (Sakurai et al., 2013). Über einen Zeitraum von drei Jahren konnte zudem gezeigt werden, dass der Anteil von Personen, die sich selbst in ihrer Hindernishöhe

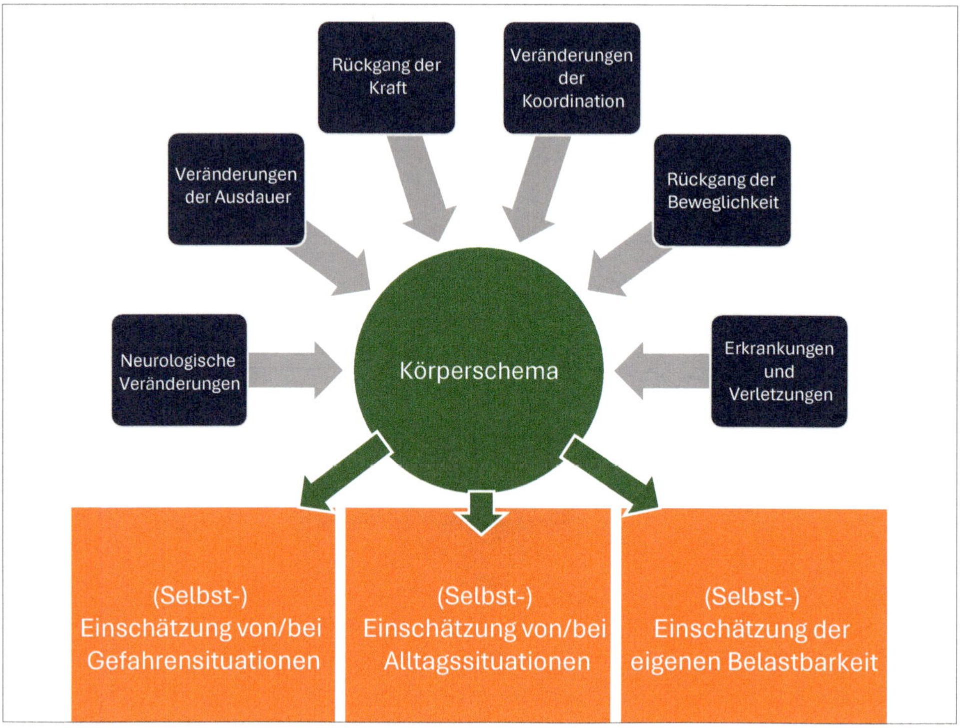

▲ Abb. 50 Auswirkungen körperlicher Veränderungen auf das Körperschema (Jansenberger, 2011)

überschätzten, von 10,3 % auf 22,4 % anstieg. Nicht nur schlechterer Allgemeinzustand, sondern auch aktiver Lebensstil können bei einem hohen Selbsteinschätzungsfehler kritisch sein (Ryota et al., 2020). Das Risikoverhalten muss somit als eigener Risikofaktor angesehen werden, da sich ältere sturzgefährdete Personen häufig völlig falsch einschätzen (über- und unterschätzen) (Butler et al., 2014; Sonnad et al., 2014).

Übungsprogramme für das Körperschema und die Selbsteinschätzung haben das Ziel die Vorstellung des eigenen Körpers zu aktualisieren und der eigenen Fähigkeiten an die aktuellen Gegebenheiten anzupassen.

Selbsteinschätzung und Angst stehen in enger Beziehung zueinander. Mangelnde Selbsteinschätzung führt zu Ungewissheit in herausfordernden oder auch alltäglichen Situationen. Ungewissheit über den Ausgang einer Situation führt zu Unsicherheit in der Situation und in weiterer Folge zu Angst. Häufig betrifft diese Unsicherheit das Gleichgewicht, was wiederum zu allgemeiner und auch ganz konkreter Sturzangst führt. Im Hinblick auf diese Wechselwirkung spielt das Training des Körperschemas zur Reduzierung von Angst eine wichtige Rolle. Um sich der Angstproblematik zu stellen, kann in mehreren Schritten vorgegangen werden.

Schritt 1: Auseinandersetzung mit der eigenen Einschätzung

Ein wichtiger Teil, um die Sturzangst zu reduzieren, ist die richtige Selbsteinschätzung. Sie gibt Sicherheit und Kontrolle. Es ist wichtig, die eigenen Grenzen aber auch die eigenen Fähigkeiten zu kennen, um Situationen zu vermeiden, die überraschend zeigen, dass man beispielsweise zu kurz

▼ Tab. 31 Deutsche Version der Falls Efficacy Scale-International (FES-I, Dias et al., 2006)

Wir würden Ihnen gerne einige Fragen darüber stellen, welche Bedenken Sie haben hinzufallen, wenn Sie bestimmte Aktivitäten ausführen. Bitte denken Sie noch mal darüber nach, wie Sie diese Aktivität normalerweise ausführen. Wenn Sie die Aktivität zurzeit nicht ausführen (z. B. wenn jemand Ihren Einkauf erledigt), geben Sie bitte (trotzdem) eine Antwort um anzuzeigen, ob Sie Bedenken hätten zu stürzen, wenn Sie die Aktivität ausführen würden. Markieren Sie bitte diejenige Angabe, die am ehesten Ihrem eigenen Empfinden entspricht, um anzuzeigen welche Bedenken Sie haben zu stürzen, wenn Sie diese Aktivität ausüben.

		Keinerlei Bedenken (1 Punkt)	**Einige Bedenken** (2 Punkte)	**Ziemliche Bedenken** (3 Punkte)	**Sehr große Bedenken** (4 Punkte)
1	Den Hausputz machen (z. B. kehren, staubsaugen oder staubwischen)				
2	**Sich an- oder ausziehen**				
3	Einfache Mahlzeiten zubereiten				
4	**Ein Bad nehmen oder duschen**				
5	In einem Laden einkaufen				
6	**Von einem Stuhl aufstehen oder sich hinsetzen**				
7	**Eine Treppe hinauf- oder hinuntergehen**				
8	In der Nähe der Wohnung draußen umhergehen				
9	**Etwas erreichen, was sich oberhalb des Kopfes oder auf dem Boden befindet**				
10	Das Telefon erreichen, bevor es aufhört zu klingeln				
11	**Auf einer rutschigen Oberfläche gehen (z. B. wenn es nass oder vereist ist)**				
12	Einen Freund oder Verwandten besuchen				
13	In einer Menschenmenge umhergehen				
14	Auf unebenem Boden gehen (z. B. Kopfsteinpflaster, ungepflegter Gehweg)				
15	Eine Steigung hinauf oder hinunter gehen				
16	**Eine Veranstaltung besuchen (z. B. Familientreffen, Vereinsversammlung oder Gottesdienst)**				
Summen					

Gesamtsumme (16 - 64 Punkte):
Mittelwert FES-I 28,2 Punkte, SFES-I 12,4 Punkte (Kempen et al., 2008)

gestiegen ist. Werden wiederholt Situationen erlebt, die trotz anderer Einschätzung nicht oder gerade noch bewältigt werden können, drängt sich immer mehr die Frage auf: „Wenn ich das schon nicht mehr kann, was kann ich dann außerdem alles nicht (mehr)?" (Jansenberger, 2011).
Während eine Selbstunterschätzung gewissermaßen eine Sicherheitsmaßnahme ist, bedeutet häufige Selbstüberschätzung, dass das Sturzrisiko unmittelbar erhöht ist (Luyat et al., 2008). Wie bei den Veränderungen des Gehens, die anfangs eine Schutzfunktion darstellen, wird der positive Aspekt ins Negative kippen, wenn diese Schutzfunktionen bei Bedarf nicht mehr aufgehoben werden können. Kann eine Person beispielweise beim Überqueren der Straße nicht mehr ausreichend beschleunigen, so wird die Verlangsamung des Gehens, die grundsätzlich Sicherheit gibt, zur Gefahr und das Sturzrisiko steigt.
Selbstunterschätzung kann aber auch einen Rückzug zur Folge haben, wenn die Person beginnt Tätigkeiten, die sie sich nicht zutraut, zu vermeiden. Kurzfristig verringert sie das Auftreten von potenziell gefährlichen Situationen. Langfristig wird ein Prozess in Gang gesetzt, der das Sturzrisiko und auch die Sturzangst durch Vermeidung, Rückzug und später Inaktivität nach und nach erhöht. Dieser Kreislauf muss unterbrochen werden, um das Risiko für Stürze und Verletzungen zu verringern (siehe Abb. 51).
Man kann unterschiedlich beginnen, die Selbsteinschätzung zu verbessern. Es ist wichtig die Person zu motivieren, sich mit den eigenen körperlichen Änderungen auseinander zu setzen, diese wahrzunehmen und einmal zu akzeptieren und daran arbeiten zu wollen, diese zu verbessern.
Eine möglicher Einstieg und auch Test für die Selbstwirksamkeit ist die FES-I (Falls Efficacy Scale-International). In diesem Fragebogen werden alltägliche Tätigkeiten aufgelistet, die alten Menschen Angst oder Bedenken bereiten können. Der Test kann entweder als Teil des Assessments im Einzelsetting eingesetzt werden, um eine eventuelle Sturzangst zu erheben. Oder er wird in der Gruppe als Hilfsmittel zur Hinführung auf das Thema eingesetzt. Die FES-I ist inzwischen eine breit evaluierte Möglichkeit, die Selbsteinschätzung und mögliche Sturzangst zu erheben, die auch bei Personen mit mil-

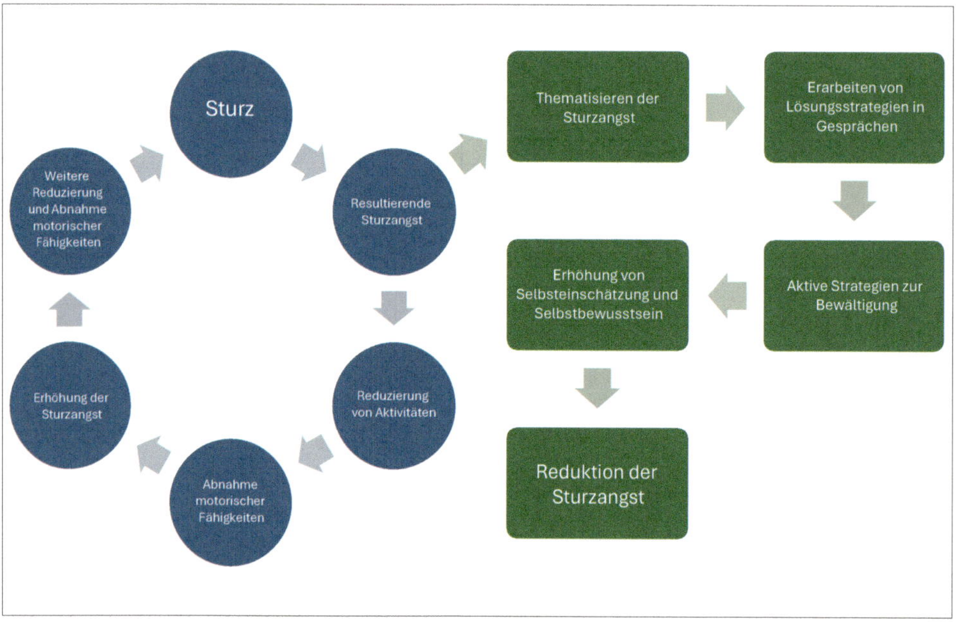

▲ Abb. 51 Angstkreislauf durchbrechen (Jansenberger, 2011)

den kognitiven Einschränkungen gut einsetzbar ist (Hauer et al., 2010). Vor allem der Short-FES (Kurzversion der FES-I – Items sind in Tabelle 31 fett gedruckt) wird eine exzellente Unterscheidungsgenauigkeit zugesprochen (TY & Xiong, 2016). Es können Werte von 16 Punkten (keine Sturzangst) bis hin zu 64 Punkten (maximale Sturzangst) erhoben werden. Das Ergebnis hilft als Einschätzung des Ausmaßes der Angst und auch beim Übungsdesign. Des Weiteren kann der Test am Ende einer Intervention wiederholt werden, um Veränderungen in der Sturzangst zu messen. Die auffälligen Aspekte können gezielt geübt werden, um so aktiv die Sturzangst abzubauen.

3.5.2 Nachstellen beängstigender Situationen

Die Falls-efficacy-Scale bietet, neben der Möglichkeit situationsspezifische Tipps bezüglich Verhalten und Sicherheitsmaßnahmen zu geben, zusätzlich die Gelegenheit Übungssituationen nachzustellen, die passend auf individuelle Bedürfnisse für eine Person zugeschnitten sind. Dabei ist das Ziel nicht um jeden Preis eine Tätigkeit wieder aufnehmen zu können, sondern die Möglichkeit zu geben, sich Schritt für Schritt der Aufgabe zu nähern und so gemeinsam mit dem Trainer den Zeitpunkt einzuschätzen, wann und ob eine beängstigende Situation wieder sicher zu bewältigen ist.
Aufbauend auf den Ergebnissen der motorischen Testung und den Anforderungen der gewählten Tätigkeit wird eine Übungsreihe erstellt, die von sehr leicht bis über die reale Schwierigkeit hinaus, der übenden Person die Gelegenheit bietet sich im angstfreien Raum der Tätigkeit anzunähern. Eine Möglichkeit liefert hier das tätigkeitsorientierte Krafttraining (Jansenberger, 2011), das genau von diesem Ansatz ausgeht. Dabei werden die koordinativen Anforderungen und die konditionellen Ansprüche einer Tätigkeit analysiert und in einem „Level"-System nachgebaut.
Sind Ängste nicht einer speziellen Situation zuzuordnen, sondern begleitet die Sturzangst eine Person mehr oder weniger über den ganzen Tagesablauf, sollte das Training der Selbsteinschätzung, allgemeinen alltäglichen Anforderungen nachempfunden, durchgeführt werden. Vor jeder Bewegungsaufgabe legt sich die übende Person fest, ob sie die Aufgabe bewältigen kann, oder nicht. Dabei erhält die Person wieder mehr Sicherheit, da sie ständig auch bewusst einen Ist-Soll-Wert-Vergleich durchläuft und somit die körperlichen Vorstellungen und ihre tatsächlichen Fähigkeiten wieder angleicht. Sie erfährt Selbstunterschätzung als ein Gefühl eigentlich mehr zu können, was eine positive Bestärkung darstellt. Richtige Einschätzungen (sowohl Bewältigung als auch Nicht-Bewältigung) werden ebenfalls als Erfolg erlebt. Selbstüberschätzung gibt ebenfalls eine wichtige, wenn auch nicht angenehme Rückmeldung. Letzteres wird aber dennoch als positiv erlebt, weil es die reale Gefahr aufzeigt und somit diffuse Angstgefühle ebenfalls zu durchbrechen vermag.

3.5.3 Die Angst vor dem Boden

Die Angst nicht mehr aufstehen zu können, begleitet viele Personen, und ist durchaus berechtigt, da langes Liegen am Boden hochproblematisch ist. Wichtig ist es hier den Personen Sicherheit zu geben. Sowohl die Sicherheit aufstehen zu können, aber auch die Sicherheit nicht aufstehen zu können, ist besser als die Ungewissheit. Da die Ungewissheit die Angst verstärkt und zusätzlich das Annehmen von Hilfsmitteln, wie zum Beispiel die Rufhilfe, verhindert.
Über 90-jährige Senioren wurden über ein Jahr beobachtet. Es zeigte sich, dass 60 % innerhalb eines Jahres stürzten. Ein großer Teil (82 %) der Stürze geschah zu Zeitpunkten, an denen die Personen

allein waren und davon konnten immerhin 80 % nicht mehr ohne fremde Hilfe aufstehen. Zusätzlich war bei 30 % der Personen die Liegezeit mehr als eine Stunde (Fleming, 2008). Selbst bei unter 90-Jährigen schaffen es nur 47 % allein vom Boden aufzustehen (Lord et al., 2007). Neben dem Problem der langen Liegezeit sind, vor allem bei Stürzen in der Öffentlichkeit und darauffolgender Unfähigkeit vom Boden aufstehen zu können, auch Scham und Rückzug von gesellschaftlichen Veranstaltungen die Folge.
Der Angst muss sowohl im Gruppen- als auch im Einzelsetting begegnet werden. Das Ziel ist nicht, dass jede Person allein vom Boden aufstehen muss. Das Ziel ist vielmehr den Personen Gewissheit zu geben, um lange Liegezeiten zu verhindern. Denn mit technischen Hilfsmitteln, die einen Sturz melden helfen, lassen sich Liegezeiten deutlich verkürzen. Dadurch werden Stürze besser überstanden, und die Entwicklung eines Post-Fall-Syndroms kann reduziert werden.
Vorab muss noch erwähnt werden, dass ein Aufstehen vom Boden ohne Hilfsmittel zwar den Optimalfall darstellt, aber auch ein selbstständiges Aufstehen vom Boden mit Unterstützung beispielsweise eines Stuhls erfolgen kann. Vor allem im Innenbereich ist meist eine Sitzgelegenheit sich am Boden fortbewegend erreichbar. Insbesondere nach einem Sturz ist der aufrechte Stand nicht unbedingt das erste Ziel. Es ist sinnvoll, auch wenn man in der Lage ist ohne Hilfsmittel aufzustehen, einen Stuhl zur Unterstützung zu nutzen, und sich erstmal darauf zu setzen, um den Kreislauf zu entlasten.
Geht man mit den betroffenen Personen zu Boden, ist es wichtig die Kontrolle bei zu Boden gehenden Person zu lassen. Das bedeutet, dass die Person nur so weit zu Boden geht, wie sie möchte, und nur so weit, dass sie selbstständig wieder nach oben kommt. Das kann durch mehrere übereinander gelegte Schaumstoffkissen und einen Stuhl unterstützt werden. Mit Festhalten am Stuhl versucht sich die Person auf ein Kissen zu knien, schrittweise werden die Kissen abgebaut, und so das zu Boden gehen immer weiter fortgeführt.
Die übende Person gibt dabei das Tempo vor. Idealerweise werden die Aufgaben in so kleine Schritte zerlegt, dass die übende Person beginnt mehr Schwierigkeit einzufordern, dann kann man sicher sein, dass die Person keine Angst in der Übungssituation hat.
Wichtig ist zu bemerken, dass es kein „richtiges" oder „falsches" zu Boden gehen und Aufstehen gibt. Strategien, die erfolgsversprechend sind, sollten unterstützt werden. Nur wenn eine Person offensichtlich eine Strategie anwendet, die für sie nicht erfolgreich sein kann, sollten vom Trainer neue Möglichkeiten vorgestellt werden. Das zu Boden gehen und wieder Aufstehen ist eine Art Notfall-Training. Das Wichtigste ist dabei, dass der Boden sicher erreicht und wieder sicher in eine auf einem Stuhl sitzende oder auf dem Boden stehende Position gewechselt werden kann. Daher ist es zu akzeptieren, wenn dabei einzelne Körperpartien nicht optimal belastet werden. Hat die Person eine funktionierende Strategie kann das Aufstehen auch behutsam optimiert werden.
Um den Vorgang zu erleichtern, ist es empfehlenswert zu beobachten, wie die Person kontrolliert zu Boden geht. Ist sie dazu in der Lage, kann normalerweise dieselbe Bewegungsausführung in umgekehrter Reihenfolge zum Aufstehen genutzt werden. Dieses Vorgehen wird Backward-Chaining-Methodik (Leonhardt et al., 2020) genannt. Die übende Person geht erfolgsorientiert in eigener Strategie nach unten und wieder auf demselben Weg nach oben. Der Übungsleiter assistiert und unterstützt wo nötig.

Häufige Arten des Aufstehens

Für selbstständig lebende Senioren ist zumeist das eigentliche Aufstehen vom Boden das Problem, während bei gebrechlichen Personen oftmals bereits das Erreichen des Vierfüßlerstandes ein Prob-

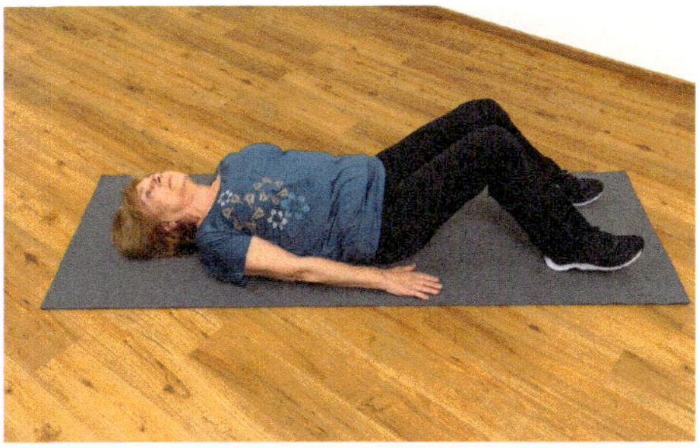

▲ Abb. 52 Liegen in Rückenlage

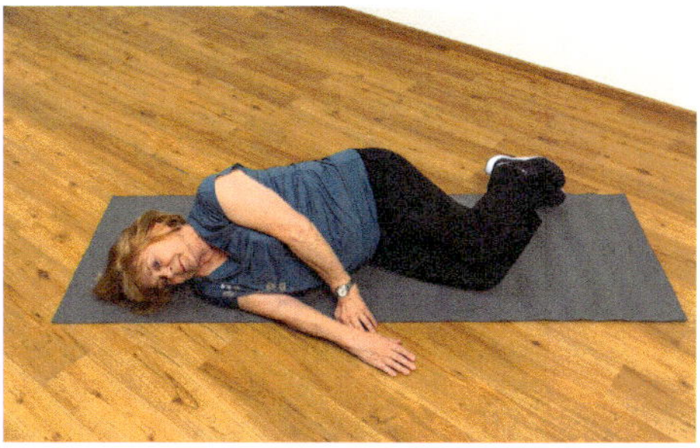

▲ Abb. 53 Drehen in Seitenlage

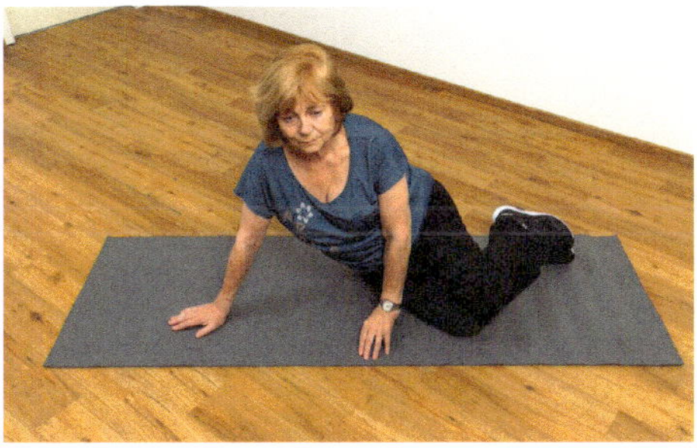

▲ Abb. 54 Hochdrücken in den Seitsitz

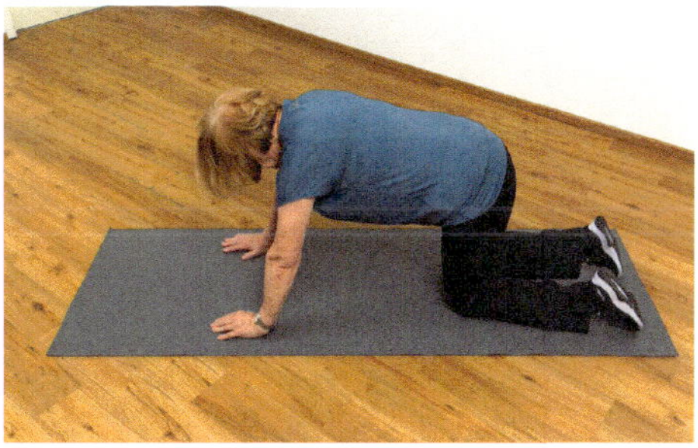

▲ Abb. 55 Der Vierfüßlerstand

lem darstellt. Um aus der Rückenlage in den Vierfüßlerstand zu kommen, bietet sich das Bild der stabilen Seitenlage an, die man versucht zu erreichen und sich dann in den Vierfüßlerstand hoch zu drücken. Limitierend ist bei dieser Bewegung die Rumpfmuskulatur (Bauch- und Rückenmuskulatur), sowie die Armstreckmuskulatur. Neben der technischen Ausführung sollten diese Muskelpartien gekräftigt werden.

Ist der Vierfüßlerstand erreicht, beklagen viele Personen Schmerzen beim Knien. Auch hier gilt: Besitzt eine Person kräftige Rumpf- und Armmuskeln kann die Belastung der Knie sogar auf null reduziert werden. Zwei Arten des Aufstehens werden häufig gewählt:

Aufstehen aus dem tiefen Ausfallschritt

Aus dem Vierfüßlerstand versucht die Person ein Bein nach vorne zu bringen und so in einen tiefen Ausfallschritt zu kommen. Mit oder ohne Armunterstützung am vorderen Bein wird nun versucht vom Boden aufzustehen. Diese Art des Aufstehens benötigt eine gut ausgeprägte Beinkraft und eine gute mediolaterale Balance. Ein Vorteil der Art des Aufstehens ist eine moderate Herz-Kreislauf-Belastung, da der Oberkörper die

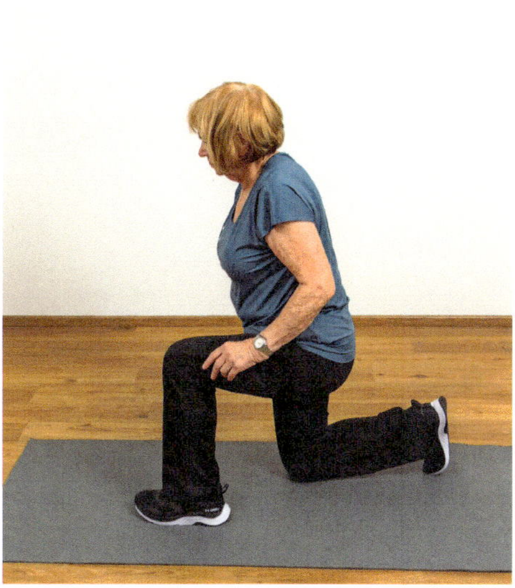

▲ Abb. 56 Tiefer Ausfallschritt

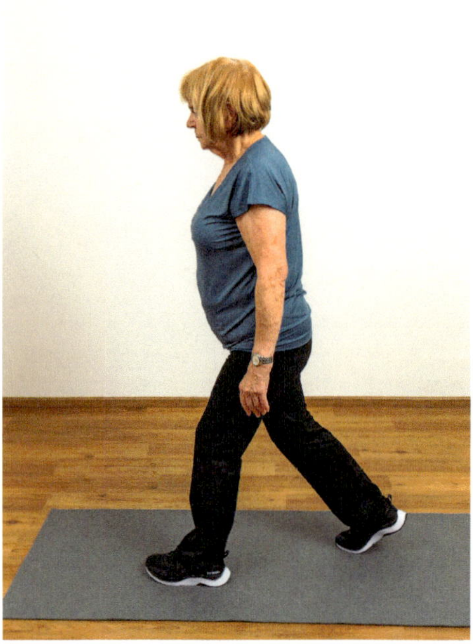

▲ Abb. 57 Schrittstellung

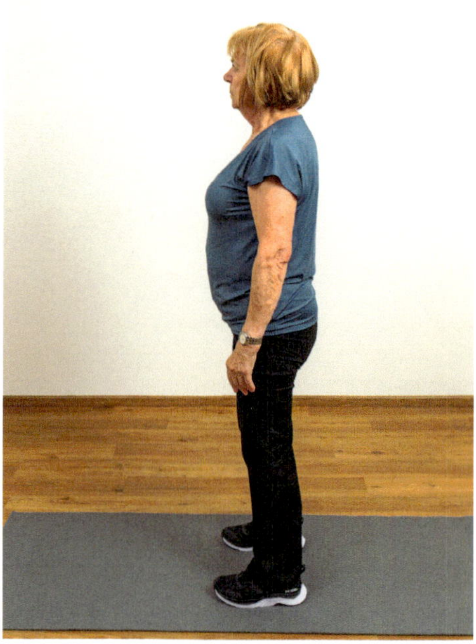

▲ Abb. 58 Zielposition aufrechter Stand

meiste Zeit aufrecht gehalten wird. Nachteilig ist die hohe Balanceanforderung, die mit einer seitlichen Wand oder einem raschen Beistellen des hinteren Fußes entschärft werden kann.

Aufstehen im Bärenstand

Aus dem Vierfüßlerstand werden beide Knie gehoben und mit den Händen nähert man sich langsam den Füßen an, bis man ausreichend Gewicht auf den Beinen hat, um die Hände vom Boden zu lösen, dann versucht sich die Person aufzurichten. Vorteile der Art des Aufstehens sind die rasche Entlastung beider Knie und die

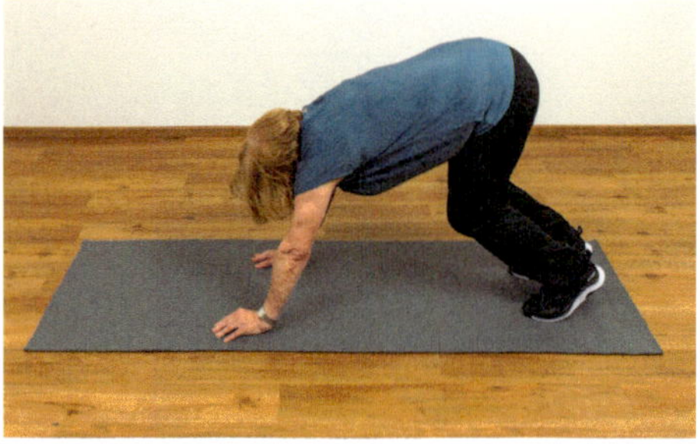

▲ Abb. 59 Vom Vierfüßlerstand hochdrücken und mit den Händen zu den Füßen wandern

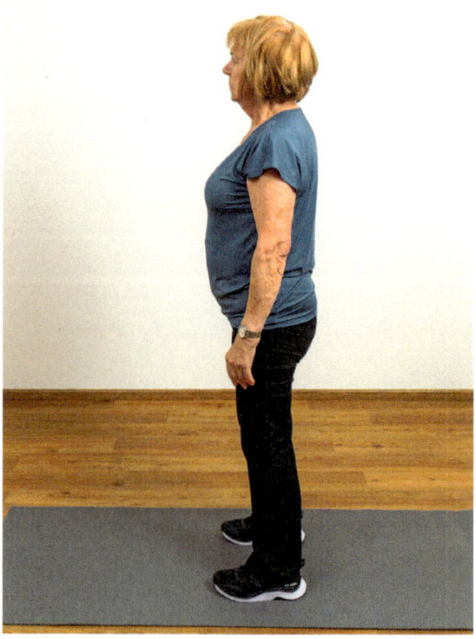

▲ Abb. 60 Zielposition aufrechter Stand

stabile Basis beim Aufstehen. Nachteilig ist zu nennen, dass die Person eine sehr gute Hüftbeweglichkeit in die Flexion benötigt und dass diese Art des Aufstehens sehr kreislaufintensiv ist. Letzteres kann durch reduziertes Tempo oder eine Wand, an der man sich mit dem Gesäß rücklings anlehnt, entschärft werden.

Kombination Ausfallschritt und Bärenstand

Viele Personen wählen eine Kombination aus beiden Varianten. Es wird aus dem Vierfüßlerstand ein Bein nach vorne gestellt und mit der Unterstützung eines oder beider Arme am Boden mit einer leichten Drehung das Aufstehen eingeleitet, sodass die Person in einem breiten Parallelstand schlussendlich ins Stehen kommt. Diese Art des Aufstehens verbindet beide vorherigen Arten sehr gut, und ist ein gelungener Kompromiss. Soll aber nicht als „beste" Aufstehart missverstanden werden.

Merke: Es gibt kein „richtiges" Aufstehen. Es gibt nur ein erfolgreiches und nicht erfolgreiches Aufstehen.

3.6 Kurskonzeption: 12-teiliger Kurs selbstständig lebende Senioren

Der hier vorgestellte Kurs kommt seit Ende 2012 im Rahmen von Krankenkassen finanzierten Gruppenangeboten in Österreich zum Einsatz. Das Kurskonzept wurde und wird im Regelbetrieb regelmäßig evaluiert (subjektive Teilnehmerzufriedenheit, Anwendung der erlernten Inhalte, Sicherheitsgefühl beim Gehen, Sturzangst und Sturzzahl) und immer wieder angepasst und adaptiert, um Erkenntnissen aus der internationalen Forschung gerecht zu werden.
Der Kursaufbau orientiert sich an den Empfehlungen der Bundesinitiative für Sturzprävention (Jansen et al., 2021) und an den aktualisierten Empfehlungen von Sherrington et al. (2011; 2017) sowie nach unterschiedlichen Ergebnissen aus der internationalen Forschung (u. a. Jansenberger, 2011; Jansenberger & Schimetta, 2014; Jansenberger & Wetzelhütter, 2016; Lord et al., 2007; Freiberger et al., 2010; Skelton et al., 2003; Granacher et al., 2010; Sherrington et al., 2011; Sherrington et al., 2008; Cakar et al., 2010; Karlsson, 2004; Gillespie et al., 2007; Jansen et al., 2021).
Aufgrund der nachgewiesenen Effektivität und dem Ziel die potentielle Teilnehmergruppe von selbstständig lebenden Senioren langfristig zur Bewegung zu motivieren, wird die gewünschte Mindestdauer von 3 Monaten (12 Trainingseinheiten/einmal pro Woche) im Konzept verwendet. Jede Trainingseinheit umfasst eine Dauer von 50 bis maximal 70 Minuten. Um einen bestmöglichen Trainingserfolg zu gewährleisten, wird eine zweite bzw. dritte Trainingseinheit pro Woche auf selbstständiger Basis zuhause mit den nach und nach wachsenden Hausaufgaben durchgeführt. Die Gruppengröße beträgt unabhängig von körperlichen Fähigkeiten maximal 8–10 Personen, um ein effektives Training zu gewährleisten. Da vor allem die individuelle Förderung immer wieder betont wird, kann auch bei selbstständig lebenden Senioren eine größere Gruppe nur schwer toleriert werden, da ansonsten die Individualität deutlich leiden würde.

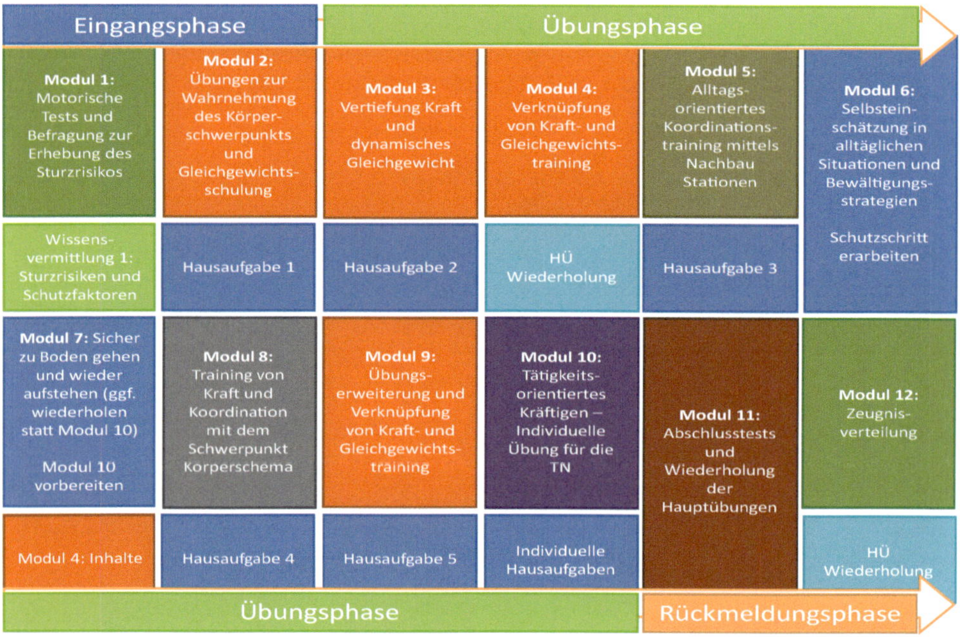

▲ Abb. 61 Kurskonzept – 12-teiliger Kurs zur Sturzprävention

Das in Abbildung 61 dargestellte Kurskonzept besteht aus drei Phasen. In der Eingangsphase werden motorische Tests durchgeführt und ein Risikofaktorenprofil erstellt. Zusätzlich wird anfangs Wissensvermittlung betrieben, um realistische Erwartungen zu wecken und andere Risikofaktoren und ihre Präventionsmöglichkeiten kennen zu lernen. In der Übungsphase werden zu Beginn die wichtigsten Hausaufgaben erarbeitet, danach werden in Stundenschwerpunkten die unterschiedlichen Themenbereiche durchgenommen und mit dazu passenden Hausaufgaben abgeschlossen. In der Rückmeldephase werden die motorischen Tests wiederholt und mit einem Zeugnis, das die Verbesserungen zeigt, rückgemeldet. Zum Abschluss werden die wichtigsten Übungen wiederholt und nach eventuell noch vorhandenen Schwächen im Abschlusstest individuell als kompaktes Übungsprogramm mitgegeben.

Die zwölf Module werden von links nach rechts und in zwei Zeilen dargestellt. Die großen Kästchen beschreiben immer den Stundenschwerpunkt im Überblick, während die kleinen Kästchen den ergänzenden Inhalt darstellen. Zum Beispiel werden bei Modul 4 die erlernten Kraft- und Koordinationsübungen miteinander verbunden, was komplexere Übungssituationen zur Folge hat. Zusätzlich werden die Hausübungen wiederholt und gefestigt. Der Kurs baut auf einem 10-teiligen Konzept von Jansenberger (2011) auf und wurde aufgrund der Studienlage zum Thema Effektivität um zwei weitere Module ergänzt.

Die Module stehen in diesem Kurskonzept immer für Trainingseinheiten. Allerdings sollten in jeder Einheit Elemente aus den Modulen 2 – 4 eingebaut werden, die als Kontrolle der Hausaufgaben und der progressiven Steigerung dienen.

Die Module werden im folgenden Teil genauer dargestellt. Es werden bewusst keine Stundenbilder verwendet, da die Kurse möglichst individuell durchgeführt werden sollten, und der Inhalt der Kurse sehr von den erhobenen Risikofaktoren und Ergebnissen der motorischen Testungen abhängen.

Modul 1: Motorische Tests, Wissensvermittlung und erste koordinative Übungen

Inhalt

Diese Einheit soll der Einschätzung der Teilnehmer im Hinblick auf ihre körperlichen Fähigkeiten und ihr motorischen Sturzrisikos dienen. Die Einheit bietet zudem die Gelegenheit in der Gruppe ein erstes Zusammengehörigkeitsgefühl zu erzielen.
Dieses Modul sollte beinhalten:

- Zusammenfassung der wichtigsten theoretischen Eckdaten. „Warum sind wir hier? Welche Erfolge sind zu erwarten? Was sind wichtige Risiko- und vor allem Schutzfaktoren? Was erwartet Sie im Kurs?"
- Einbinden der Teilnehmer: Jeder darf von seiner Sturzvorgeschichte berichten. Viele Teilnehmende glauben, dass sie allein sind mit dem Problem. Zusätzlich ist wichtig, zu zeigen, dass viele Personen stürzen, aber Stürze sehr unterschiedlich sein können. Der individuelle Zugang wird dabei betont.
- Motorische Tests (z. B.: Sturzrisiko-Index) an die Größe der Gruppe und das Niveau angepasst zur Erhebung der Ausgangslage. Die Ergebnisse werden abschließend oder im Einzelgespräch rückgemeldet.
- Die Teilnehmenden erhalten einen Risikofragebogen, der bis zur nächsten Einheit ausgefüllt wird.
- Falls Zeit bleibt, können erste Eindrücke von Übungen zur Wahrnehmung des eigenen Körperschwerpunkts gesammelt werden.

Dauer: 60 – 75 min

Empfehlungen

Da der erste Eindruck oft in Erinnerung bleibt, ist es empfehlenswert den Kurs wertschätzend und respektvoll zu beginnen. Es sollte in jedem Fall auf Zwang oder Druck verzichtet werden. Vielmehr kann vor allem in der Wissensvermittlung betont werden, was mit dem Kurs zu erreichen ist.
Die Teilnehmenden dürfen von ihren Sturzerlebnissen berichten, wenn sie es möchten. Es sollte aber freiwillig erfolgen.
Eine kleine Aufmerksamkeit (z. B.: ein Gymnastikband), das ausgegeben wird, ist zusätzlich empfehlenswert. Im Rahmen der „Trittsicher und aktiv" Kurse erhalten die Teilnehmenden zu Beginn des Kurses zusätzlich eine Broschüre, in der Risikofragebogen, motorische Tests, Übungen, Verhaltens- und Wohnraumtipps zu finden sind. Das soll längerfristiges Üben unterstützen. Zusätzlich sind die wichtigsten Inhalte online als Videoreihe zu finden.

Modul 2: Übungen zur Wahrnehmung des Körperschwerpunkts und Gleichgewichtsschulung

Inhalt

Das Modul ist der eigentliche Einstieg in den Übungsteil des Kurses. Zu Beginn der Einheit werden im Einzelgespräch die Fragebögen zu den Risikofaktoren besprochen und die Testergebnisse rückgemeldet.
Der Einstieg ins Üben erfolgt mit einfachen Übungen zum kontinuierlichen statischen Gleichgewicht. Nach den Übungen wird der subjektive Schwierigkeitsgrad der einzelnen Übungen abgefragt und somit die Selbsteinschätzung von Beginn an mit geschult. Zusätzlich können bereits einfach dynami-

sche Gleichgewichtsübungen und auch Kraftübungen durchgeführt werden. Der Übungsleiter orientiert sich dabei an den Testergebnissen der Gruppe.

Wichtige Kernelemente des Moduls sind:
- Übungen für das statische und wenn zeitlich möglich auch für das dynamische Gleichgewicht
- Wenn zeitlich möglich werden erste Kraftübungen für die unteren Extremitäten geübt.
- Vermittlung von ersten Hausaufgaben

Dauer: 60 min

Empfehlungen

Der Einstieg ins Üben sollte eher zu leicht als zu schwer gewählt werden, damit auch Personen, die Sturzangst angegeben haben, zuerst einmal Erfolgserlebnisse bekommen. Andererseits sollte mit dem Schulen des Belastungsgefühls das subjektiv schwer empfundene Üben vorbereitet werden. Die Kraftübungen werden für die ersten zwei bis drei Wochen möglichst nicht ausbelastend durchgeführt.

Modul 3: Kraftübungen und dynamischen Gleichgewicht

Inhalt

Der Beginn der Einheit kann mit einer Wiederholung der bereits durchgemachten Übungen erfolgen. Die Gleichgewichtsübungen werden in dieser Einheit vorwiegend aus dem Bereich des dynamischen Gleichgewichts (Schrittübungen) gewählt. Daraus werden wieder Hausaufgaben vermittelt. Wenn zeitlich möglich können hier erste Dual-Task-Aufgaben gestellt werden.
Die Kraftübungen werden erweitert und die untere Extremität steht weiterhin im Vordergrund.
Folgende Inhalte sollten unbedingt vertreten sein:
- Gleichgewichtsübungen aus dem kontinuierlich dynamischen Gleichgewicht
- Die Gleichgewichtsübungen werden aus dem Alltag heraus begründet und können alltäglichen Anforderungen nachempfunden werden.
- Kräftigungsübungen vorwiegend für die unteren Extremitäten

Dauer: Ca. 60 min

Empfehlungen

Die Wiederholung der bereits vorhandenen Hausaufgaben ist wichtig, um eine korrekte Übungsausführung zu gewährleisten. Es ist darauf zu achten, dass die Teilnehmenden nicht überfordert werden, jedoch sollte der Schwierigkeitsgrad der Übungen langsam angehoben werden.

Modul 4: Dual-Task und Verknüpfung von Kraft und Gleichgewicht

Inhalt

In diesem Modul werden die Gleichgewichtsübungen mit dem Schwerpunkt „Dual-Task"-Training versehen. Neben Dual-Task-Übungen wie dem Ziffernblatt werden auch Dual-Task-Elemente bei bereits bekannten Übungen eingesetzt.

Die Kräftigungsübungen wiederum werden mit Gleichgewichtsaufgaben verknüpft und auch einfache Übungen für die obere Extremität mit Aufgaben für die untere Extremität verbunden. Die Begründung sollte wiederum über alltägliche Anforderungen erfolgen. Zusätzlich kann die Verbindung von Kraftübungen und Koordinationsübungen auch damit begründet werden, dass auch unter ermüdeten bzw. ermüdenden Bedingungen die Balance gehalten werden muss.

In diesem Modul sollten folgende Inhalte durchgeführt werden:
- Dual-Task-Übungen
- Verbindung von Dual-Task-Aufgaben mit bekannten Gleichgewichtsübungen
- Kraftübungen mit koordinativen Elementen versehen.
- Mehrfachaufgaben unter konditionell anspruchsvollen Bedingungen.

Dauer: 50 min

Empfehlungen

In diesem Modul sind viele Pausen einzuplanen, da die Einheit sowohl kognitiv als auch konditionell anspruchsvoll sein kann. Die Inhalte des Moduls können jedenfalls immer wieder eingebaut, wiederholt und in weiterer Folge gesteigert werden.

Modul 5: Alltagsorientiertes Koordinationstraining

Inhalt

Dieses Modul ist als Vorstufe zur Auseinandersetzung mit der Sturzangst zu sehen. Man kann dabei unterschiedliche Ansätze wählen.
- Es werden alltägliche Situationen im Stationsbetrieb für die Teilnehmer nachgestellt. Die Situationen müssen von den Lebensbereichen der Teilnehmer abhängig gemacht werden. Es bieten sich dabei labile Untergründe, Stufen, Hindernisse überwinden, Steigungen und das Ein-/Aussteigen in öffentliche Verkehrsmittel an.
- Eine zweite sehr gute systematische Möglichkeit, um Alltagssituationen zu simulieren, ist das Rastergehen. Hier können mit unterschiedlichen Variationen gemeinsam alltägliche Anforderungen erlebt werden. Diese Variation im Rahmen des Moduls wird sehr häufig gewählt.

Nach Ende der Einheit gilt es auch auf das kommende Modul 6 hinzuweisen, in dem vor allem Situationen, in denen sich die Teilnehmer unsicher fühlen, besprochen werden. Deshalb wird am Ende der Stunde entweder die FES-I ausgeteilt oder die Aufgabe erteilt, sich bis zur nächsten Einheit Situationen aufzuschreiben, die man nur mit Unsicherheit oder mit Angst erlebt oder gar meidet.

Dauer: 50 min

Empfehlungen

Diese Einheit ist ein Herantasten an die eigenen Fähigkeiten und Grenzen und dient als erster behutsamer Schritt in Richtung Angstabbau vor Situationen, in denen man zu Sturz kommen kann. Außerdem werden mit diesem Einstieg auch Empfehlungen bzw. Bewältigungsstrategien entwickelt, die langfristig die Selbstsicherheit und Selbstständigkeit erhalten und verbessern.

Modul 6: Selbsteinschätzung und Bewältigungsstrategien in alltäglichen Situationen

Inhalt

Der Einstieg in den Themenbereich wird als Fortsetzung von Modul 5 gesehen und vermittelt in Situationen, die als unsicher empfunden werden, behutsam gegenseitige Hilfestellungen und Bewältigungsstrategien. Wird die FES-I als Einstieg gewählt, werden die Fragebögen am Anfang eingesammelt und anonymisiert besprochen. Es kann aber auch eine freie Diskussion zu beängstigenden Situationen gestartet werden, die der Übungsleiter mit anschaulichen Beispielen beginnt. Diese Einheit startet mit einem Gruppengespräch zum Thema Unsicherheit im Alltag und Umgang mit diesen Situationen. Die Teilnehmer sind angehalten sich zu angesprochenen Situationen untereinander Anregungen und Tipps zum Lösen von Situationen zu geben, die im Bedarfsfall vom Übungsleiter bewertet und ergänzt werden können. Gerade für Verhaltensanpassungen empfiehlt sich eine kurze schriftliche Zusammenfassung der gängigsten Gefahrenquellen und Lösungsmöglichkeiten.
Im weiteren Verlauf der Einheit können einzelne Situationen in Übungsformen nachgebaut werden. Empfehlenswert ist vor allem das Erarbeiten des Schutzschritts als Bewältigungsstrategie zum Stolpern.

Dauer: Ca. 60 min

Empfehlungen

Die Auseinandersetzung mit der Sturzangst ist ein sensibles Thema. Wichtig ist es den Teilnehmenden immer das Gefühl von Kontrolle zu geben. Sie dürfen sich austauschen und von ihren Erfahrungen berichten, müssen aber nicht. Auch das „Tipps" geben ist wichtig, da sie hiermit anderen helfen können und somit auch gestalten dürfen.
Wichtig: Die Reihenfolge der Sturzangst-Einheiten (Modul 6,7 und 8) kann beliebig erfolgen. Jede Einheit ist geeignet einen Teilbereich der Sturzangst zu thematisieren und je nach Gruppe kann der Einstieg unterschiedlich gewählt werden.

Modul 7: Zu Boden und wieder aufstehen

Inhalt

Das Modul dient dazu, dass die Teilnehmenden sich mit dem Thema „Verhalten nach einem Sturz" auseinandersetzen und idealerweise zu Boden gehen und auch wieder aufstehen.
Zu Beginn wird das Verhalten nach einem Sturz besprochen. Es wird ein Plan entwickelt. Was tun, wenn man gestürzt ist?
Schritt 1: Funktionskontrolle – Jedes Gelenk wird auf Beweglichkeit und Belastbarkeit geprüft. Der Schmerz ist hier kein zuverlässiges Kriterium, ob man sich verletzt hat oder nicht.
Schritt 2: Ist die Funktion der Gelenke gewährleistet, kann versucht werden aufzustehen. Ist man verletzt, sollte man lieber liegen bleiben und Hilfe rufen.

Für Stürze, die ein Aufstehen unmöglich machen, sollten Möglichkeiten besprochen werden, wie man rasch Hilfe holt, um möglichst kurz am Boden zu liegen. Dazu zählen: Rufhilfe, Sturzerkennungsuhr, Mobiltelefon und auch nichttechnische Maßnahme, wie regelmäßiger Kontakt zu anderen Personen, damit ein Fehlen rasch auffällt.

Danach dürfen die Personen, die vom Boden aufstehen können, ihre Strategie des Aufstehens vorzeigen. Es gibt kein richtiges Aufstehen – nur erfolgreiche oder nicht erfolgreiche Versuche. Vor- und Nachteile einzelner Strategien können besprochen werden, beherrschte Strategien sollten aber positiv bewertet werden.
Können einzelne Personen nicht zu Boden und wieder aufstehen, oder sind sich unsicher, sollte schrittweise (Mit immer weniger verwendeten Kissen) zu Boden gegangen werden. Nach dem Grundsatz: Nur soweit hinunter, wie die Person auch selbst wieder aufstehen kann. Dadurch bekommt sie wieder Kontrolle. Im Bedarfsfall kann die Einheit wiederholt werden.

Dauer: 60 min oder mehr

Empfehlungen

Die Teilnehmer sollten zu nichts gedrängt werden, da es sich um Angstabbau handelt. Die Teilnahme an allen Übungen erfolgt freiwillig.
Zur Sicherheit muss das Aufstehtraining immer einzeln erfolgen! Das bedeutet für die anderen Personen, dass sie „nur" zusehen. Das ist üblicherweise kein Problem und auch ängstliche Teilnehmer werden dadurch nach und nach motiviert es vielleicht doch zu versuchen.

Zusatz

Die zusätzlichen Übungen können aus Kraftübungen am Boden oder auch Kräftigungsübungen für Rumpf, Arme und Beine bestehen, die als unterstützend für leichteres Aufstehen vermittelt werden können.

Modul 8: Training der Selbsteinschätzung (Körperschema)

Inhalt

In dieser Einheit werden die Übungen zur Selbsteinschätzung durchgearbeitet. Das kann gemeinsam oder im Stationsbetrieb erfolgen. Die Inhalte sollten so gewählt werden, dass die teilnehmenden Personen erfahren, welche Distanzen sie mit einem Schritt überwinden können, welche Hindernishöhen bewältigbar sind und wie weit sie reichen können. Zusätzlich sollten Präzisionsaufgaben gestellt werden.

Die Einheit sollte unbedingt beinhalten:

- Die Bedeutung der richtigen Selbsteinschätzung sollte erklärt werden.
- Die funktionelle Reichweite in unterschiedliche Richtungen sollte erfahren werden.
- Übungen zur Distanz, die überwunden und auch umgekehrt werden kann.
- Übungen zur Wahrnehmung des Hindernisübersteigens (maximal und präzise)

Dauer: 60 min

Empfehlungen

Das Auseinandersetzen mit den eigenen Grenzen ist nicht immer einfach. Die Teilnehmenden benötigen in einem Stationsbetrieb immer wieder Unterstützung bei der richtigen Selbsteinschätzung. Wird die Neugier geweckt, bleibt die Stunde häufig als besonders positiv in Erinnerung.

Modul 9: Übungserweiterung und Steigerung der Intensität

Inhalt

In dieser Einheit werden bekannte Übungen erweitert und in ihrer Schwierigkeit nochmals gesteigert. Es werden vielfältig Basis-Übungen, Schrittübungen und Dual-Task-Übungen durchgeführt.
Die Kraftübungen werden um den Faktor „Schnellkraft" erweitert und falls möglich auch Sprungübungen durchgeführt. Da das Springen von vielen Personen mit Vorbehalten gesehen wird, ist auch hier ein behutsamer Zugang zu wählen und die Teilnahme ist freiwillig zu gestalten.

Dauer: 60 min

Empfehlungen

Bei dieser Einheit sind mehrere Pausen einzuplanen. Die Steigerungen sind konditionell und kognitiv schwierig. Es kann auch sein, dass manche Personen die Sprungübungen nicht mitmachen möchten. Daher sind hier Alternativen vorzubereiten.

Modul10: Ausrutsch- und Stolpersimulation oder Individualisierte Hausaufgaben

Inhalt

In dieser Einheit kommen reaktive Schrittübungen zum Einsatz. Es wird im Einzelsetting nacheinander zuerst die mobile Ausrutschsimulation und dann die Stolpersimulation durchgeführt. Ebenso sollten die Schutzschritte (wenn möglich mit Fremdsicherung) wiederholt werden.
Neben der Ausrutsch- und Stolpersimulation werden Empfehlungen gegeben, wie die Aufgaben erfolgreich zu meistern sind. Dabei wird auf Übungen verwiesen, die bereits als Hausaufgaben vermittelt wurden.
Werden die reaktiven Übungen als zu bedrohlich empfunden, können bei konkret geäußerten angstbesetzten Situationen auch individualisierte Übungen erarbeitet werden, bei denen die übenden Personen das Gefühl bekommen, selbst und kontrolliert an der Bewältigung einer solchen Situation arbeiten zu können.

Dauer: 50 – 60 min

Empfehlungen

Die reaktiven Übungen werden häufig als beängstigend erlebt, daher ist auch hier wichtig, dass die Personen freiwillig entscheiden, ob und wie oft sie die Übung ausführen. Jedoch sollte vom Übungsleiter betont werden, dass die einmalige Überwindung bereits einen länger messbaren Erfolg hat.

Modul 11: Abschlusstests und Wiederholung der Hausaufgaben

Inhalt

In dieser Einheit wird der Abschlusstest durchgeführt. Es werden die motorischen Tests von Anfang des Kurses wiederholt. Die Verbesserungen und Veränderungen werden rückgemeldet. Ausgewählte Tests erlernen die Teilnehmenden, um sich selbst auch über den Kurs hinaus überprüfen zu können.

Verbleibt noch etwas Zeit, werden die wichtigsten Übungen wiederholt und auf das selbstständige Üben nach Ende des Kurses angepasst.

Dauer: 60 min

Empfehlungen

Der Test ist eine gute Möglichkeit abzufragen, wie die Personen Veränderungen wahrgenommen haben. Häufig sind die teilnehmenden Senioren überrascht, wie stark sie sich verbessert haben, dadurch gewinnt die Testung auch an Bedeutung hinsichtlich der Motivation für weiteres selbstständiges Üben.

Modul 12: Zeugnisverteilung und individuelle Hausaufgaben

Inhalt

Die Teilnehmenden erhalten in dieser Einheit ein Zeugnis, das Rückmeldung über die Veränderungen in den zwölf Wochen gibt. Dadurch sehen die Personen ihre aktuellen Stärken und auch möglicherweise verbleibende Schwächen. Die Teilnehmenden erhalten ein auf sie individuell zugeschnittenes verkürztes Übungsprogramm, das ein einfaches selbstständiges Üben ermöglicht und jedenfalls verbleibende Schwächen beinhaltet. Die Personen werden zudem informiert, dass regelmäßiges Weiterüben sinnvoll ist, und motiviert sich regelmäßigen Bewegungsangeboten anzuschließen. Hier ist es empfehlenswert mit ortsansässigen Vereinen in Kontakt zu treten, um möglichst konkrete Angebote vorstellen zu können.

Das Modul sollte beinhalten:

- „Feierliche" Zeugnisverteilung
- Individuelles Kernübungsprogramm an das Testergebnis angepasst.
- Abschließendes Gespräch mit Informationen zu regelmäßiger Bewegung und örtlichen Angeboten

Dauer: 60 min

Empfehlungen

Dieses Modul ist der Abschluss für einen zeitlich begrenzten Kurs. Die „feierliche" Zeugnisverteilung ist zwar mit einem Augenzwinkern zu sehen, allerdings bleibt diese sehr positiv in Erinnerung und unterstützt das Thema Sturzprävention mit einer positiven Verstärkung.

Der Effekt dieses Kurskonzepts kann inzwischen als gut abgesichert bezeichnet werden und ist im Vergleich zu Werten aus der Literatur sehr hoch. Allgemein sind in der Literatur Studien mit Pre- und Post-Test-Design Sturzreduktionen nachgewiesen zwischen 30 und 77 % (Falaschi & Marsh, 2021). Beruhend auf den Daten von 591 Personen liegt die Reduktion der Stürze bei 80,8 % (Jansenberger, 2019). Immerhin 82,2 % aller Teilnehmenden besuchen den Kurs zu mindestens 80 %. Im laufenden Betrieb konnten mittels routinemäßiger Befragungen der Effekt bestätigt werden.

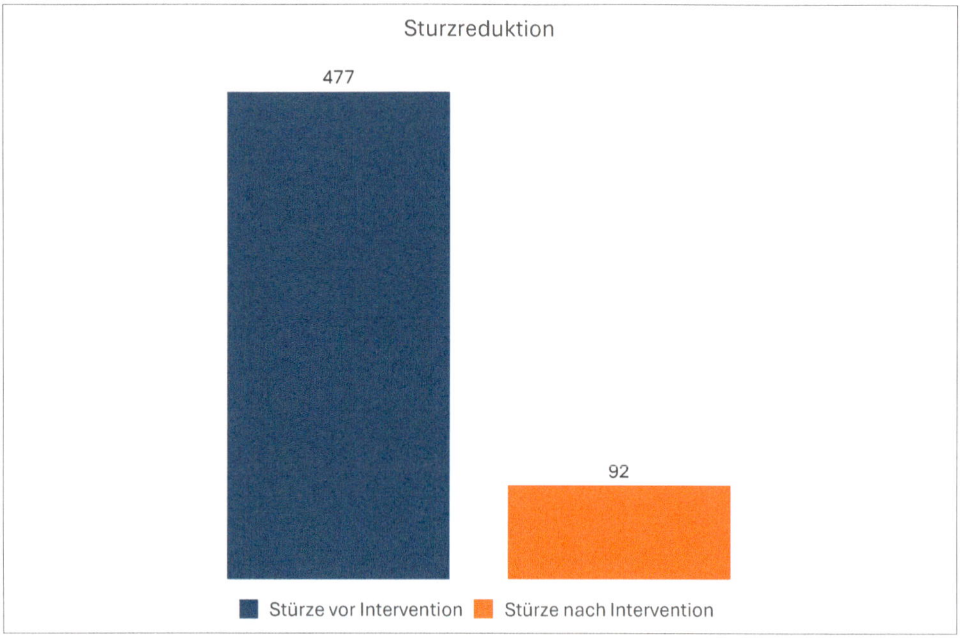

▲ Abb. 62 Sturzreduktion n = 591 (Jansenberger, 2019)

Anmerkung: Einschränkend muss allerdings bemerkt werden, dass eine Überprüfung des Effekts in einem Studiendesign bislang aussteht, so wurden die Daten im Regelbetrieb erhoben. Die Teilnehmenden wurden zu Beginn eines Kurses hinsichtlich ihrer Sturzbiographie befragt und ein Jahr nach Ende des Kurses kontaktiert und auf die Sturzereignisse nach Ende des Kurses befragt. Die Daten wurden ohne Kontrollgruppen erhoben und sind somit nicht in einem wissenschaftlichen Studiendesign.

3.7 Falltraining

Grundsätzlich ist ein Falltraining beziehungsweise die Idee das richtige Fallen zu erlernen ein verlockender Gedanke. Hinter den meisten Falltechniken steht der Versuch die auftretende Energie auf eine möglichst große Fläche zu verteilen, um möglichst geringe Kraft- und Druckspitzen zu erreichen. Dadurch werden Verletzungen verhindert. Die Reduzierung der Kraftspitzen ist teilweise so hoch, dass unter gewissen Schutzvorkehrungen auch Personen mit Osteoporose ein Falltraining (mit Hüftprotektor) erlernen und durchführen können (Groen et al., 2010).
In Sturzsimulationen hat sich gezeigt, dass die Hüft-Aufprall-Kraft im Durchschnitt 4,0 KN aufweist und der Aufprall abhängig von Kniebeteiligung aber unabhängig von Sturzrichtung ist. Bringt man das Knie zuerst auf die Matte wirken geringere Aufprallkräfte (2,9 KN) im Vergleich zu einer Sturztechnik ohne Kniekontakt (4,6 KN) oder wenn beide Knie zusammen den Boden berühren (4,3 KN), wo höhere Kräfte wirken. Die Art des Sturzes (wie man am Boden aufprallt), aber nicht die Sturzrichtung ist dabei entscheidend (Lim & Choi, 2020).

Grundlegend lassen sich drei Herangehensweisen unterscheiden:

1. Abschlagtechniken: Der Sturz wird durch eine angestrebte möglichst große Aufprallfläche so stark gemildert, dass hohe Druckspitzen nicht entstehen können. Diese Herangehensweise benötigt durch den auftretenden abrupten Stopp eine sehr hohe Muskelkraft vor allem in der Rumpfmuskulatur und ist z. B. im Judo bei der Falltechnik nach hinten anzutreffen. Abschlagtechniken sind im Kampfsport häufig bei Würfen durch den Gegner zu finden. Im Alltag kommen Abschlagtechniken zum Einsatz, wenn vertikale Kräfte die horizontalen Kräfte übertreffen, wie es zum Beispiel beim Ausrutschen vorkommt.
2. Abrolltechnik: Die Sturzenergie wird durch eine Abrollbewegung von Segment zu Segment immer weiter abgeschwächt. Dabei kommt es zu keinem abrupten Stopp, sodass hier keine besonderen Kraftspitzen auftreten. Das Abrollen wird vor allem bei Sturzbewegungen nach vorne eingesetzt, findet sich aber auch bei einigen Sturztechniken bei der rückwärtigen Sturzbewegung. Das Abrollen kommt vor allem bei Stürzen zum Einsatz, bei denen horizontale Kräfte anfangs höher sind als die vertikalen Kräfte. Das erfolgt im Kampfsport häufig bei Stößen oder im Alltag bei Stürzen durch zum Beispiel Stolpern aus dem Gehen heraus.
3. Kombinationstechniken: Bei manchen Sturztechniken werden Abrolltechniken und Abschlagtechniken kombiniert. Das geschieht dann, wenn zum Beispiel beim Sturz rückwärts ein Rollen über den Kopf vermieden werden soll.

Falltechniken kommen meist aus dem Kampfsport oder aus Spielsportarten, die sich ebenfalls Kampfsport-Falltechniken bedienen. Je nach Technik steht auch die zielgerichtete Umwandlung der Sturzenergie im Vordergrund, um möglichst rasch wieder auf den Beinen zu sein. Das bedeutet durch Abrollen wird die Bewegung dahingehend gelenkt, dass man den Schwung zum schnellen Aufstehen nutzen kann.

Viele der Techniken sind im Alltag nur bedingt einsetzbar. Richtig Fallen ist im Sport durch die freien Flächen gut möglich, sodass einem Abrollen nichts im Weg steht. Im Alltag sind bei Stürzen vor allem in der eigenen Wohnung oft beengte räumliche Verhältnisse ein Problem, das Falltechniken kaum zulässt. Zusätzlich ist das Verinnerlichen einer Falltechnik, bis sie auch im Notfall funktioniert, zeitaufwendig.

Für Senioren kommt beim Stürzen im Alltag noch erschwerend hinzu, dass sie in der Alltagsbewältigung häufig mit schlechterer Konstitution zu kämpfen haben und nicht optimal aufgewärmt sind, während Sportler im Falle eines Sturzes aufgewärmt, konzentriert und aktiv sind. Dadurch werden Verletzungen bei Senioren wahrscheinlicher und eine schnelle zielgerichtete Reaktion deutlich schwieriger. Zusätzlich ist der Alltag aufgrund der Bodenbeschaffenheit entgegen dem Sport nicht auf Stürze ausgerichtet. Externe Risikofaktoren für Stürze werden leicht zu Hindernissen beim richtigen Fallen. Eng eingerichtete Wohnungen, unterschiedliche Bodenniveaus auf der Straße, allgemein Ecken und Kanten, eine oder beide Hände durch ein Gehhilfsmittel oder Taschen belegt, sowie nicht funktionelle Kleidung machen auch ein effektives Abrollen häufig unmöglich. Daher ist zwar richtiges Fallen lernen und Fallen können eine wichtige Fähigkeit. Viel wichtiger ist es das Gleichgewicht zu erhalten und wiederzuerlangen zu trainieren, um einen Sturz vorab zu vermeiden.

Falltraining ist im Seniorenalter häufig kaum noch uneingeschränkt durchführbar, aktive jüngere Senioren können dennoch ein Falltraining absolvieren, da durch Falltechniken, wie sie aus dem Kampfsport eingesetzt werden, die bei einem Sturz wirkenden Kräfte deutlich reduziert werden können. Groen et al. (2007) ermittelten, dass ebensolche Falltechniken die Kräfte, die auf den Hüftbereich bei einem Sturz einwirken, um ungefähr ein Drittel verringern können. Daher kann bei entsprechender Möglich-

keit Falltraining in die Sturzprävention mit einbezogen werden. Bei gebrechlichen Senioren muss, je nach Einschätzung der das Training leitenden Person, auf das Falltraining verzichtet werden. Einzelne Elemente können isoliert trainiert werden. Zusätzlich sollte das Erarbeiten des Schutzschritts mit Betonung der Armhaltung (Armblocktechnik) und Aufstehtraining vom Boden im Vordergrund stehen. Berücksichtigen muss man, dass ältere Frauen eine geringere Armkraft und weniger Kontrolle über die Armposition beim Sturz vorwärts haben als jüngere Frauen (Lattimer et al., 2018).
Neben verbesserter motorischer Fähigkeit bei Stürzen ist Judo-basiertes Falltraining auch geeignet die Selbstwirksamkeit positiv zu beeinflussen (Ortiz-Molina et al., 2025).
Zusammenfassend ist es empfehlenswert Elemente aus dem Falltraining (Schutzschritte bzw. reaktives Schritttraining) regelmäßig durchzuführen. Falltraining ist empfehlenswert für aktive und fitte Senioren als wiederkehrende Blockveranstaltung. Es konnten Reduktionen der Kraftspitzen bereits nach wenigen Wiederholungen festgestellt werden (Kemmler et al., 2024). Falltraining ist bedingt kontraindiziert bei Personen mit Osteoporose und jedenfalls kontraindiziert bei funktionell stark eingeschränkten Personen.
Die vorgeschlagenen Übungsreihen richten sich nicht an Hochbetagte und ältere Personen mit starken körperlichen Einschränkungen, sondern vielmehr an aktive Senioren, die aufgrund ihres körperlichen Zustands oder erhobener Testergebnisse nicht zur Hochrisikogruppe zählen und körperlich zu den beschriebenen Belastungen in der Lage sind. Ergänzend soll bemerkt werden, dass vorhandene Strategien (ähnlich beim Üben des Aufstehens) sofern sie sinnvoll sind, unterstützt werden sollten. Umlernen gilt beim Sturztraining als kontraproduktiv und muss vermieden werden!

3.7.1 Sturz nach vorne – Abschlagtechnik

Die Abschlagtechnik beim Sturz nach vorne funktioniert kombiniert gut mit der Schutzschritt-Strategie. Als Ziel wird dabei folgender Ablauf angegeben: Aus dem Gehen stolpert man beispielsweise und es wird ein Schutzschritt gesetzt. Der Schutzschritt stoppt im Idealfall den Sturz und die Person kann sich stabilisieren. Funktioniert das nicht vollständig, gewinnt die Person dennoch Zeit, da die Bewegung zumindest kurzfristig verlangsamt wird. Die Beschleunigung zu Boden beginnt von neuem aus dem Stand nicht mehr aus dem Gehen, was die Kräfte des Sturzes bereits reduziert, zusätzlich ist der Körperschwerpunkt abgesenkt und die neue Beschleunigung beginnt aus geringe-

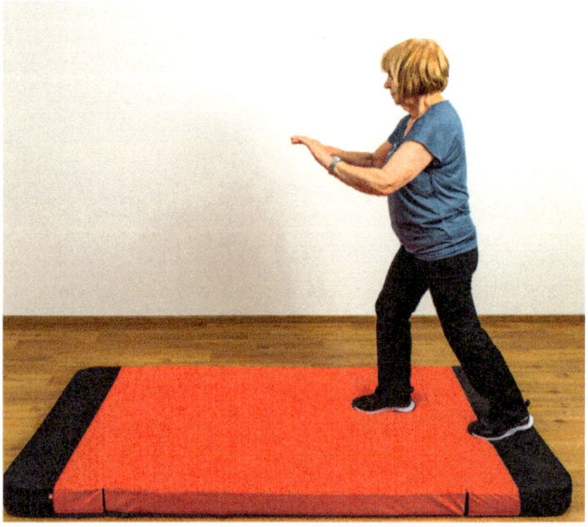

▲ Abb. 63 Kippen in den Schutzschritt

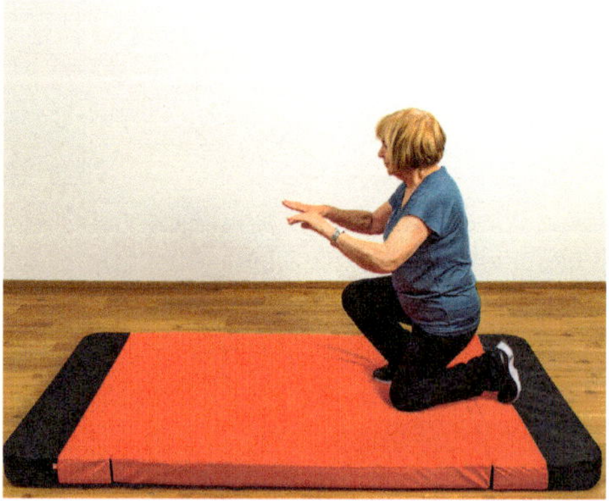

▲ Abb. 64 Absenken in den tiefen Ausfallschritt und flüchtiger Erstkontakt mit dem Knie

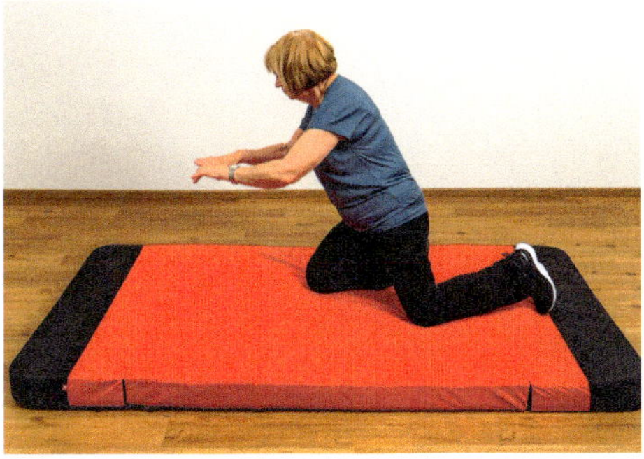

▲ Abb. 65 Kontakt mit dem zweiten Knie und Vorbereitung auf das Abschlagen mit den Armen

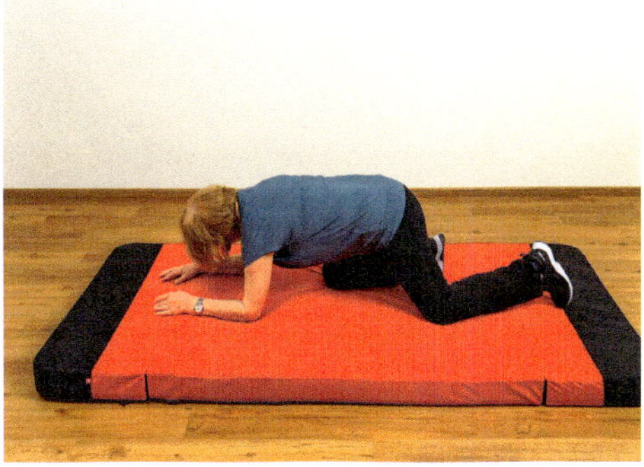

▲ Abb. 66 Abschlagen mit den Armen und Stoppen der Bewegung

rer Höhe. Die Person versucht nun aktiv zu Boden zu gehen und mit flüchtigem Erstkontakt über das hintere und in weiterer Folge über das vordere Knie mit den Unterarmen aktiv den Boden zu schlagen. Dann ist die Bewegung gestoppt.
Diese Sturztechnik hat einige Nachteile: Die flüchtigen Erstkontakte der Knie können bei mangelnder Übung intensiv ausfallen, sodass die Patella eine Verletzung erleiden kann. Zusätzlich erfordert das Abschlagen eine gewisse Kraft der oberen Extremität.
Die Vorteile der Technik sind die einfache Anwendbarkeit in alltäglicher Umgebung, das Anknüpfen an bereits verinnerlichte Bewegungsstrategien und die hohe Reduktion der Kraftspitzen und somit die Möglichkeit einer effizienten Verletzungsprävention.

Die Technik wird in folgendem Aufbau erarbeitet:
1. Erarbeiten und (Re-)Aktivierung der Schrittstrategie und der Schutzschritte durch reaktives Schritttraining und die Übungsreihe Schutzschritte.
2. Erarbeiten einer Strategie kontrolliert zu Boden zu gelangen und auch wieder aufzustehen. Das muss nicht gänzlich ohne Hilfsmittel sein.
3. Die Falltechnik wird am Boden begonnen (siehe Abb. 67 u. 68). Im Vierfüßlerstand wird wiederholt vom Handstütz in den Unterarmstütz gewechselt.

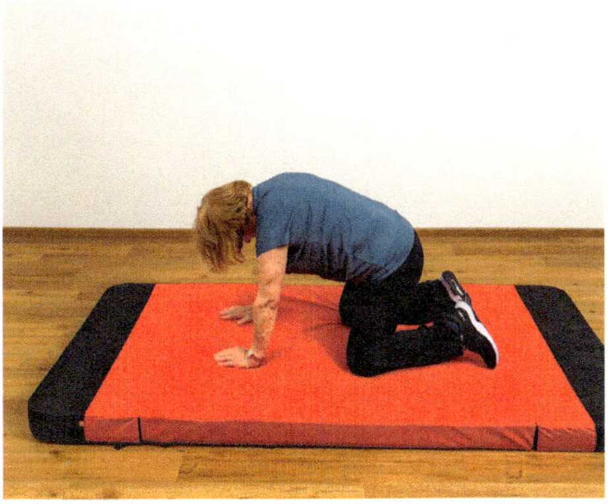

▲ Abb. 67 Vorübung im Vierfüßlerstand – Ausgangsstellung

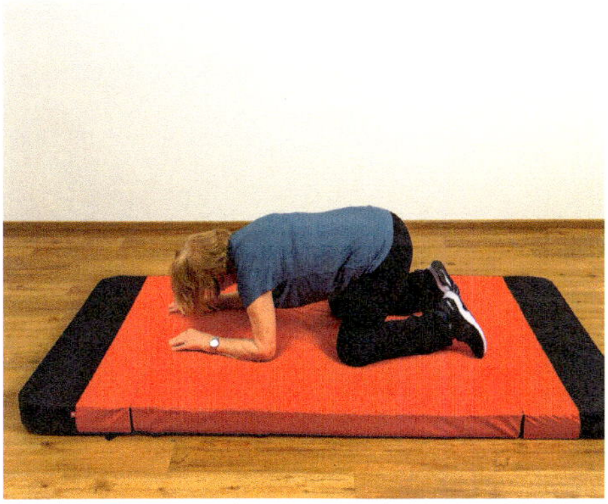

▲ Abb. 68 Vorübung im Vierfüßlerstand – Endstellung

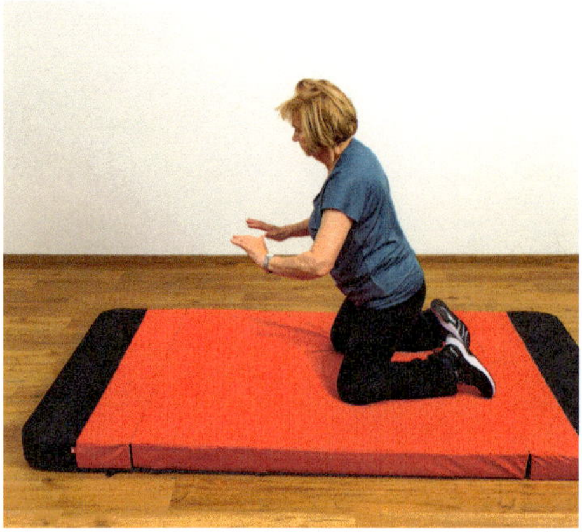

▲ Abb. 69 Vorübung Kniestand – Ausgangsstellung

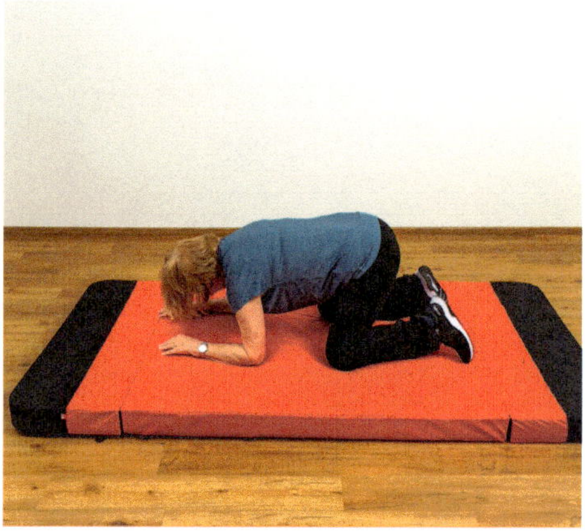

▲ Abb. 70 Vorübung Kniestand – Endstellung

4. Aus dem Vierfüßlerstand werden aus dem Handstütz beider Arme zugleich vom Boden gehoben und der Boden im Unterarmstütz geschlagen. Die Hände berühren dabei den Boden unmittelbar vor den Ellbogen die Matte. Die Hände werden in Neutralstellung oder in Pronation zu Boden gebracht.
5. Wird Stufe vier gut beherrscht, wird aus dem Kniestand (kann bereits in Schrittstellung starten) beginnend der Boden geschlagen.
6. Ist die vorherige Stufe gut möglich, wird in einen tiefen Ausfallschritt gewechselt und mit dem beschriebenen flüchtigen Erstkontakten des hinteren und dann des vorderen Knies abschließend der Boden geschlagen. Die flüchtigen Erstkontakte müssen gut geübt werden.
7. Wird Stufe sechs gut beherrscht, werden die Knie immer weniger gebeugt, sodass das aktive zu Boden gehen immer höher startet. Das abschließende Bodenschlagen wird bei jeder Wiederholung durchgeführt.
8. Schutzschritt und Falltechnik werden willentlich kombiniert durchgeführt. Hier ist auf gute Personensicherung zu achten. Es sollte der Schutzschritt vorab ergänzend nochmals isoliert wiederholt werden.
9. Die Zielübung wird aus dem Gehen auf einem Mattenboden auf Signal (akustisch, optisch oder auslösendes Hindernis) durchgeführt.

3.7.2 Sturz nach vorne – Abrolltechnik

Auch das Abrollen kann bei fitten Senioren erlernt werden. Zu bedenken ist allerdings, dass ein Abrollen Raum benötigt, der im Innenbereich oftmals nicht zur Verfügung steht. Daher richtet sich das Abrollen eher an Sturzsituationen im Außenbereich, was auch für die Zielgruppe sinnvoll ist. Vorbereitend ist eine Kräftigung der Rumpfbeugemuskulatur (Mm. Abdomini) und der Kopf stabilisierenden Muskulatur des Halses sehr zu empfehlen.

Als Falltechnik empfiehlt sich eine leicht vereinfachte Judorolle, wie auch die Abschlagtechnik von unten nach oben, also über den Vierfüßlerstand aufgebaut werden kann. Der Ablauf kann folgendermaßen aufgebaut werden:

1. Im Vierfüßlerstand versucht die übende Person den Arm der gewünschten Abroll-Richtung in den Zwischenraum des anderen Beines und Arms zu bewegen und sich dabei einzurollen. Wichtig ist, dass der Kopf keinen Bodenkontakt hat, da über ein fehlerhaftes Abrollen schwere HWS- und Kopfverletzungen zu befürchten sind. Das wird wiederholt durchgeführt und immer wieder in den Vierfüßlerstand zurückgekehrt.

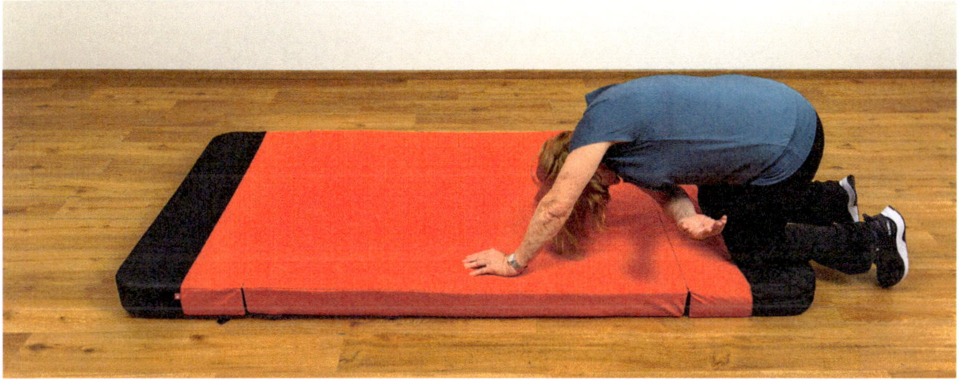

▲ Abb. 71 Vorübung Abrollen aus dem Vierfüßlerstand

2. Aus dem Vierfüßlerstand wird wiederum mit dem Arm die Bewegung initiiert und nun versucht den Oberkörper so weit einzurollen, bis die Person automatisch in Abroll-Richtung kippt. Das wird mehrmals versucht. Anfangs wird diese Bewegung nicht flüssig erlebt, da das Abrollen sehr stark mit zunehmendem Schwung an Dynamik und gefühltem Bewegungsfluss gewinnt.
3. Der Schwung wird in dieser Stufe verstärkt aufgebaut. Aus dem Vierfüßlerstand wird wie bereits gewohnt eingerollt. Zusätzlich wird mit einem Impuls in Richtung Streckung der Hüfte des Beines der Seite des stützenden Armes die Bewegungsgeschwindigkeit erhöht.
4. Ab dieser Stufe wird der Vierfüßlerstand als Ausgangspunkt aufgegeben. Zuerst aus tiefer Schrittstellung wird eine Hand als leichte Stütze zur Stabilisierung verwendet, sollte das Bein der Seite der Fallrichtung nach hinten gestellt werden (Abb. 72). Das Einrollen wird anfangs langsam ausgeführt und der Impuls aus dem hinteren Bein heraus gestartet. Später kann auch das Einrollen des Oberkörpers schnell ausgeführt werden.

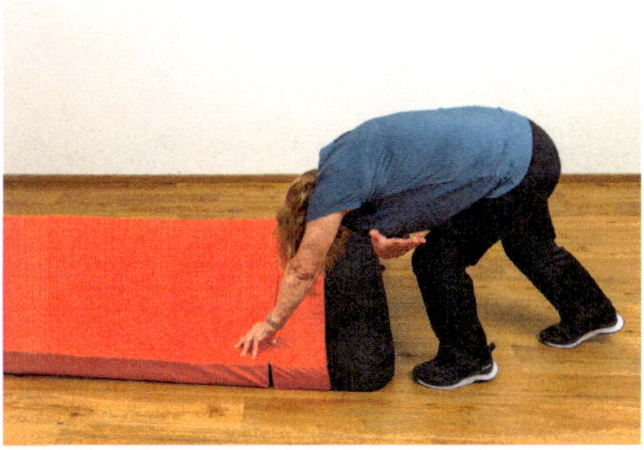

▲ Abb. 72 Vorübung Abrollen aus tiefer Schrittposition

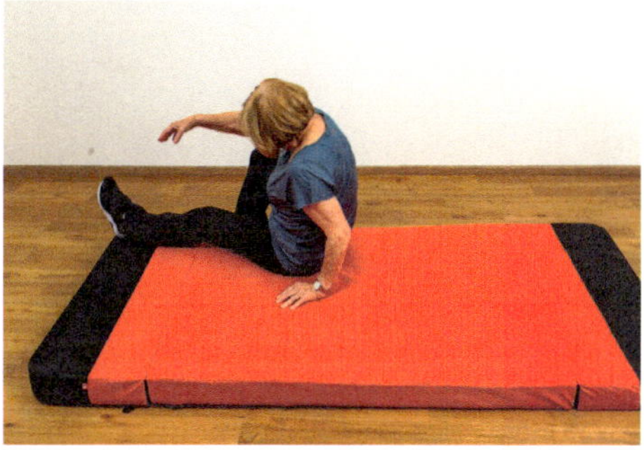

▲ Abb. 73 Endstellung des Abrollens nach vorne

5. Falls für die übende Person möglich, wird die Rolle aus der Schrittstellung im aufrechten Stand ausgeführt (wird keine stabilisierende Hand benötigt, können sowohl der linke als auch der rechte Fuß unabhängig von der Abrollrichtung vorne stehen). Dabei wird der Arm der Seite der Abrollrichtung genutzt, um das Einrollen des Oberkörpers zu initiieren. Als Steigerung kann versucht werden das Abrollen aus dem Gehen durchzuführen.

3.7.3 Sturz nach hinten - Abschlag- und Abrolltechnik

Bei einem Sturz rückwärts bieten sich zwei gegensätzliche Techniken an: Eine Abschlagtechnik und eine Abrolltechnik. Empfehlenswert ist es sich auf eine der beiden Techniken zu konzentrieren. Während die Abschlagtechnik hohe Kraftspitzen in der Halswirbelsäule verursachen kann, besteht bei der Abrolltechnik die Gefahr des Überrollens. Die Abschlagtechnik ist empfehlenswerter für Personen, die Stürze durch Ausrutschen berichten. Die Abrolltechnik ist empfehlenswerter für Personen, die tendenziell die Balance rückwärts ohne Ausrutschen verlieren.
Da Stürze rückwärts und zur Seite eine 11- bis 15-fach erhöhte Frakturwahrscheinlichkeit des Schenkelhalses aufweisen als Stürze vorwärts (Hwang et al., 2011) ist dieser Sturzrichtung besondere Aufmerksamkeit zu schenken. Die Wahrscheinlichkeit rückwärts und seitlich zu stürzen steigt mit langsamerer Gehgeschwindigkeit an (Kemmler et al., 2024) und auch beim Ausrutschen kommt es häufig zu Stürzen rückwärts. Daher ist diese Sturzrichtung sowohl bei gebrechlichen als auch bei aktiven Personen von Bedeutung. Vor allem bei der ersten Zielgruppe wird oft kein Sturztraining möglich sein, daher sollte reaktives (Schritt-)Training im Vordergrund stehen. Bei fitten aktiven Personen kann das Falltraining auch eingesetzt werden.

Das Stürzen rückwärts stellt auch hohe Anforderungen an die Kraft spezifischer Muskelgruppen. Daher sollten unbedingt Vorübungen durchgeführt werden, die die Bauchmuskulatur und die Halsmuskulatur (v. a. M. Sternocleidomastoideus – im Rahmen der Belastung als neutrale Kopf stabilisierende Muskulatur zu sehen (Thomsen, 1933)) stärken. Neben klassischen Bauchmuskelübungen für die schräge und gerade Bauchmuskulatur ist eine spezielle Bauchübung für das Falltraining das Wippen in Sturzhaltung:

> In Rückenlage werden Arme und Beine angezogen, der Kopf wird aktiv eingerollt. Dann wird versucht den Rücken zu beugen und es wird in unterschiedliche Richtungen gewippt. Es ist wichtig dabei auf eine ruhige Atmung zu achten, da enorme statische Spannung vorhanden ist. Zusätzlich muss darauf geachtet werden, dass eben diese Spannung aufrechterhalten wird, um die Wippbewegung rund zu gestalten. Die Arme sind bei den Unterarmen 90° überkreuzt und drücken gegen die Oberschenkel, die ebenfalls Gegendruck geben. Das entspricht der notwendigen Position der Abrolltechnik rückwärts.

Der Aufbau des Sturztraining erfolgt wie bei den anderen Techniken von unten nach oben. Zu Beginn werden beide Techniken gleich geübt.

1. Mit Hilfe des Trainers versucht die Person aus dem Sitz kontrolliert in Rückenlage zu kommen. Sie wird dabei am Hinterkopf und am Rücken entlastet.
2. Selbstständig versucht die Person kontrolliert aus dem Sitz zu Boden zu kommen.

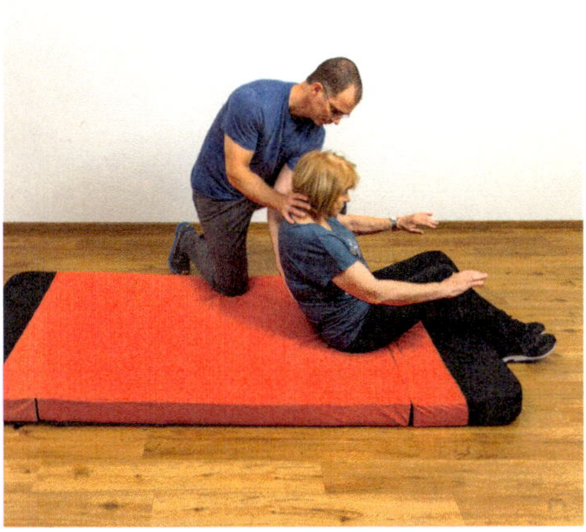

▲ Abb. 74 Ausgangsstellung Abrollen rückwärts mit Hilfe

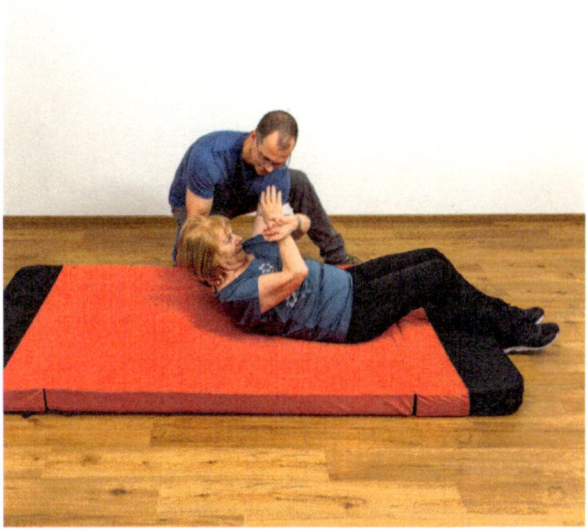

▲ Abb. 75 Endstellung Abrollen rückwärts mit Hilfe

Nach den ersten beiden Stufen wird das rückwärts Stürzen unterschiedlich trainiert.

Abschlagtechnik rückwärts

1. Aus dem Sitz geht die Person kontrolliert zu Boden und schlägt dabei mit den Armen etwas abgespreizt den Boden. Der Kopf wird möglichst stark eingerollt.
2. Aus dem Sitz wird wie bei Stufe eins vorgegangen, allerdings werden die Beine gegen die Bewegungsrichtung gestreckt und gespreizt. Das ist später notwendig, damit die Knie nicht das Gesicht treffen.
3. Nun beginnt schrittweise das Erhöhen der Sturzdistanz. Zuerst aus der tiefen Hocke oder auf die deutlich erhöhte Matte wird versucht rückwärts mit dem unteren Rücken flächig aufzuprallen und beinahe zeitgleich mit den abgespreizten Armen den Boden zu schlagen. Die Beine werden gegen die Bewegungsrichtung gestreckt.
4. Bei der Zielübung wird aus dem Stand gestürzt. Das kann anfangs willentlich und später mit einem Impuls von vorne durch den Trainer erfolgen.

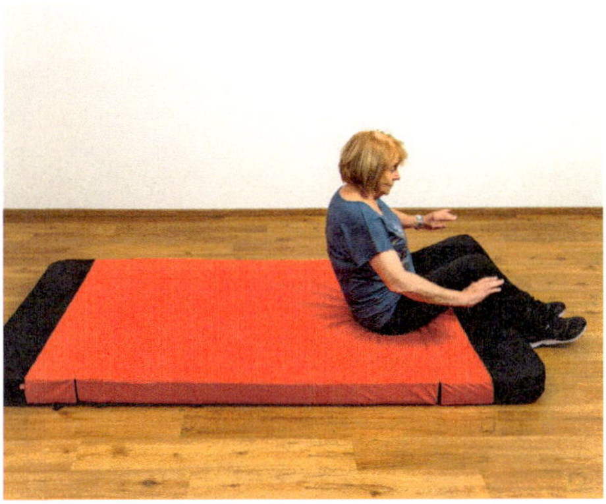

▲ Abb. 76 Ausgangsstellung sitzend Abschlagen rückwärts

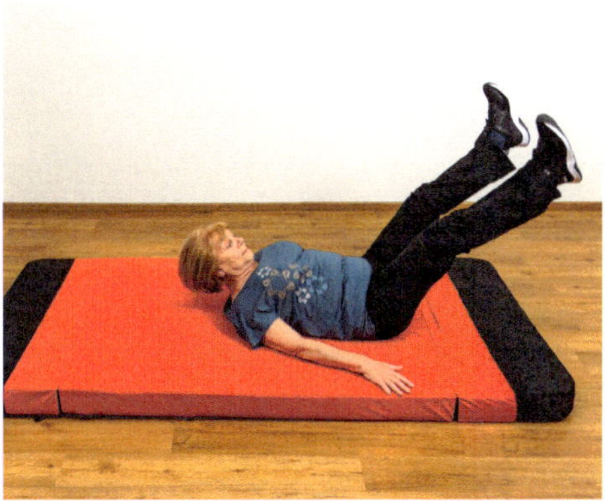

▲ Abb. 77 Endstellung Abschlagen rückwärts

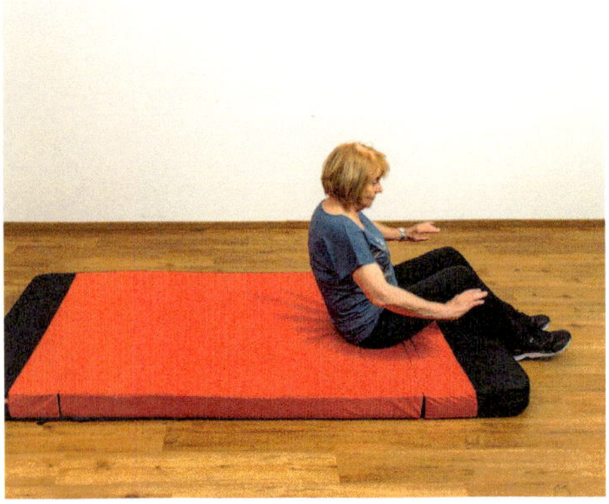

▲ Abb. 78 Ausgangsstellung sitzend Abrollen rückwärts

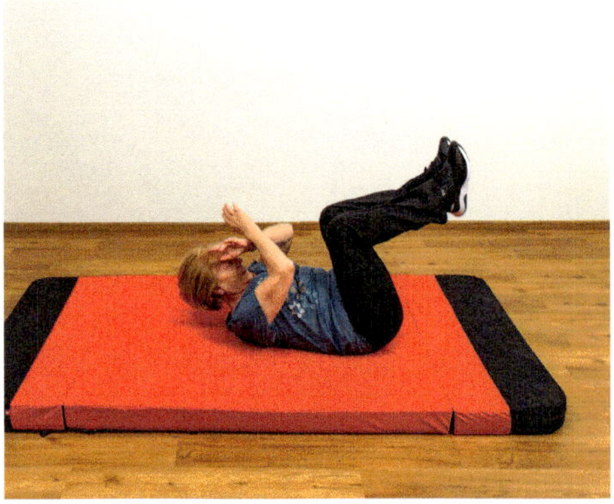

▲ Abb. 79 Endstellung Abrollen rückwärts

Abrolltechnik rückwärts

1. Aus dem Sitz geht die Person kontrolliert zu Boden und überkreuzt dabei die Arme vor dem Oberkörper. Das dient als Schutz des Gesichts vor den nachkommenden Beinen. Der Kopf wird möglichst stark eingerollt.
2. Nun beginnt schrittweise das Erhöhen der Sturzdistanz. Zuerst aus der tiefen Hocke oder auf die deutlich erhöhte Matte wird versucht rückwärts möglichst rund und Segment für Segment abzurollen. Kommen die Beine in Kontakt mit den Armen wird ein Hüftstreckimpuls durchgeführt, um ein Überrollen zu vermeiden.
3. Bei der Zielübung wird aus dem Stand gestürzt. Das kann anfangs willentlich und später mit einem Impuls von vorne durch den Trainer erfolgen.

3.7.4 Allgemeine Empfehlungen

Ein sicheres Stürzen wird niemals, auch in einer Trainingssituation nicht möglich sein. Es bleibt immer ein Restrisiko für Verletzungen. Daher wird ein Sturztraining in einer Sturzpräventionsmaßnahme, wenn überhaupt, nur ein kleiner Teil sein können. Dem „Stehenbleiben" sollte die Hauptaufmerksamkeit geschenkt werden. Das erfolgt über Gleichgewichts- und Krafttraining und deren Kombination. Geschieht dennoch einmal ein Sturz, können die folgenden Empfehlungen helfen, Verletzungen zu verhindern:

- Beim Stolpern sollte immer ein Schutzschritt versucht werden. Auch wenn der Schritt nicht erfolgreich ist, werden der Körperschwerpunkt abgesenkt, die Kräfte reduziert, die Bewegung verlangsamt und somit das Verletzungsrisiko gesenkt.
- Im Fall eines Sturzes sollte man versuchen aktiv zu Boden zu gehen.
- Wird das Gleichgewicht verloren, sollte man versuchen sich so klein als möglich zu machen.
- Alternativ kann man versuchen mit einer möglichst großen Fläche zu Boden zu gehen, um Druckspitzen zu reduzieren.
- Einen Sturz zu bremsen ist aussichtslos, vielmehr sollte der Boden getreten und geschlagen werden, das stoppt die Bewegung wirkungsvoller.
- Ein Ziel sollte zudem sein den Kopf immer vom Boden fernzuhalten.

4

Die Übungssammlung beschreibt effiziente Übungen aus dem Gleichgewichtstraining differenziert nach den Teilbereichen kontinuierliches, proaktives und reaktives Gleichgewicht. Die Übungen zum Training der Selbsteinschätzung wird aufgrund der unmittelbaren Nähe zum proaktiven Gleichgewicht mit diesem Teilbereich gekoppelt. Zusätzlich finden sich Dual-Task-Übungen und Kräftigungsübungen in der Sammlung.

Allgemeine Sicherheitsempfehlungen

Bei jeder Gleichgewichtsübung kann ein Gleichgewichtsverlust eintreten. Daher muss bei Übungen im Stehen und im Gehen, speziell bei Gleichgewichtsübungen, auf die Sicherheit besonders Wert gelegt werden. Die folgenden Sicherheitsmaßnahmen finden im Einzelsetting und besonders in Gruppen Anwendung.

Sicherung mit Stühlen

Im Regelfall werden für jede Person zumindest zwei Stühle benötigt, um sowohl eine Sitz- als auch eine Haltemöglichkeit zu gewährleisten. Dabei ist jede Übung im Hinblick auf die Richtung eines zu erwartenden Gleichgewichtsverlustes zu überprüfen. Besteht die Gefahr eines Gleichgewichtsverlusts nach vorne oder nach hinten, so müssen die Stühle hintereinander aufgestellt werden.
Verliert die übende Person das Gleichgewicht nach hinten, muss sie sich setzen können. Verliert sie aber das Gleichgewicht nach vorne, kann sie sich an der Lehne abstützen. Ist es organisatorisch mög-

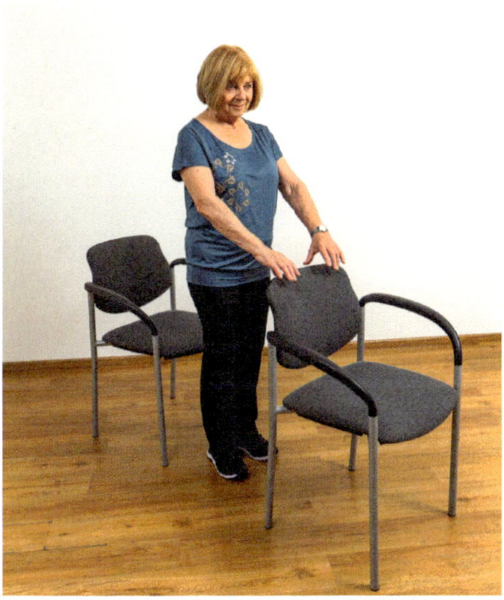

▲ Abb. 80 Absicherung mit Stühlen – Gleichgewichtsverlust nach vorne oder hinten

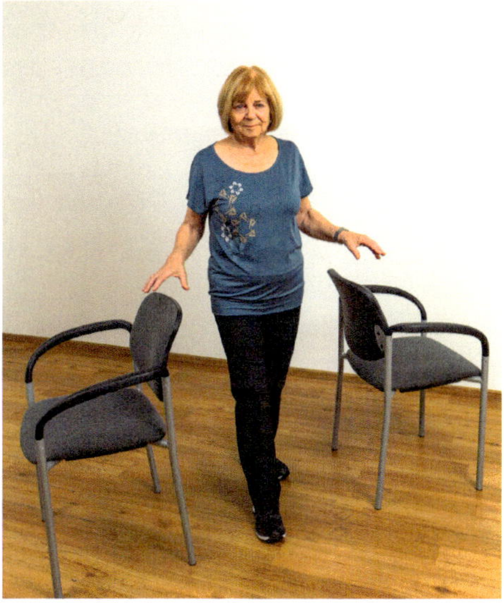

▲ Abb. 81 Absicherung mit Stühlen – Gleichgewichtsverlust zur Seite

lich, ist es sehr empfehlenswert, wenn die Person bei Gleichgewichtsverlusten nach hinten mit dem Rücken zur Wand steht. Dadurch wird das Kippen reduziert, und ein etwaiger Schreckmoment beim Setzen auf den Sicherungsstuhl vermieden.
Diese Art des Gleichgewichtsverlustes ist bei allen Übungen zu erwarten, bei denen die Standfläche zur Seite breiter ist als nach vorne und hinten (z. B.: Übungen im Parallelstand).
Bei Übungen, bei denen der Gleichgewichtsverlust wahrscheinlicher zur Seite auftritt, müssen die Stühle mit dem Rücken und in ausreichendem Abstand zueinander aufgestellt werden. Die übende Person stellt sich zwischen die beiden und kann sich nun mit den Händen im Bedarfsfall seitlich abstützen. Empfehlenswert ist bei dieser Stuhlanordnung ein dritter Stuhl direkt hinter der Person, um Pausen zu ermöglichen.
Zuhause können übende Personen sich auch vor einen Tisch stellen, und hinter sich einen Stuhl als Sitzgelegenheit platzieren. Da ein Tisch auch bei Gleichgewichtsverlusten zur Seite Stabilität gibt, ist diese Sicherung, ohne mehrere Möbelstücke zu bewegen, möglich.

Eine weitere Sicherungsmöglichkeit ist es die übende Person mit dem Rücken einer freien Raumecke zugewandt aufzustellen und vor ihr einen Stuhl mit der Rückenlehne als Haltemöglichkeit zu platzieren. Dadurch sind alle möglichen Sturzrichtungen abgesichert. Seitlich und rückwärts wird durch die Wand und die mögliche Sturzrichtung vorwärts durch den Stuhl abgedeckt.

Werden Übungen im Gehen durchgeführt, sollte eine Seite durch eine stabile Haltemöglichkeit, wie einen Handlauf, einen stabilen Tisch oder eine Wand abgesichert sein, während die andere Seite durch eine mitgehende Sicherungsperson abgedeckt wird.

Sicherung mit Gehhilfen

Viele ältere Personen verwenden Gehhilfen (z. B.: Rollatoren), die den Alltag deutlich erleichtern, langfristig aber das Gangbild verändern (Alkjaer et al., 2006). Aus diesem Grund werden sie in Übungsstunden häufig beiseitegestellt. Bei Übungen im Gehen und Gleichgewichtsübungen im Stehen oder mit einzelnen Schritten können Rollatoren aber als stabile Haltemöglichkeit eingesetzt werden. Voraussetzung dafür sind einwandfreie Bremsmöglichkeit und ein ebener Boden. Es sollte daher vor jeder Übung der Rollator auf Standfestigkeit geprüft werden.

Sicherung mit einem Gehbarren

Der Gehbarren eignet sich abhängig von der Länge der Barrenholme hervorragend zum Üben in der Gruppe, sofern die Gruppengröße acht bis zehn Personen nicht übersteigt. Dabei werden an den Längsseiten außen Stühle aufgestellt. Die übenden Personen sitzen und stehen sich gegenüber, was ein kommunikatives Üben möglich macht. Zusätzlich bietet der Gehbarren eine stabile Haltemöglichkeit. Therabänder können an der Stange befestigt werden. Gehübungen können innerhalb der Holme erfolgen, was wiederum Haltemöglichkeiten gewährleistet.
Es ist aber zu beachten, dass der Gehbarren, sofern er nicht fix mit dem Boden verschraubt ist, zu rutschen beginnt, wenn man sich beispielsweise beim Aufstehen daran hochzieht. Aus diesem Grund ist es empfehlenswert, den Barren auf eine rutschfeste Unterlage zu stellen oder am Boden zu fixieren.

Übungssteuerung

Gleichgewichtsübungen sollten mit sensorischen und kognitiven Ablenkungen und Steigerungen durchgeführt werden, um den Transfer des Trainingserfolges in den Alltag zu übersetzen. Die Steige-

▼ Tab. 32 Steigerungsformen der Gleichgewichtsübungen durch sensomotorische, motorische und kognitive Ablenkungen

Störung, Förderung des Systems	Visuelles System	Propriozeption	Taktiles System	Vestibuläres System
Varianten (auch kombinierbar)	• Ein Auge schließen • Augen zusammenkneifen • Beide Augen schließen und öffnen (unterschiedliche Zeiten auf Zuruf) • Beide Augen dauerhaft geschlossen • Verwendung von Stroboskop- oder Shutterbrillen. • Blickfixation auf ein bewegtes Ziel mit darauf abgestimmter Kopfbewegung • Nur Blickfolge (Blickfixation auf bewegtes Ziel ohne Kopfbewegung) • Blicksprünge (Sakkaden) mit und ohne darauf abgestimmte Kopfbewegung • Distanzanpassung (Akkomodation) • Video aus der Ich-Perspektive auf einem großen Bildschirm abgespielt	• Instabile bzw. labile Unterlagen zur Aktivierung verwenden: Kippbretter, Schaukelbretter, etc. • Übungsausführungen mit Augenschluss	• Schaumstoffunterlagen verwenden zur Störung • z. B.: Barfuß üben, Igelkissen zur Aktivierung • Verschiedene Untergründe, die die Wahrnehmung über die Haut fördern (Rillen, Noppen, etc.)	• Kopfdrehungen während der Übung zur Störung • Blickspringen (Sakkaden) mit abgestimmten Kopfbewegungen • Blickfixationen mit Kopfbewegung (Fixation bewegtes Ziel) • Start- und Stoppbewegungen für translatorische Beschleunigungen • Hoch- und Tiefbewegungen für translatorische Beschleunigungen • Kombination aus rotatorischen und translatorischen Bewegungen
Kognitive Ablenkungen	1. Rückwärts, Vorwärts zählen in gleichbleibenden oder variierenden Intervallen 2. Buchstabieren, Alphabet aufsagen (vorwärts, rückwärts) 3. Kombination aus beidem 4. „Ich packe meinen Koffer" – Varianten 5. Sprichwörter aufsagen 6. Rechnungen lösen 7. Richtungsangaben in Zahlen (vorne ist z. B.: „1"), in Farben (vorne ist z. B.: „rot"), Himmelsrichtungen, Geographische Anweisungen („Schritt Richtung Wien" usw.)			
Motorische Ablenkungen	8. Fingergymnastische Aufgaben 9. Balanceaufgaben kleiner Gegenstände auf der Hand, dem Kopf usw. 10. Ballwurfaufgaben (z. B.: Mit Stoff umhüllter Luftballon – leicht zu fangen) 11. Kombination von Schrittübungen und Bewegungen der Arme 12. Kombination zweier oder mehrerer Störungen			

rungen für das Gleichgewichtstraining wiederholen sich teilweise von Übung zu Übung. In der folgenden Tabelle wird ein Überblick über häufig einsetzbare Steigerungen gegeben. Bei Senioren ist die visuelle Kompensation bei Gleichgewichtsaufgaben sehr verbreitet. Aus diesem Grund müssen die anderen relevanten sensorischen Informationen des Gleichgewichts betont werden. In der Tabelle finden sich den Sinneseindrücken zugeordnete Punkte aufgelistet. Generell gilt: Wird ein System gestört oder zurückgeschaltet, werden die verbleibenden Sinneseindrücke in der Verarbeitung betont. Aufgrund der visuellen Kompensation sollten viele Übungen mit reduzierter Sichtkontrolle erfolgen. Das kann durch kurzes oder teilweises Augenschließen, Stroboskop- oder Shutterbrillen effektiv erfolgen (Koppelaar et al., 2021; Symeonidou & Ferris, 2022). Da das Augenschließen aber von vielen Personen als bedrohlich empfunden wird, sollte das Aufsetzen von sichtbeeinträchtigenden Brillen mit Vorsicht durchgeführt werden.
Zusätzlich erschweren kognitive und motorische Zusatzaufgaben die Übung und werden den störungsreichen Alltagsanforderungen gerecht.

Anmerkung: Das Training sollte möglichst schwer und störungsreich erfolgen. Es ist aber essenziell mit den betroffenen Personen den Unterschied zwischen Übungssituation und Alltagsanforderung zu besprechen. Vereinfacht kann vermittelt werden: „Im Alltag sollte die Konzentration im Vordergrund stehen. Nach dem Grundsatz „Mach eine Sache auf einmal!" versucht man Mehrfachaufgaben zu vermeiden. Im Training geht man den gegenteiligen Weg, um überraschend auftretende Störungen besser bewältigen zu können. Zusätzlich sollten Übungen überschwellig sein, um ein Schutzpolster an Fähigkeiten aufzubauen, damit der Alltag nicht mehr als grenzwertig empfunden wird."

4.1 Kontinuierliches Gleichgewichtstraining

In diesem Kapitel werden Übungen zum Training des überwiegend kontinuierlichen Gleichgewichts vorgestellt. Es handelt sich dabei um Übungen, die die Fähigkeit, das Gleichgewicht zu halten, schulen. Der Themenbereich umfasst sowohl Übungen im Stand als auch in der Fortbewegung.

Standübung

Ziel der Übung

Diese Übung schult die Fähigkeit die Balance zur Seite zu halten. Sie dient als Vorbereitung für gehende Übungen, bei denen die Spurbreite des Gehens im Vordergrund steht.

Übungsbeschreibung

Die übende Person steht in einer an die individuellen Fähigkeiten angepassten möglichst schmalen Ausgangsstellung und versucht ruhig zu stehen. Die Auswahl der Spurbreite kann mit Hilfe des Static-Balance-Tests abgeschätzt werden. Ist eine für die Person passende Schwierigkeit gefunden, können die Steigerungen aus der Tabelle ausgewählt und geübt werden.
Bei zunehmendem Trainingsfortschritt und an die Steigerungsformen angepasst wird schrittweise die Standfläche in der Breite verringert. Zuerst steht die Person hüftbreit, dann werden die Füße in breiter Schrittstellung platziert, später im engen Parallelstand, dann in Schrittstellung, Semitan-

demstand-Breite und schließlich im Tandemstand. Die Schrittlänge kann und darf variabel eingesetzt werden. Als weitere Steigerung der Standfläche können die Ferse des hinteren Fußes und/oder der Vorfuß des vorderen Fußes gehoben und gehalten werden. Bei Bedarf kann dann auch noch der Einbeinstand gewählt werden.

Exkurs bezüglich des Einbeinstandes

Der stabile Einbeinstand ist im Alltag vor allem in der Fortbewegung wenig gefordert. Allerdings betonen viele Personen, dass es ihnen wichtig ist, die Hose oder Socken im Stand ohne Unterstützung anzuziehen. Das ist aus einem Sicherheitsblickwinkel natürlich riskant, allerdings zeigt ein Nicht-Können dieser Anforderung bereits bei einem Alter unter 65 ein erhöhtes Sturzrisiko an (Yokoi et al., 2020).

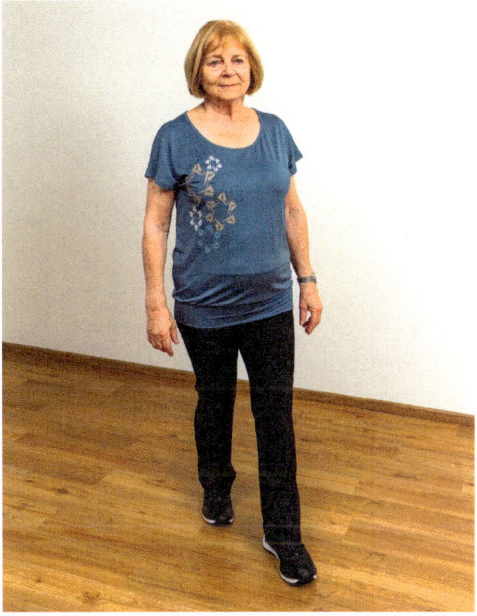

▲ Abb. 82 Standübung

▼ Tab. 33 Steigerungsmöglichkeiten Standübung

Steigerungen und Variationen	Zusätzliche Druckbedingungen
1. Kopfdrehung seitlich und darauf abgestimmte Blickrichtung. 2. Kopfdrehung auf- und abwärts und darauf abgestimmte Blickrichtung. 3. Kopfdrehung diagonal und darauf abgestimmte Blickrichtung. 4. Kombination der Kopfdrehungen (Wellenartig, kreisförmig, etc.). 5. Blickfolge: Die Kopfbewegung und Blickrichtung folgen der Hand, die mit Handfläche zur übenden Person seitwärts, auf- und abwärts, diagonal und variierend bewegt wird. 6. Blicksprünge (Sakkaden): Gut sichtbar werden zum Beispiel an der Wand zwei Markierungen befestigt, die im Wechsel kurz angesehen und kurz fokussiert werden sollen. Dabei wird der Kopf mitgedreht. Mit Hilfe eines Metronoms kann die Intensität gesteigert werden. Diese Steigerung wird ebenfalls horizontal, vertikal und diagonal ausgeführt. 7. Ein Auge wird geschlossen. 8. Beide Augen werden zusammengekniffen, um nur noch Schemen wahrnehmen zu können. 9. Beide Augen werden wiederholt kurz geschlossen und wieder geöffnet. 10. Die Augen werden für die Dauer der Übung geschlossen. 11. Die Standstabilität wird durch Hinzunahme einer instabilen Unterlage erschwert.	1. Die Belastung der Fußsohlen kann variiert werden. Die übende Person kann mit der Gewichtsverteilung experimentieren, die Füße eher innen und außen belasten oder versuchen möglichst aktiv und gleichverteilt auf Ferse, Kleinzehen- und Großzehengrundgelenk zu stehen. 2. Die Streckung und Beugung der Knie- und Hüftgelenke können als Steigerungselement verwendet werden. Die übende Person kann mit unterschiedlichen Möglichkeiten experimentieren. 3. Motorische Zusatzaufgaben, wie das Werfen eines Balles oder das Balancieren eines Taschentuchpäckchens auf dem Kopf werden zusätzlich durchgeführt.

Schrittwippe (Wiegeschritt)

Ziel der Übung

Diese Übung schult die Gewichtsverlagerung, die während der Doppelstandphase gefordert ist. Besonders Personen, die es gewohnt sind mit einer Gehhilfe zu gehen, stellt diese Übung vor große Herausforderungen. Aufgrund der abnehmenden Fähigkeit der Gewichtsverlagerung ist diese Übung sehr bedeutsam.

Übungsbeschreibung

Die übende Person stellt sich zwischen zwei Stühle, die zur Sicherheit mit der Lehne zueinander aufgestellt werden. Dann nimmt sie eine Schrittposition ein und löst die Hände einige Zentimeter von der Lehne ab, um jederzeit zu greifen zu können. Die Schrittlänge orientiert sich an der Schrittlänge der Person bei einem gemütlichen Gehtempo. Idealerweise überlappen die Füße von der Seite aus gesehen nicht. Zuerst wird beobachtet, ob die Person die Ausgangsstellung halten kann, erst dann wird mit der eigentlichen Übung begonnen.
Die Person beginnt langsam und gleichmäßig abwechselnd das vordere Bein und dann das hintere Bein zu belasten. Wichtig ist, dass die Bewegung kontrolliert, also nicht zu hastig, ausgeführt wird, damit der Verschub des Körperschwerpunkts bewusst wahrgenommen werden kann. Der belastete Fuß ist mit der kompletten Fußlänge am Boden, während beim unbelasteten hinteren Fuß die Ferse und beim unbelasteten vorderen Fuß der Vorfuß abgehoben werden kann.
Es ist darauf zu achten, dass das Becken die Bewegung führt und der Oberkörper weder nach vorne noch nach hinten geneigt wird.
Als Vorübung kann das Gewichtsverlagern vom linken auf das rechte Bein im breiten Parallelstand geübt werden.

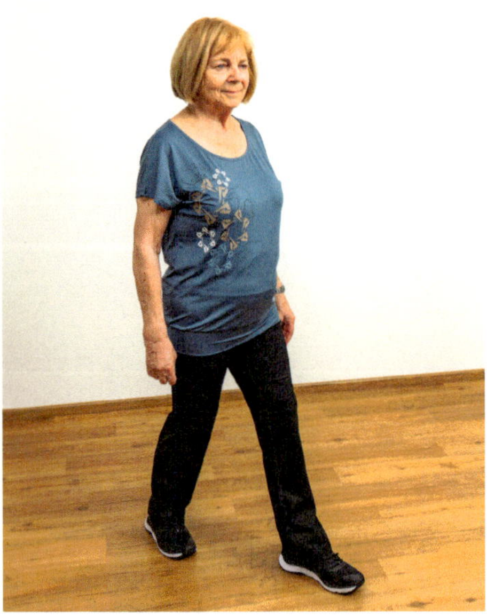

▲ Abb. 83 Schrittwippe – Ausgangsstellung

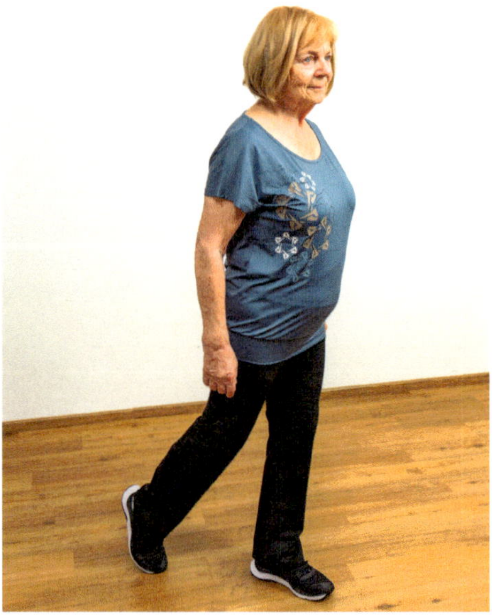

▲ Abb. 84 Schrittwippe – Endstellung

▼ Tab. 34 Steigerungsmöglichkeiten Schrittwippe

Steigerungen und Variationen	Zusätzliche Druckbedingungen
1. Kopfdrehung seitlich und darauf abgestimmte Blickrichtung. 2. Kopfdrehung auf- und abwärts und darauf abgestimmte Blickrichtung. 3. Kopfdrehung diagonal und darauf abgestimmte Blickrichtung. 4. Kombination der Kopfdrehungen (Wellenartig, kreisförmig, etc.). 5. Blickfolge: Die Kopfbewegung und Blickrichtung folgen der Hand, die mit Handfläche zur übenden Person seitwärts, auf- und abwärts, diagonal und variierend bewegt wird. 6. Ein Auge wird geschlossen. 7. Beide Augen werden zusammengekniffen, um nur noch Schemen wahrnehmen zu können. 8. Beide Augen werden wiederholt kurz geschlossen und wieder geöffnet. 9. Die Augen werden für die Dauer der Übung geschlossen. 10. Die Standstabilität wird durch Hinzunahme einer instabilen Unterlage erschwert.	1. Die Spurbreite wird sukzessive mit fortschreitendem Trainingserfolg reduziert, bis die Füße in einer Linie stehen. 2. Die Belastung der Fußsohlen kann variiert werden. Die übende Person kann mit der Gewichtsverteilung experimentieren, die Füße eher innen und außen belasten oder versuchen möglichst aktiv und gleichverteilt auf Ferse, Kleinzehen- und Großzehengrundgelenk zu stehen. 3. Die Streckung und Beugung der Knie- und Hüftgelenke können als Steigerungselement verwendet werden. Die übende Person kann mit unterschiedlichen Möglichkeiten experimentieren. 4. Motorische Zusatzaufgaben, wie das Werfen eines Balles oder das Balancieren eines Taschentuchpäckchens auf dem Kopf.

Zeitlupenschritte

Ziel der Übung

Diese Übung betont die Einbeinstandphase des Gehens. Aufgrund der durchgehenden Bewegung während der Einbeinstandphase ist diese Art des Einbeinstandtrainings statischen Einbeinstandübungen vorzuziehen. Dennoch kann und soll der statischen Einbeinstand (z. B. als Vorbereitung) geübt werden.
Typische altersbedingte Veränderungen des Gehens sind ein erhöhter Anteil an Doppelstandphasen. Dadurch wird die Gehgeschwindigkeit unter anderem geringer. Diese Übung hilft das Gehtempo zu erhöhen, da der Anteil der Einbeinstandphase durch die bessere Kontrolle beim Gehen wieder erhöht wird.

Übungsausführung

Die Person verlagert das Körpergewicht durch Beckenverschub auf ein Bein. Es sollte versucht werden, den Oberkörper möglichst gerade zu halten. Dann wird das unbelastete Bein gehoben und langsam und kontrolliert nach vorne geführt. Diese stark verlangsamte Schwungbeinphase kann 3-7sec dauern. Es sollte darauf geachtet werden, dass in jeder Phase der Bewegung gestoppt werden kann. Das ist ein Zeichen für eine kontrollierte Bewegung. Berührt das, nach vorne geführte, Bein den Boden, wird das Körpergewicht langsam darauf verlagert. Das vordere Bein wird langsam entlastet und die Bewegung rückwärts in die Ausgangsposition durchgeführt. Vor allem bei der Vorwärtsbewegung ist auf eine deutliche Abrollbewegung zu achten. Die Bewegung kann aus dem Parallelstand (alternierend) oder aus der Schrittstellung (Übung des Doppelschrittes) gestartet werden.

▼ Tab. 35 Steigerungsmöglichkeiten Zeitlupenschritt

Steigerungen und Variationen	Zusätzliche Druckbedingungen
1. Kopfdrehung seitlich und darauf abgestimmte Blickrichtung 2. Kopfdrehung auf- und abwärts und darauf abgestimmte Blickrichtung 3. Kopfdrehung diagonal und darauf abgestimmte Blickrichtung 4. Blickfolge: Die Kopfbewegung und Blickrichtung folgen der Hand, die mit Handfläche zur übenden Person seitwärts, auf- und abwärts, diagonal und variierend bewegt wird. 5. Ein Auge wird geschlossen 6. Beide Augen werden zusammengekniffen, um nur noch Schemen wahrnehmen zu können. 7. Beide Augen werden wiederholt kurz geschlossen und wieder geöffnet. 8. Die Augen werden für die Dauer der Übung geschlossen. **ACHTUNG:** Diese Variante bedarf besonders guter Sicherung durch eine zweite Person! 9. Die Standstabilität wird durch Hinzunahme einer instabilen Unterlage erschwert.	1. Ein Blatt Papier wird unmittelbar vor der Person aufgelegt. Nun versucht die übende Person darauf zu steigen, ohne dass sich das Blatt bewegt. (Diese Variante trainiert den initialen Bodenkontakt und ist als Vorbeugung für das Ausrutschen zu verstehen.) 2. Ein Hindernis (z. B.: Gefaltetes Blatt Papier) wird vor der übenden Person aufgestellt. Diese versucht nun langsam und kontrolliert darüber zu steigen. 3. Die Streckung und Beugung der Knie- und Hüftgelenke kann als Steigerungselement verwendet werden. Die übende Person kann mit unterschiedlichen Möglichkeiten experimentieren (z. B.: Aus dem angedeuteten Ausfallschritt über die Streckung des Standbeins in den angedeuteten Ausfallschritt). 4. Motorische Zusatzaufgaben, wie das Werfen eines Balles oder das Balancieren eines Taschentuchpäckchens auf dem Kopf erschweren die Übung.

Variante 1: Beim Start aus dem Parallelstand wird abwechselnd das linke und das rechte Bein nach vorne gestellt und wieder zurück in die Ausgangsstellung bewegt.
Variante 2: Beim Start aus der Schrittstellung hat die Person während der Übung keine stabile Standposition, daher ist diese Variante auch schwieriger. Es wird ein Standbein definiert, das immer zumin-

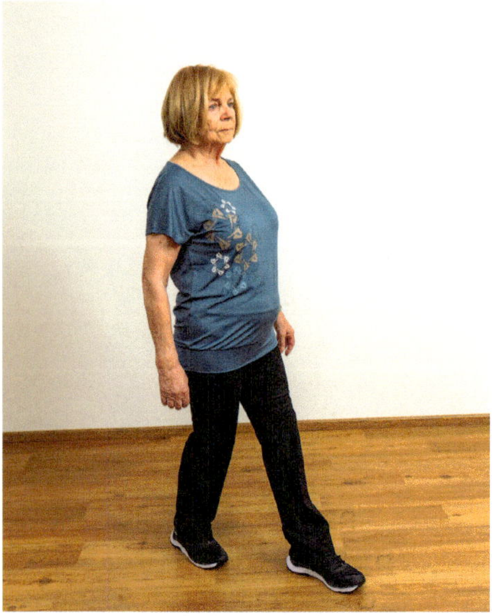

▲ Abb. 85 Zeitlupenschritte – Ausgangsstellung

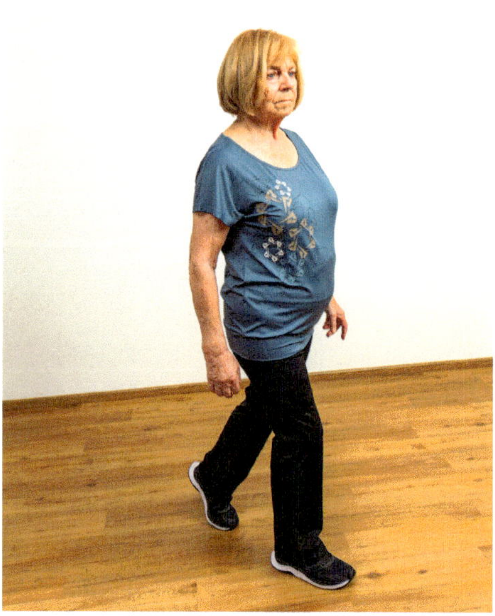

▲ Abb. 86 Zeitlupenschritte – Endstellung

dest mit einem Teil des Fußes Bodenkontakt aufweist. Das andere Bein wird langsam von hinten nach vorne, aus der Schrittstellung in die Schrittstellung bewegt. Hier kann auch die Spurbreite zur Steigerung der Schwierigkeit herangezogen werden.
Zusätzlich zu den Störungen über die Sinne kann als Steigerung der Schritt auf ein Blatt Papier, das sich nicht bewegen darf, oder über ein Hindernis geführt werden (siehe Tab. 35).

Rastergehen

Ziel der Übung

Diese Übung basiert auf den Studien von Shigematsu et al. (2008a; 2008b) und auf dem Review von Fisseha et al. (2017). Die Ergebnisse zeigen, dass das Gehen und Üben in einem Raster positive Auswirkungen auf das Sturzrisiko hat. Hier werden zwei Übungen beschrieben. Eine ist als Übung am Platz und die andere als Übung in der Fortbewegung gedacht. Es geht bei beiden Übungen um präzise Schritte. Die Grundaufgabe der Übungen ist, die Linien nicht zu berühren. Zusätzlich werden gleichmäßig große Schritte (Schrittvariabilität, Doppelschritt (Stride) Variabilität), Anpassung an wechselnde Bedingungen (Ganganpassungsfähigkeit), Bewältigung von Hindernissen, Gehen unter Ablenkungsbedingungen (Dual-Task) und andere für das sichere Gehen wichtige Parameter geübt. Zudem haben rasterbasierte Übungen positive Effekte auf das Verletzungsrisiko bei einem Sturz und auf die Prävention von Sturzangst. Zusätzlich konnten durch diese Übungsform Verbesserungen in funktionellen Fähigkeiten und beim Gesundheitszustand allgemein beobachtet werden (Fisseha et al., 2017).

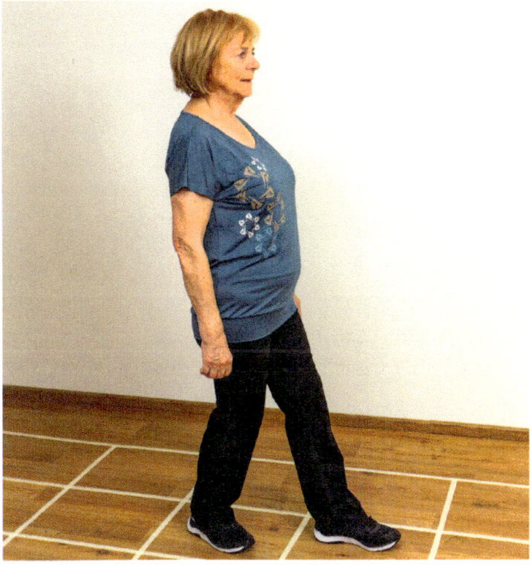

▲ Abb. 87 Rastergehen

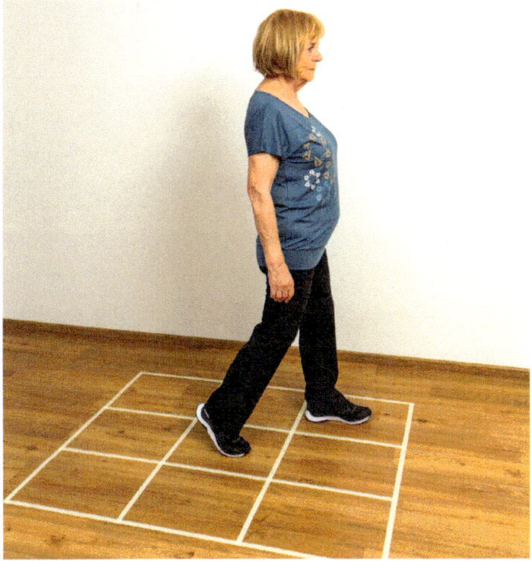

▲ Abb. 88 Rastergehen – Übung am Platz

Übungsbeschreibung

Übung 1: Rastergehen – Übung am Platz

Es werden vier bis neun Quadrate mit einem Klebeband auf dem Boden aufgeklebt. Alternativ können auch Seile oder Schnüre aufgelegt werden. Jedes der neun Quadrate sollte eine Seitenlänge von 30 cm nicht unterschreiten. Je größer die Quadrate, umso größer müssen die Schritte ausgeführt werden.
Die übende Person versucht zuerst aus der Mitte startend mehrere Schritte in angrenzende Quadrate auszuführen, ohne die Linien zu berühren. Funktioniert das gut, können die in der Tabelle angeführte Steigerungsformen ausgeführt werden.

▼ Tab. 36 Steigerungsmöglichkeiten Rastergehen – Übung am Platz

Steigerungsformen und Aufgaben
1. Die übende Person führt Schritte nur in diagonale Kästchen von der Mitte aus startend und wieder zurück aus.
2. Die übende Person führt Schritte nur in mit einer Seite an die Mitte angrenzende Kästchen und zurück aus.
3. Die übende Person versucht im Uhrzeigersinn von Kästchen zu Kästchen und umgekehrt zu gehen.
4. Im mittleren Kästchen stehend, werden mit einem Fuß die anderen Kästchen angetippt. Dabei kann auch über die Körpermitte, also überkreuz, getippt werden.
5. Die übende Person führt Viertel-Drehungen nach links und rechts aus und benutzt dabei nur die diagonalen Kästchen.
6. Zusätzlich zu den Schritten wird eine Kopfdrehung ausgeführt. Die Kombinationen können variabel gewählt werden. Z. B.: „Drehen Sie den Kopf bei Schritten nach vorne zur Seite des bewegten Beines, und bei Schritten zur Seite gegen die Bewegungsrichtung."
7. Die Kästchen werden nummeriert von 1 bis 9. Auf Ansage muss die Person möglichst rasch in das Feld mit der entsprechenden Nummer steigen. Es können auch Zahlenreihen angesagt werden. Wird diese Variante gewählt, geht die Person am Platz und wartet auf die Anweisung: „1-4-6-3" Nun geht die Person rasch von Kästchen 1 in Kästchen 4 usw. Ist sie fertig, geht sie wieder am Platz und wartet auf die nächste Anweisung.
8. Als Erweiterung werden die Kästchen mit Farben, Orten, Symbolen oder Buchstaben belegt. Die Übung wird wie in Steigerung 7 ausgeführt, nur dass unterschiedliche Vorgaben gegeben werden, und die Person sich umstellen muss. Zur besseren Orientierung können die unterschiedlichen Anweisungen auf einem aufgezeichneten Raster vor der Person aufgelegt werden. Das führt dazu, dass sie sich nicht alles merken muss, und eine sinnvolle Blickbewegung auch einmal weg vom Boden provoziert wird.
9. In Anlehnung an Giannouli et al. (2020) können die Schrittkombinationen durch eingespielten Rhythmus (z. B.: Metronom), Schrittmusterkomplexität (z. B. viele Richtungswechsel), Länge der Schrittkombination und zusätzliche kognitive oder motorische Aufgaben progressiv gesteigert werden.

Übung 2: Rastergehen – Übung in der Fortbewegung

Es wird ein Raster mit drei bis vier Reihen nebeneinander aufgeklebt oder aufgelegt. Die Seitenlänge der einzelnen Quadrate sollte mindestens 30 cm betragen und im Regelfall 50 cm nicht überschreiten. Die Quadrate sollten möglichst gleich groß sein, können aber auch bewusst variiert werden. Diese Übung ist sowohl im Einzelsetting als auch im Gruppensetting sehr gut durchzuführen und wird im Regelfall in Gruppen sehr positiv erlebt.

Zu Beginn geht die übende Person beziehungsweise gehen die übenden Personen zum Gewöhnen an die Aufgabe mehrmals durch das Raster durch, ohne die Linien zu berühren. Klappt das gut, können die in der Tabelle angeführten Aufgaben durchgearbeitet werden.

Da die Personen zumeist mit den Fersen auf die Linien steigen, ist es notwendig die Personen

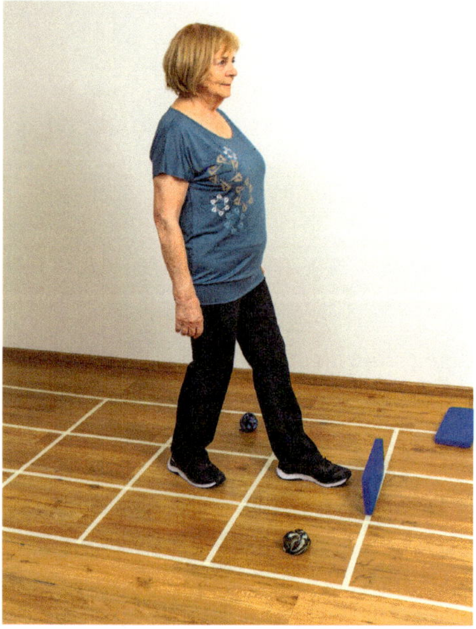

▲ Abb. 89 Rastergehen – Übung in der Fortbewegung

auch darauf hinzuweisen. In Gruppen können sich auch die nacheinander gehenden Personen selbst korrigieren. Zur Sicherheit sollte sich immer nur eine Person im Raster aufhalten, um gut gesichert werden zu können.

▼ Tab. 37 Steigerungsmöglichkeiten Rastergehen – Übung in der Fortbewegung

Steigerungsformen und Aufgaben
1. Die übenden Personen gehen durch das Raster durch und dürfen nur in die diagonalen Felder steigen.
2. Die übenden Personen gehen durch das Raster und dürfen nur eine Reihe benutzen.
3. Die übenden Personen müssen Schrittvariationen ausführen. Diese können variieren und abwechslungsreich eingesetzt werden. Empfehlenswert sind Aufgaben, die Richtungswechsel, Beschleunigung und Bremsen, Verlängerung der Einbeinstandphase und auch Drehungen beinhalten: • Beispiel 1: Die übende Person geht in einer selbstgewählten Reihe mit der Aufgabe drei Felder nach vorne zu gehen, dann in Schrittstellung einen Wiegeschritt zu machen, und dann wieder drei Felder nach vorne zu gehen. • Beispiel 2: Die übende Person geht in der mittleren Reihe (bei drei Reihen) und unterbricht die Einbeinstandphase mit einem Seit-Tipp.
4. Die übenden Personen steigen in die diagonal angrenzenden Felder und machen bei jedem Schritt eine Vierteldrehung.
5. Die übenden Personen bilden Paare. Eine Person geht durch das Raster durch auf einem selbst ausgedachten Weg, den sie sich merken muss. Die zweite Person wartet, bis die erste fertig ist, und versucht denselben Weg zu gehen. Die erste Person korrigiert im Bedarfsfall den Weg.
6. Die Reihen werden nummeriert. Von links nach rechts erhalten die Reihen Zahlen. Auf Zuruf der Zahlen („Eins" linke Bahn, „Zwei" mittlere Bahn (bei drei) usw.) müssen die Personen nun durch das Raster gehen • **Steigerung A:** Werden die Bahnen bestimmt, können die neun Felder aus der ersten Variante gewählt werden. Die übende Person steht in der mittleren Bahn. Bei den Zahlen eins bis drei geht sie in das geforderte Feld der nächsten Reihe. Bei vier bis sechs geht sie zur Seite oder bleibt stehen, wenn sie im genannten Feld steht. Bei sieben bis neun geht es eine Reihe zurück in das genannte Feld. Die Herausforderung dabei ist, dass die übende Person so durch das Raster geleitet werden soll, und sie sich nach jedem Schritt neu orientieren muss. Denn: Nach jedem Schritt steht sie automatisch in der Reihe vier bis sechs. Sind neun Felder anfangs zu schwer, kann auch mit sechs Feldern gestartet werden. • **Steigerung B:** Am Ende des Rasters können auch an der Wand Farb- oder Symbolkarten platziert werden. Auf Zuruf der Farbe oder des Symbols muss in die richtige Reihe gestiegen werden. Es gibt nur die Richtung vorwärts. Bekommt jede Reihe mehrere Farben oder Symbole zugewiesen, muss die Person den Blick vor jedem Schritt immer kurz heben, was das ständige Kopf- und Blickausrichten auf den Boden unterbricht. Und somit alltagsnahes erfolgreiches Blickverhalten schult.
7. Ein Kinderspiel, das motorisch gesehen sehr sinnvoll ist, ist bekannt als „Tempelhüpfen", „Kästchen-Hüpfen" oder „Hinkesteinchen" (*Anmerkung: Im Kinderspiel geht es darum Kästchen im Einbeinsprung zu bewältigen, ohne die Linien zu berühren. Zudem muss ein Stein geworfen werden, und das Feld mit dem Stein ist blockiert.).* In der an die Sturzprävention angepassten Variante müssen die Teilnehmenden je nach Gruppengröße ein bis zwei (Jonglier-)Bälle werfen. Das Kästchen mit dem Ball ist blockiert. Jede Person wirft reihum ihren Ball und geht dann durch das Raster. Dadurch wird der Weg immer schwieriger zu bewältigen. Sind alle Bälle platziert, wird in umgekehrter Reihenfolge durchgegangen, und der eigene Ball wird wieder aufgehoben. Diese Variante kann noch gesteigert werden, indem Reihen mit einer Markierung an der Seite blockiert werden. Diese Reihen repräsentieren einen Bach, in den auch kein Ball geworfen werden darf. Dadurch bekommt man Felder, die nicht betreten werden dürfen, weil ein Ball darin liegt, aber auch Felder, die nicht betreten werden dürfen, in denen nichts liegt. Das fordert die Umstellungsfähigkeit. Zusätzlich können kleine Hindernisse (gefaltetes Blatt-Papier) aufgestellt werden, um das Bewältigen des Rasters zusätzlich zu erschweren.

Korridorgehen

Ziel der Übung

Das Ziel der Übung ist das Reduzieren der Spurbreite und auch die Rückmeldung für die übenden Personen, wie Zusatzaufgaben die Spurbreite und die Geradlinigkeit des Gehens beeinflussen. Der Korridor wird mit Klebeband aufgeklebt oder mit Schnüren begrenzt. Die Breite sollte anfangs 30 cm betragen und später reduziert werden. Dreißig Zentimeter scheint auch für gangunsichere Personen bewältigbar, während ab 25 cm Breite Gangunsichere bereits Probleme bekommen. Ab einer Korridorbreite von 20 cm sind auch gangsichere Personen deutlich gefordert (Heitzman, 2021). Die Übung ist als Einzel- oder Gruppenübung gut durchzuführen. Bei Gruppen sollte aber immer nur eine Person durch den Korridor gehen, damit ausreichend gesichert werden kann.

Übungsbeschreibung

Die übenden Personen gehen durch den Korridor, ohne die Seitenlinien zu berühren. Das wird mehrmals wiederholt. Wenn das gut ausgeführt werden kann, sind die in der Tabelle aufgelisteten Aufgaben zu bewältigen.

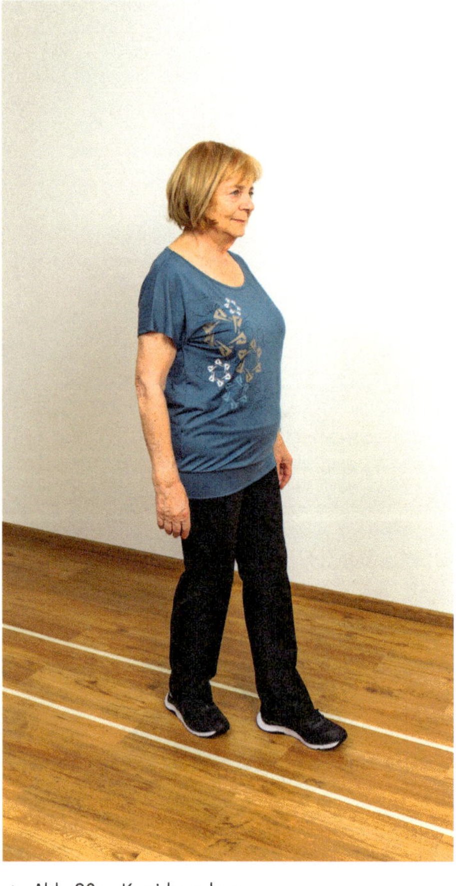

▲ Abb. 90 Korridorgehen

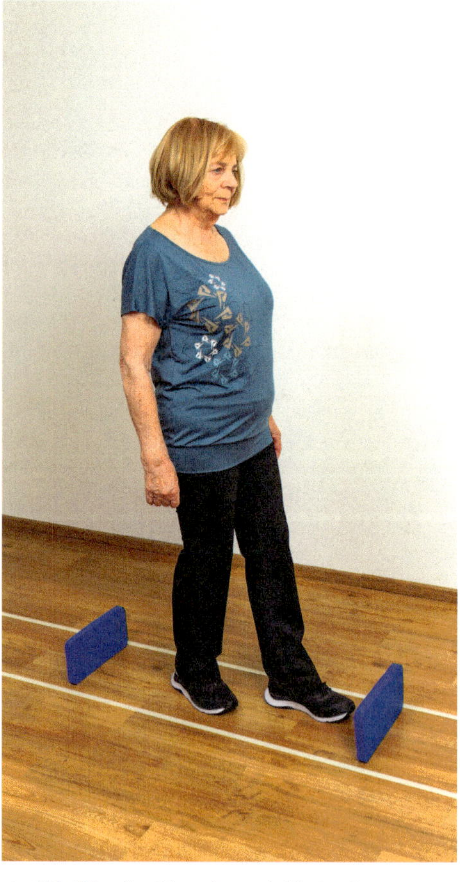

▲ Abb. 91 Korridorgehen mit Hindernissen

▼ Tab. 38 Steigerungsmöglichkeiten Korridorgehen

Steigerungsformen und Aufgaben
1. Die übenden Personen gehen durch den Korridor und drehen den Kopf dabei nach links und rechts. Anfangs darf der Kopf gedreht werden, wenn sich die Person dazu bereit fühlt. Später können Vorgaben gegeben werden, wie häufig und wie lange der Kopf gedreht werden muss. Dabei gilt, je schneller und je häufiger die Drehung erfolgt, umso schwieriger ist es. Neben dem Kopf drehen ist es auch notwendig das Heben und Senken nach ähnlichem System aufzubauen. Sind beide Richtungen gut beherrschbar, können vertikale und horizontale Kopfbewegungen kombiniert werden.
2. Die übenden Personen versuchen langsam zu starten und dann bei einer Markierung abrupt schneller zu werden. Die Übung kann auch umgekehrt aufgebaut durchgeführt werden.
3. Es werden Hindernisse im Korridor aufgestellt. Die übenden Personen steigen über die Hindernisse. Um das Blickverhalten zu schulen, kann die Übung folgendermaßen gesteigert werden: • Die Übenden versuchen die Fußspitze vor dem Hindernis immer im selben Abstand zu platzieren. • Die Übenden müssen nach jedem Hindernis kurz zum nächsten und zum übernächsten Hindernis oder auf eine Markierung am Ende des Raumes blicken. • Um Ablenkungen zu simulieren, müssen die Personen beim Übersteigen des Hindernisses den Kopf kurz zur Seite drehen und zur Seite blicken.
4. Der Korridor kann unterschiedlich aufgeklebt werden: • Ein trichterförmig zulaufender Korridor erhöht die Schwierigkeit während des Durchgehens. • Ein mittig zulaufender und sich gegen Ende wieder verbreitender Korridor erhöht die Schwierigkeit zur Mitte hin und senkt sie dann in der zweiten Hälfte wieder. • Ein beid- oder einseitig stufenförmig zulaufender Korridor erhöht die Schwierigkeit sprunghaft. • Ein Korridor, der mit Kurven versehen wird, macht Drehungen und Richtungswechsel notwendig. • Quer eingezogene Linien machen Kombinationsmöglichkeiten mit dem Rastergehen möglich.
5. Die übende Person geht in den Korridor hinein und muss dann im Korridor, ohne die Linien zu berühren, umdrehen. Wird die Aufgabe in einem zulaufendem Korridor durchgeführt, kommt auch eine Selbsteinschätzungskomponente dazu.
6. Im Raum werden unterschiedliche Gegenstände oder Markierungen angebracht. Auf Zuruf muss die übende Person das genannte Objekt während des Gehens suchen und kurz ansehen, ohne stehen zu bleiben.
7. Mit guter Sicherung können auch andere Gangarten definiert werden. Seitwärtsgehen benötigt einen breiten Korridor. Rückwärtsgehen kann mit unmittelbarer Personensicherung auch mit Hindernissen, oder Markierungen, die Hindernisse symbolisieren, durchgeführt werden.

Schritte mit Treppen

Ziel der Übung

Die Übung trainiert die Auseinandersetzung mit Treppen, die ohne Höhenunterschied im Rastergehen vorbereitet werden. Vor allem das Treppabwärts-Gehen bereitet vielen Menschen Sorgen oder ängstigt sie sogar. Die Übung soll die Sicherheit in diesem Teilbereich erhalten oder wieder herstellen.

Übungsbeschreibung

Die Übung kann im Einzelsetting oder in der Gruppe durchgeführt werden. Zu Beginn kann mit einer kleinen Erhöhung stellvertretend für eine Stufe oder überhaupt nur mit einer Bodenmarkierung als Treppensymbol gearbeitet werden. Die Person versucht abwechselnd auf die Erhöhung zu steigen oder, um das Treppabwärts-Gehen zu simulieren, steigt von der Erhöhung abwechselnd nach vorne auf den Boden.

Nach und nach wird nun die Höhe der Stufe auf das realistische Niveau angehoben und sogar leicht darüber hinaus erhöht. Es können mehrere Varianten in der Übungsausführung verfolgt werden:

1. Die Person stellt abwechselnd den Fuß auf die Stufe oder von der Stufe auf den Boden.
2. Die Person steigt abwechselnd mit einem Fuß auf die Stufe und stellt den zweiten Fuß dazu. Alternativ kann auch der nachfolgende Fuß auf eine mögliche zweite Stufe gestellt werden oder gehoben werden, um das alternierende Treppensteigen anzubahnen.
3. Um das unbelastete Auftreten zu üben, kann mit dem bewegten Fuß auf die Treppe getippt oder von der Treppe abwärts auf den Boden getippt werden, um die Sicherheit am Standbein zu trainieren.

Sind die Übungsformen in ihrer Grundform gut erarbeitet, können wieder Ablenkungen eingebaut werden, um Störungen zu simulieren.

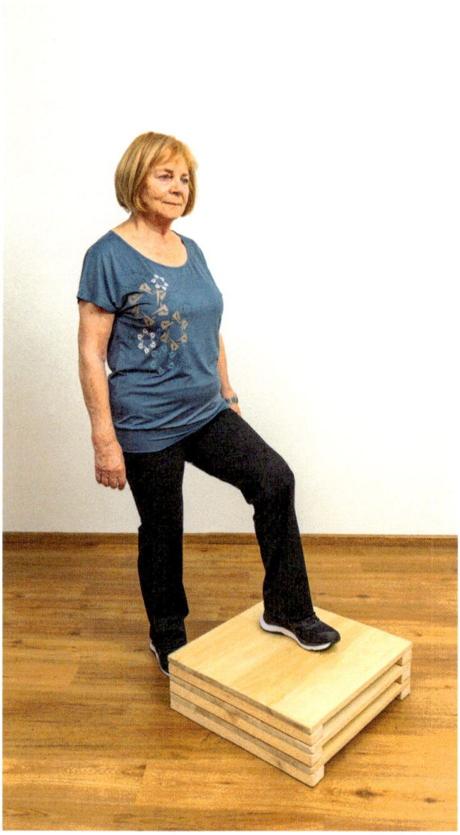

▲ Abb. 92 Stufensteigen

▼ Tab. 39 Steigerungsmöglichkeiten Übung Schritte mit Treppen

Steigerungen und Variationen	Zusätzliche Druckbedingungen
1. Kopfdrehung seitlich und darauf abgestimmte Blickrichtung 2. Kopfdrehung auf- und abwärts und darauf abgestimmte Blickrichtung 3. Kopfdrehung diagonal und darauf abgestimmte Blickrichtung 4. Blickfolge: Die Kopfbewegung und Blickrichtung folgen der Hand, die seitwärts, auf- und abwärts, diagonal und variierend bewegt wird. Achtung: Das darf hier nur kurz erfolgen. Die Hauptaufmerksamkeit sollte immer bei der Kernaufgabe bleiben. 5. Im Raum werden Gegenstände bestimmt, die auf Zuruf kurz angesehen werden müssen, ohne zu stoppen.	1. Die übende Person wird durch „Start"- und „Stop"-Signale in ihrer Bewegungsausführung immer wieder unterbrochen. 2. Die übende Person muss kognitive Zusatzaufgaben lösen oder wird von der sichernden Person mit Denkaufgaben abgelenkt. 3. Die übende Person trägt in einer Hand ein leichtes Gewicht oder einen Karton, der z. B. einen Wäschekorb simulieren soll. Das kann auch als Einstieg in ein Gespräch zum Thema sichere Verhalten auf Treppen im Alltag gesehen werden.

Hindernisparcours

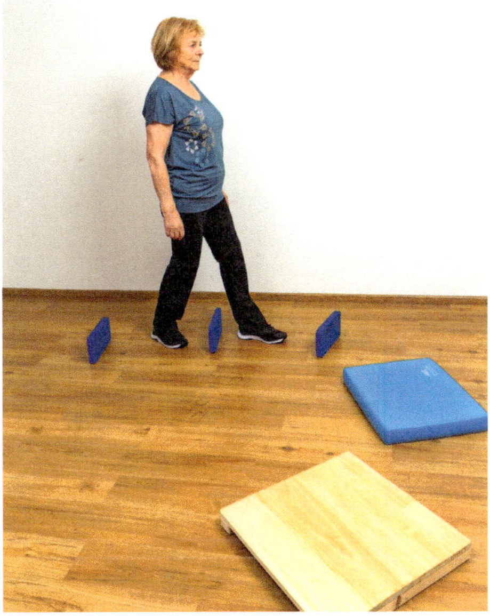

▲ Abb. 93 Hindernisparcours

Ziel der Übung

Ein Hindernisparcours kann verschiedene alltagsrelevante Situationen simulieren. Dadurch gewinnt die übende Person mehr Sicherheit für die Bewältigung des Alltags und die Sinnhaftigkeit des Übens wird unmittelbar greifbar.

Übungsbeschreibung

Aufgrund des selbstständigen Gehens ist vor allem in Gruppensettings bei einem Hindernisparcours besonderes Augenmerk auf die Sicherheit zu legen. Es sollten bei jeder Station feste und gut erreichbare Haltemöglichkeiten gegeben sein. Verwenden einzelne Personen Hilfsmittel, ist das bei der Stationsauswahl unbedingt mitzudenken.
Der Hindernisparcours kann alltäglichen Wegen von teilnehmenden Personen nachempfunden werden, besorgniserregende Situationen beinhalten (z. B.: Treppen) und alltäglichen Anforderungen nachempfunden sein (z. B.: Straßenüberqueren). Jede Station kann für sich einzeln geübt oder auch in einem Ablauf absolviert werden.

Im Rahmen der Übungen können folgende Stationen gewählt werden:
- Hindernisübersteigen
- Stufen und Treppen
- Schmale Gehstrecken (Korridor)
- Richtungswechsel (dargestellt durch Leitlinien oder „Torstangen")
- Wechsel der Gangart (Vorwärts, seitwärts und rückwärts. *Achtung bei Gruppen auf nachfolgende Personen!)*
- Steigungen und Gefälle
- Instabile Unterlagen (auch abgedeckt möglich)
- Präzise Steigaufgaben durch Bodenmarkierungen
- Kreuzungen bei Gruppenaufgaben (Achtung: Besondere Absicherung notwendig)

▼ Tab. 40 Steigerungsmöglichkeiten Übung Hindernisparcours

Steigerungen und Variationen	Zusätzliche Druckbedingungen
1. Kopfdrehungen auf Zuruf und mit Personensicherung 2. Im Raum werden Gegenstände bestimmt, die auf Zuruf kurz angesehen werden müssen, ohne zu stoppen. Aufgrund der Hindernisse auch hier nur mit Personensicherung.	1. Die übende Person wird durch „Start"- und „Stopp"-Signale in ihrer Bewegungsausführung immer wieder unterbrochen. 2. Die Bewegungsgeschwindigkeit wird mit einem Metronom beeinflusst. 3. Die übende Person muss kognitive Zusatzaufgaben lösen oder wird von der sichernden oder führenden Person mit Denkaufgaben abgelenkt.

Durch den Raum führen

Ziel der Übung

Die Übung schult das dynamische Gleichgewicht, die Ganganpassungsfähigkeit und die räumliche Orientierungsfähigkeit. Zusätzlich erhält die Übung im Gruppensetting noch einen Reaktionsaspekt, da anderen Teilnehmenden ausgewichen werden muss.

Übungsbeschreibung

Die Übenden gehen paarweise los und die hintere Person übernimmt die Führung. Im Einzelsetting ist die hintere Person Trainer oder Therapeut. Die Führung kann unterschiedlich erfolgen:

1. Die Person wird durch Druck der Hand, die zwischen die Schulterblätter gelegt wird, geleitet.
2. Die Person wird durch „Klopfzeichen" geleitet. So kann zum Beispiel ein Klopfen mit den flachen Händen auf beide Schultern der vorne gehenden Personen „Los" und „Stopp" bedeuten. Ein Klopfen auf einer Schulter bedeutet dann eine 90°-Kurve.
3. Die Person wird durch Worte („links, rechts, Stopp, …") durch den Raum geführt.

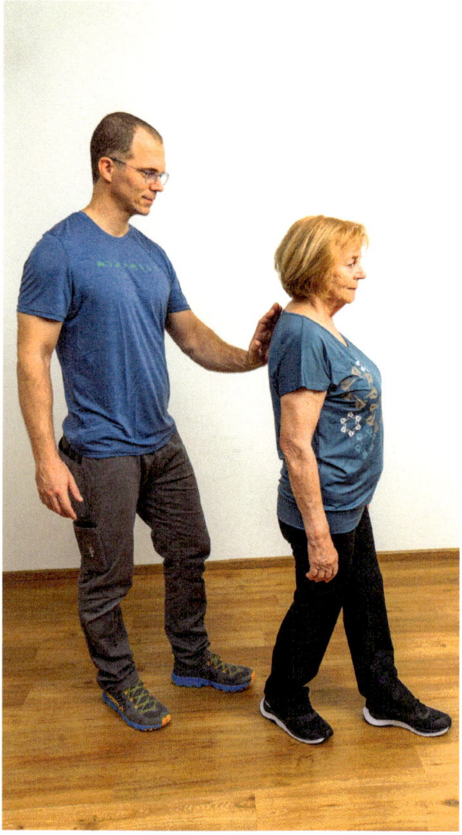

▲ Abb. 94 Durch den Raum führen

▼ Tab. 41 Steigerungsmöglichkeiten Übung Durch den Raum führen

Steigerungen und Variationen	Zusätzliche Druckbedingungen
1. Kopfdrehung seitlich und darauf abgestimmte Blickrichtung 2. Kopfdrehung auf- und abwärts und darauf abgestimmte Blickrichtung 3. Kopfdrehung diagonal und darauf abgestimmte Blickrichtung 4. Blickfolge: Die Kopfbewegung und Blickrichtung folgen der Hand, die seitwärts, auf- und abwärts, diagonal und variierend bewegt wird. 5. Im Raum werden Gegenstände bestimmt, die auf Zuruf kurz angesehen werden müssen, ohne zu stoppen. 6. Ein Auge wird geschlossen. 7. Beide Augen werden zusammengekniffen, um nur noch Schemen wahrnehmen zu können. 8. Beide Augen werden wiederholt kurz geschlossen und wieder geöffnet. 9. Die Augen werden für die Dauer der Übung geschlossen. ACHTUNG: Diese Variante bedarf vor allem bei verbaler Anweisung besonders guter Sicherung durch die führende Person!	1. Die übende Person wird über im Raum verteilte Hindernisse geführt. 2. Die übende Person muss kognitive Zusatzaufgaben lösen oder wird von der führenden Person mit Denkaufgaben abgelenkt. 3. Bei geschlossenen Augen muss die Person am Ende einer Sequenz möglichst präzise beschreiben, wo sie sich im Raum nun befindet. Erst danach darf sie zur Kontrolle die Augen öffnen.

Der Weg ist beliebig zu wählen, allerdings sollten einige Richtungsänderungen durchgeführt werden, um die Reaktion zu schulen. Es können zusätzliche Aufgaben gestellt werden, um die Übung zu intensivieren:

1. Die Bedeutung der Signale kann vertauscht werden. Z. B.: Bedeutet dann ein Zuruf: „links", dass die Person eine 90° Kurve nach rechts machen muss.
2. Die geführte Person schließt die Augen und geht auf die Anweisungen der leitenden Person vertrauend. Die führende Person stoppt nach einiger Zeit und die vordere Person lässt die Augen noch geschlossen und beschreibt nun so genau als möglich den Standort im Raum. Erst wenn die Beschreibung beendet ist, werden die Augen geöffnet und die Position kontrolliert.
3. Zusätzlich kann die führende Person der übenden Person Anweisungen zur Forderung der Sinneseindrücke und Druckbedingungen geben (Tab. 41).

Seilgasse einprägen

Ziel der Übung

Das Ziel der Übung ist die Schulung der räumlichen Vorstellung und das sichere Gehen mit geschlossenen Augen. Zusätzlich kann die Übung als Argumentationshilfe genommen werden, wie sich die Gangsicherheit auch in sehr bekannten Räumen in der Dunkelheit verändern kann (Stichwort: Nächtlicher Gang auf die Toilette).

Übungsbeschreibung

Zuerst geht die übende Person mit offenen Augen durch die Seilgasse, während sie von der sichernden Person begleitet wird. Das ist nötig, damit auch die sichernde Person ein Gefühl für Geschwindigkeit und Gefahrenmomente bekommt.

Beim zweiten Durchgang schließt die übende Person die Augen und wird von der Sicherungsperson begleitet. Die Begleitung kann durch einfaches Nebenhergehen oder durch leichten Körperkontakt ohne Führung erfolgen. Die übende Person versucht den vorher eingeprägten Weg nun mit geschlossenen Augen zu bewältigen. Seile eignen sich als Kontrolle, ob der Weg noch richtig ist, da die Seile auch durch Schuhe zu spüren sind. Wird der Weg unbemerkt verlassen, so muss die Sicherungsperson, die Übende darauf hinweisen, da dies für die Selbsteinschätzung von großer Bedeutung ist. Der Durchgang kann mehrmals wiederholt werden, dann werden die Rollen getauscht.

Ist das Schließen der Augen nicht möglich, oder sind zusätzliche Steigerungen gefragt, können die Sinnesanforderungen und zusätzliche Druckbedingungen eingesetzt werden.

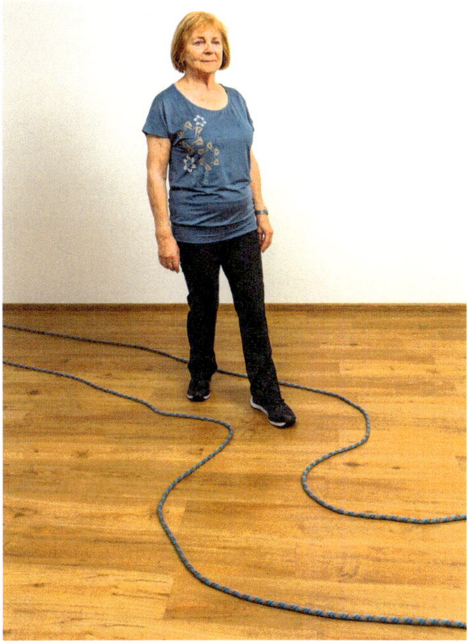

▲ Abb. 95 Seilgasse einprägen

▼ Tab. 42 Steigerungsmöglichkeiten Übung Seilgasse einprägen

Steigerungen und Variationen	Zusätzliche Druckbedingungen
1. Kopfdrehung seitlich und darauf abgestimmte Blickrichtung 2. Kopfdrehung auf- und abwärts und darauf abgestimmte Blickrichtung 3. Kopfdrehung diagonal und darauf abgestimmte Blickrichtung 4. Im Raum werden Gegenstände bestimmt, die auf Zuruf kurz angesehen werden müssen, ohne zu stoppen. **Anmerkung:** Die Steigerungen sind vor allem für den ersten Durchgang mit geöffneten Augen gedacht.	1. Die Seilgasse wird mit Hindernissen versehen (Gefaltete Blätter Papier), die mitberücksichtigt werden müssen. 2. Die übende Person muss kognitive Zusatzaufgaben lösen oder wird von der führenden Person mit Denkaufgaben abgelenkt. 3. Die Art des Gehens kann variiert werden. So können die Personen seitwärts oder auch rückwärts versuchen sich die Seilgasse einzuprägen.

Gangvariationen

Ziel der Übung

Das Ziel der Übung ist eine Schulung des dynamischen Gleichgewichts und der Ganganpassungsfähigkeit. Dabei werden unterschiedliche Teilbereiche des Gehens bewusst überzeichnet, um ein Erleben der Unterschiede möglich zu machen.

Übungsbeschreibung

Je nach Übungsausführung gehen die übenden Personen einzeln oder paarweise im Raum umher. Der Übungsleiter gibt nun Bewegungsanweisungen, die ein Umstellen der bestehenden Gangart nötig machen. Die Anweisungen sollten möglichst konträr zueinander stehen. Die Anweisungen können, wenn es die Gruppe erlaubt auch bildhaft sein („Gehen wie ein Elefant"), da das auch Kindheitserinnerungen weckt und leichter umsetzbar ist. Allerdings sollte beachtet werden, dass solche Anweisungen mit einer Erklärung des Hintergrundes untermauert werden sollten. Die reduzierte Fähigkeit zur Anpassung an sich verändernde Umstände „Ganganpassungsfähigkeit", wie zum Beispiel Unsicherheiten beim Rückwärts gehen zeigen ein erhöhtes Sturzrisiko an (Polo-Ferrero et al., 2025). Es empfehlen sich unter anderem folgende wechselnde Gangarten:

- Langsam gehen – schnell gehen
- Fest stampfen – schleichen
- Übertriebene Armbewegungen – kein Armpendel
- Diagonal Schritt – Passgang
- Vorwärts gehen – rückwärts gehen

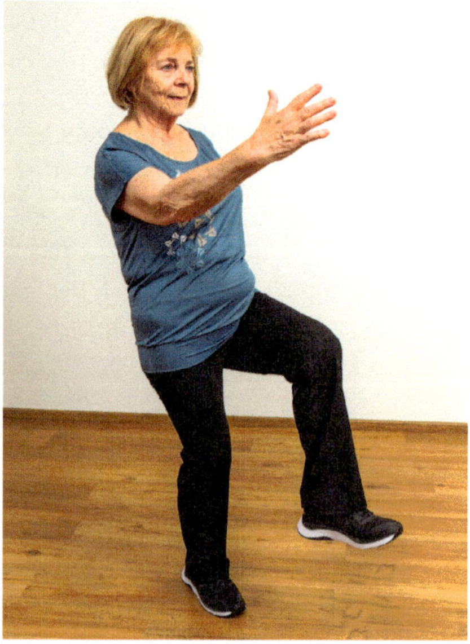

▲ Abb. 96 Gangvariationen

- Seitwärts nach links - seitwärts nach rechts
- Breite Schritte - Schmaler Gang (Tandemgang)
- Übertrieben abrollen - Gehen ohne abrollen (wie auf Eis)
- Klein und gebückt gehen - groß und aufrecht gehen
- Gehen mit hohem Beinhub (wie ein Storch) - gehen mit minimalem Beinhub

Zusätzlich zu den Variationen des Gehens können wiederum Sinnesanforderungen und Druckbedingungen eingesetzt werden.

▼ Tab. 43 Steigerungsmöglichkeiten Übung Gangvariationen

Steigerungen und Variationen	Zusätzliche Druckbedingungen
1. Kopfdrehung seitlich und darauf abgestimmte Blickrichtung 2. Kopfdrehung auf- und abwärts und darauf abgestimmte Blickrichtung 3. Kopfdrehung diagonal und darauf abgestimmte Blickrichtung 4. Im Raum werden Gegenstände bestimmt, die auf Zuruf kurz angesehen werden müssen, ohne zu stoppen. 5. Ein Auge wird geschlossen. 6. Beide Augen werden zusammengekniffen, um nur noch Schemen wahrnehmen zu können. 7. Beide Augen werden wiederholt kurz geschlossen und wieder geöffnet.	1. Die übende Person wird über im Raum verteilte Hindernisse geführt. 2. Die übende Person muss kognitive Zusatzaufgaben lösen oder wird vom Partner mit Denkaufgaben abgelenkt. 3. Die Schrittvariationen können zusätzlich mit anderen Übungen kombiniert werden. Es empfehlen sich dazu: Korridorgehen, Rastergehen und Seilgasse einprägen. Ebenso kann das durch den Raum führen mit Schrittvariationen kombiniert werden.

Imaginäre Hindernisse

Ziel der Übung

Die Übung hat das Ziel, dass die übenden Personen sich mit der Bewältigung möglicher Hindernisse auseinandersetzen und Lösung für Probleme finden, ohne tatsächlich einer Gefährdung ausgesetzt zu sein. Das Gruppensetting lässt zudem Raum für das Besprechen der Lösungsstrategien.

Übungsbeschreibung

Die Teilnehmer beginnen frei im Raum zu gehen. Der Übungsleiter kann vorgeben, dass im Kreis gehen verboten ist. Allerdings kann auch im Kreis im eigenen Tempo gegangen werden, wenn Überholen erlaubt wird. Der Kreis sollte jedoch nicht zu klein sein, um Schwindel zu vermeiden.
Der Übungsleiter gibt nun immer wieder Situationen vor, die von den Teilnehmern überwunden werden müssen. Erklärt der Übungsleiter zum Beispiel einen „Baumstamm" zum nächsten Hindernis, müssen die Teilnehmer nun den „Baumstamm" überwinden. Das kann mit einem großen Schritt erfolgen oder auch mit einem angedeuteten Aufstützen. Das Hindernis wird jedenfalls nach der Phantasie der Teilnehmer überwunden.

Diese Übung eignet sich gut als Aufwärmübung und kann in einer Art „Bewegungsgeschichte" verpackt werden. Die Teilnehmenden können sich gegenseitig beim Überwinden der imaginären Hindernisse unterstützen.

Mögliche Hindernisse

- Querliegender Baumstamm
- Pfützen am Weg
- Tiefhängende Äste
- Schmale Brücke über einen Bach
- Steine im Bach
- Enge Felsspalte
- Elektrischer Zaun
- Dichtes Gestrüpp

Bei dieser Übung wird auf zusätzliche Steigerung der Sinnesanforderungen oder Druckbedingungen verzichtet, damit die übenden Personen sich frei durch den Raum bewegen und sich voll auf das Lösen der Aufgaben konzentrieren zu können.

Balance Labyrinth

Ziel der Übung

Bei dieser Übung werden unterschiedliche Ziele verfolgt: Zum einen geht es um das Balancieren auf oder nahe bei Linien, um die Spurbreite wieder schmäler werden zu lassen. Zum anderen geht es auch darum Hindernisse (Linien) zu übersteigen, um die Schrittlänge und Schrittpräzision zu schulen. Zusätzlich wird auch das Reagieren beziehungsweise Umschalten zwischen den beiden Aufgaben trainiert, was zu Gunsten der Ganganpassungsfähigkeit erfolgt.

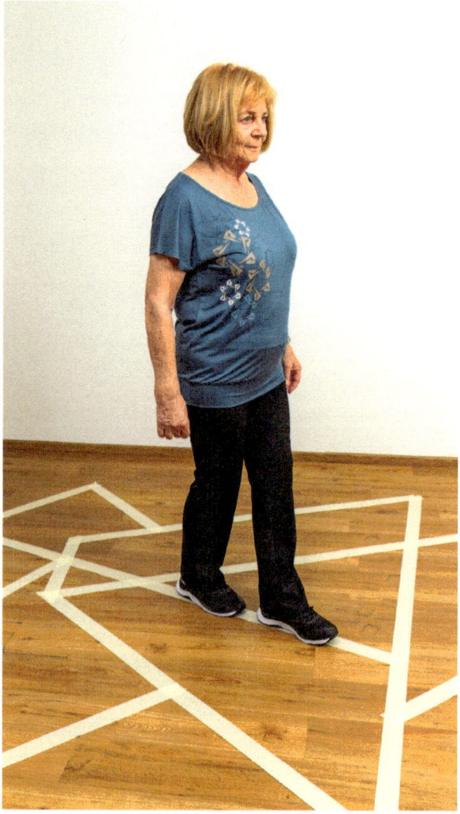

▲ Abb. 97 Balance Labyrinth

Übungsbeschreibung

Wie abgebildet wird ein Labyrinth oder Netz aus Klebebändern (Malerabdeckband) am Boden vorbereitet. Es ist darauf zu achten, dass es keine Sackgassen (freie Enden) bei den Bändern gibt. Die umspannten Flächen sollten so groß sein, dass zumindest ein Fuß darin Platz findet. Diese Übung kann im Einzel oder auch im Gruppensetting durchgeführt werden.

Variante – Gehen auf den Linien

Die übenden Personen haben die Aufgabe möglichst nahe bei, mit einem Fuß oder auch mit beiden Füßen auf den Linien zu balancieren. Sie sollen dabei einem vorgegebenen oder selbst gewählten Weg folgen.

Die anleitende Person kann folgende Steigerungen und Variationen einführen:

▼ Tab. 44 Steigerungsmöglichkeiten im Einzelsetting

Steigerungsformen
1. Auf Zuruf muss die übende Person bei der nächsten Abzweigung eine vorgegebene Richtung einschlagen.
2. Auf Zuruf muss die übende Person die Gangart wechseln (vorwärts, seitwärts, rückwärts)
3. Auf Zuruf muss die übende Person das Tempo ändern (langsam, selbstgewählt, möglichst schnell).
4. Über ein Metronom wird ein Rhythmus eingespielt, in dem die Person gehen soll. Der Rhythmus wird immer wieder verändert.
5. Auf Zuruf muss die übende Person, ohne die Bewegung zu unterbrechen, den Blick kurz auf zuvor definierte Objekte richten.

Als Gruppenübung ergeben sich folgende Varianten:

▼ Tab. 45 Steigerungsmöglichkeiten im Gruppensetting

Steigerungsformen
1. Die im Labyrinth gehenden Personen versuchen möglichst Kollisionen zu vermeiden.
2. Treffen Personen aufeinander, müssen sie umdrehen und in die andere Richtung weitergehen.
3. Treffen Personen aufeinander, muss eine Person der anderen folgen. Dadurch können längere Schlangen entstehen.
4. Treffen Personen aufeinander, müssen eine oder beide Personen auf eine andere Linie steigen, mit möglichst wenigen Schritten auf dem freien Boden.

Variante – Gehen in den Feldern

Die übenden Personen haben die Aufgabe nur in den Feldern zu gehen, und dürfen die Linien nicht berühren. Die Wege werden vorgegeben, oder können auch selbst gewählt werden.

Die anleitende Person kann folgende Steigerungen vorgeben:

▼ Tab. 46 Steigerungsmöglichkeiten – Gehen in den Feldern im Einzelsetting

Steigerungsformen
1. Auf Zuruf werden Felder (z. B. nach ihrer Form „Dreieck") vorgegeben, in die die übende Person steigen muss.
2. Die Felder werden nummeriert, und die übende Person muss auf Zahlen oder Zahlenfolgen reagieren.
3. Die übende Person muss auf Zuruf die Gangart auf seitlich und auch rückwärts ändern.
4. Die übende Person darf nur mit einer vorgegebenen Anzahl an Bodenkontakten in die Felder treten.
5. Es werden in den Feldern Hindernisse (z. B. gefaltetes A4-Blatt) aufgestellt. Es dürfen nur Felder mit oder ohne Hindernis (je nach Vorgabe) betreten werden.
6. Auf Zuruf wird zwischen Feldergehen und Liniengehen gewechselt.

Als Gruppenübung ergeben sich folgende Varianten:

▼ Tab. 47 Steigerungsmöglichkeiten – Gehen in den Feldern im Gruppensetting

Steigerungsformen
1. Die in den Feldern gehenden Personen dürfen nur in Felder steigen, in denen keine oder maximal eine weitere Person ist.
2. Die übenden Personen müssen auf Zuruf sich zu zweit, zu dritt, ... in einem Feld aufstellen, ohne die Linien zu berühren.
3. Alle übenden Personen müssen auf Zuruf in ein Feld gehen.
4. Bei nummerierten Kästchen dürfen einige nur in Felder mit gerader Zahl und manche nur in ungerade nummerierte Felder gehen.

Variante – Gehen im Wechsel zwischen den Aufgaben Liniengehen und in Felder steigen

Die übenden Personen gehen je nach Vorgabe in den Feldern, ohne die Linien zu berühren, oder auf oder möglichst nahe der Linie entlang. Der Wechsel und das Umstellen der Aufgabe steht nun im Vordergrund.

Für die Wechsel ergeben sich folgende Variationen:

▼ Tab. 48 Steigerungsmöglichkeiten – Wechsel zwischen den Varianten

Steigerungsformen
1. Auf Zuruf müssen die übenden Personen vom Gehen nur in Feldern auf das Gehen nur auf Linien umstellen.
2. In einer Trainingsgruppe werden Kleingruppen gebildet, die unterschiedlich angesprochen werden. So muss z. B. Gruppe A auf den Linien gehen, während Gruppe B in den Feldern gehen muss.

4.2 Proaktives Gleichgewichtstraining

Bei dieser Übungsgruppe geht es um Aufgaben, die das Vorab-Einschätzen einer Situation trainieren sollen. Zusätzlich sollen die Übungen die Fähigkeit verbessern, die eigenen Grenzen besser einschätzen zu können, damit ein häufiges Unter- aber auch Überschätzen vermieden wird. Die Übungen eignen sich hervorragend zur Reduktion einer bestehenden Sturzangst. Um den Selbsteinschätzungsaspekt zu betonen, ist es empfehlenswert, die übenden Personen zu befragen, ob sie glauben die Übung mit der gestellten Aufgabe bewältigen zu können. Unabhängig von der Selbsteinschätzung wird die Aufgabe (z. B.: Reichweite) durchgeführt, um zu überprüfen, ob die Prognose zutreffend war.

Sprunggelenksstrategie

Ziel der Übung

Diese Übung dient zur (Re-)Aktivierung der Sprunggelenksstrategie. Übungen in diesem Bereich sind besonders wichtig und einfach umsetzbar (Lee & Lee, 2017). Über das Verschieben des Körper-

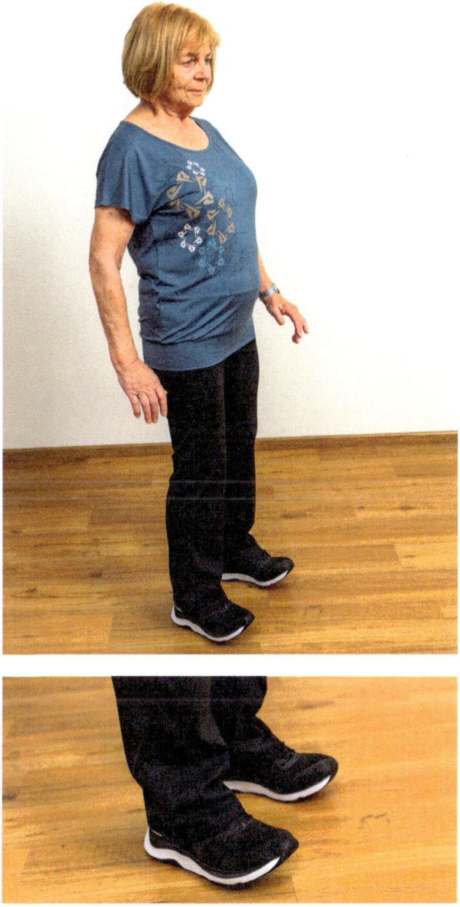

▲ Abb. 98 Sprunggelenksstrategie – Ausgangsstellung

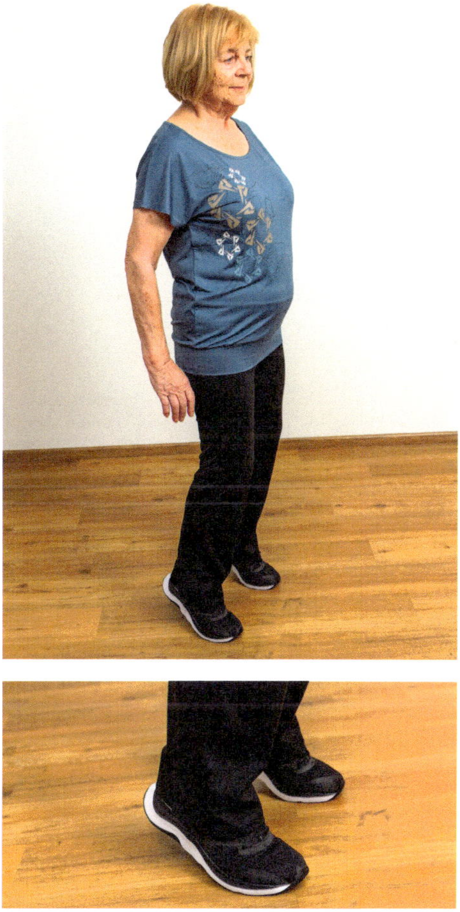

▲ Abb. 99 Sprunggelenksstrategie – Endstellung

schwerpunkts entlang der Fußsohle werden reflektorisch Muskeln angespannt, die das Gleichgewicht erhalten helfen. Durch physiologische und pathologische Veränderungen bei alten Menschen im Standgleichgewicht und im Gangbild und in der Strategienverschiebung in Richtung Hüftgelenksstrategie wird eben diese Aktivierungsfolge vernachlässigt und sogar verloren. Für ein stabiles Stehen und Gehen ist die Sprunggelenksstrategie aber besonders wichtig.

Übungsbeschreibung

Aus dem geübten stabilen Stand wird nun versucht die Grenze auszuloten, bei der die Person unweigerlich nach vorne kippen würde. Wichtig ist daher eine aufrechte Körperposition, aus der dann der Körperschwerpunkt nach vorne verlagert wird. Die Hüften bleiben bei der Ausführung der Übung immer gestreckt. Ähnlich einem Klippen- oder Skispringer lehnt sich die Person nach vorne und versucht den Grenzpunkt herauszufinden. Die Arme sind dabei leicht nach vorne erhoben und die Hände nur Zentimeter von der Lehne des vorderen Stuhls entfernt. Ist der Grenzpunkt gefunden, wird langsam zwischen dem Grenzpunkt und dem stabilen Stand gependelt.

Auf die gleiche Weise wird der Grenzpunkt nach hinten ausgelotet. Empfehlenswert ist eine nahe Wand, damit ein Überschreiten der Grenze durch Anlehnen abgefangen wird. Sind beide Grenzen bekannt, wird nun zwischen den Grenzpunkten gewechselt.

▼ Tab. 49 Steigerungsmöglichkeiten Übung Sprunggelenksstrategie

Steigerungen und Variationen	Zusätzliche Druckbedingungen
1. Kopfdrehung seitlich und darauf abgestimmte Blickrichtung 2. Kopfdrehung auf- und abwärts und darauf abgestimmte Blickrichtung 3. Kopfdrehung diagonal und darauf abgestimmte Blickrichtung 4. Blickfolge: Die Kopfbewegung und Blickrichtung folgen der Hand, die seitwärts, auf- und abwärts, diagonal und variierend bewegt wird. 5. Im Raum werden Gegenstände bestimmt, die auf Zuruf kurz angesehen werden müssen, ohne zu stoppen. 6. Ein Auge wird geschlossen. 7. Beide Augen werden zusammengekniffen, um nur noch Schemen wahrnehmen zu können. 8. Beide Augen werden wiederholt kurz geschlossen und wieder geöffnet. 9. Die Augen werden für die Dauer der Übung geschlossen.	1. Die Übung wird auf einer instabilen Unterlage ausgeführt. 2. Die übende Person muss kognitive oder motorische Zusatzaufgaben lösen, ohne die Bewegung zu unterbrechen. 3. Um den Bauch der übenden Person wird ein Gurt gelegt, an dem über einen stabilen Draht oder Stab ein Filzstift verbunden ist. Vor einem Tisch oder einem Pult stehend, versucht die übende Person nun mit Verlagerungen des Körperschwerpunkts zu zeichnen. Es ist darauf zu achten, dass die Hüften gestreckt bleiben.

Etwas erreichen

Ziel der Übung

Die Übung dient der Selbsteinschätzung, wie weit etwas zu erreichen ist. Sie schult die Hüftgelenksstrategie und die Rumpfbeweglichkeit und gibt alltagsnahe Rückmeldung über die eigene Reichweite, aber auch in welchem Abstand oder welcher Höhe Gegenstände erreichbar sind.

Übungsbeschreibung

Der Übungsleiter hält einen Gegenstand (z. B. einen kleinen Ball) in einer Distanz zur übenden Person. Benötigt eine Person mehr Sicherheit, kann auch ein Ziel vorgeben werden, auf einem Tisch liegend, auf einer Sprossenwand platziert oder wie abgebildet auf einem Stab positioniert, damit die übende Person unmittelbar gesichert werden kann.

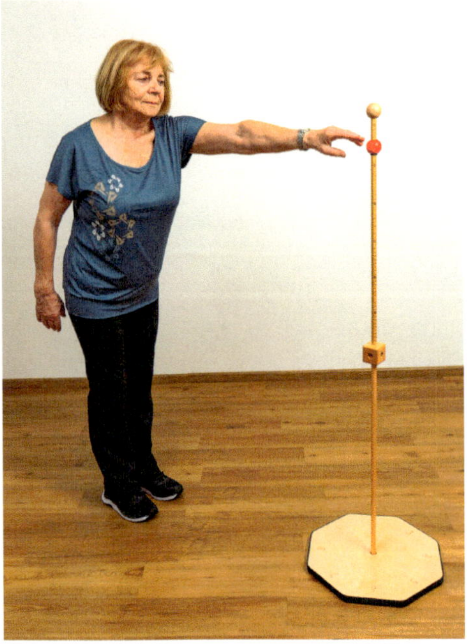

▲ Abb. 100 Etwas erreichen

Aus dem stabilen Stand wird die Entfernung nach vorne erst einmal abgeschätzt und dem Übungsleiter mitgeteilt, ob es möglich ist oder nicht den Gegenstand zu erreichen. Dann wird die Selbsteinschätzung überprüft. Ist die Einschätzung korrekt bzw. unterschätzt sich die Person wird der Abstand vergrößert und die Übung beginnt von vorne, bis die Person tatsächlich ihre maximale Reichweite erfahren hat.

Überschätzt sich die Person allerdings, sollte zuerst im sicheren Rahmen geübt werden, also der Abstand verringert werden, und so an die Grenze herangeführt werden. Ist der Grenzpunkt einmal gefunden, kann dieselbe Distanz mit geschlossenen Augen versucht werden.

Welche Strategien die Person anwendet, um den Gegenstand zu erreichen, liegt bei der übenden Person. Es ist nur verboten, einen Schritt auf den Gegenstand zuzugehen. Ob die Fersen gehoben, die Knie gebeugt oder andere Möglichkeiten ausgelotet werden, bestimmt die übende Person.

Die Übung wird in weiterer Folge in unterschiedlichen Höhen und auch mit Rumpfdrehungen ausgeführt.

▼ Tab. 50 Steigerungsmöglichkeiten Übung Etwas Erreichen

Steigerungen und Variationen	Zusätzliche Druckbedingungen
1. Ein Auge wird geschlossen, um das dreidimensionale Sehen zu stören. 2. Beide Augen werden zusammengekniffen, um nur noch Schemen wahrnehmen zu können. 3. Beide Augen werden wiederholt kurz geschlossen und wieder geöffnet. 4. Die Augen werden nach Abschätzen der Distanz für die Dauer der Übung geschlossen. 5. Auf Zuruf können Kopfdrehungen oder auch das kurze Ansehen von zuvor definierten Gegenständen im Raum als Ablenkung eingesetzt werden.	1. Die Übung wird auf einer instabilen Unterlage ausgeführt. 2. Die übende Person muss kognitive Zusatzaufgaben lösen, ohne die Bewegung zu unterbrechen. 3. Die übende Person muss aus größerem Abstand einschätzen, wie viele Schritte sie benötigt, um den Gegenstand zu erreichen.

Hindernis übersteigen

Ziel der Übung

Hindernisse sind im Alltag allgegenwärtig und häufig von Normen geprägt. Viele Hindernisse bereiten ein Leben lang keine Probleme, was dem Gefahrenbewusstsein abträglich ist. Dass aber gerade alltägliche Hindernisse zu Gefahren werden können, muss im Training thematisiert werden. Aus diesem Grund, und um die Bewegungsökonomie zu schulen, sollte das Hindernisübersteigen mit Selbsteinschätzung erfolgen.

Übungsbeschreibung

Die Basisübung wird so ausgeführt, dass die übende Person ein Hindernis (z. B. ein gefaltetes DIN-A4-Blatt) mehrmals übersteigen muss. Klappt die Aufgabe gut, kann die Übung in unterschiedlichen Variationen durchgeführt werden:

1. Die übende Person versucht über ein Hindernis zu steigen. Dies sollte in der Höhe möglichst knapp passieren, sodass weder der vordere noch der hintere Fuß das Hindernis berühren. Wird ein

Hindernis bewältigt, wird die Höhe variiert. Es sollte möglichst häufig gewechselt werden, um die Aufmerksamkeit hochzuhalten.
2. Als Steigerung können mehrere Hindernisse unterschiedlicher Höhen hintereinander aufgelegt werden. Diese müssen in der Höhe knapp überstiegen werden. Das Hindernisübersteigen mit Hinblick auf Stufensteigen ist aufgrund der Gefahr über die letzte Stufe zu stolpern als Übung sehr wichtig. Senioren heben den Fuß bei der letzten Stufe weniger hoch (Kunzler et al., 2018).
3. Ein Hindernis wird in der Höhe so lange gesteigert, solange die übende Person sich vorab zutraut das Hindernis zu übersteigen. Sofern die übende Person es möchte, werden auch Höhen überprüft, von denen die Person annimmt, sie nicht zu bewältigen. Es werden also die Grenzen ausgelotet. Es ist hier auf eine besonders aufmerksame Sicherung zu achten, da ein Hängenbleiben am Hindernis möglich ist. Es empfiehlt sich demnach ein Hindernis, das beim zu tiefen Übersteigen keinen deutlichen Widerstand gibt (Z. B.: Ein zwischen den Stühlen mit kleiner Klebefläche angebrachtes Malerabdeckband, oder ein auf den Sitzflächen aufgelegter und zwischen den Stühlen ohne Spannung hängender Wollfaden).

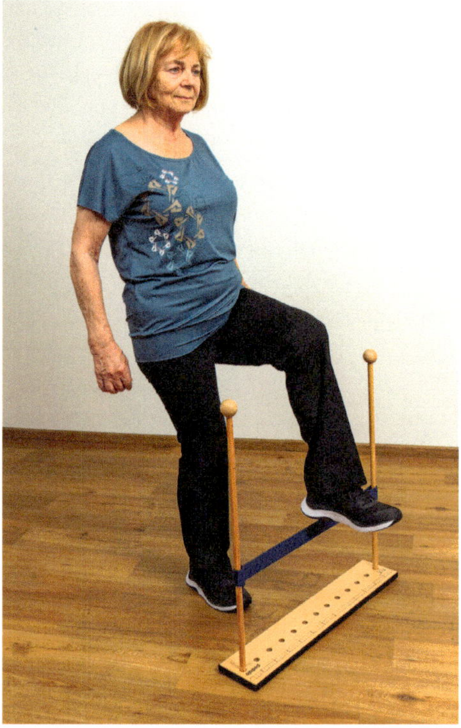

▲ Abb. 101 Hindernis übersteigen

▼ Tab. 51 Steigerungsmöglichkeiten Übung Hindernis übersteigen

Steigerungen und Variationen	Zusätzliche Druckbedingungen
1. Kopfdrehung seitlich und darauf abgestimmte Blickrichtung. 2. Kopfdrehung auf- und abwärts und darauf abgestimmte Blickrichtung. 3. Im Raum werden Gegenstände bestimmt, die auf Zuruf kurz angesehen werden müssen, ohne zu stoppen. 4. Ein Auge wird geschlossen. 5. Beide Augen werden zusammengekniffen, um nur noch Schemen wahrnehmen zu können. 6. Beide Augen werden auf Zuruf wiederholt kurz geschlossen und wieder geöffnet. Hier ist auf gute Personensicherung zu achten.	1. Die Übung wird startend, endend oder gänzlich auf einer instabilen Unterlage ausgeführt. 2. Die übende Person muss kognitive oder motorische Zusatzaufgaben lösen, ohne die Bewegung zu unterbrechen. 3. Die übende Person wird bei bereits geübter Hindernishöhe angewiesen das Hindernis bewusst nicht anzusehen und trotzdem möglichst knapp darüber zu steigen. 4. Die Person wird während des Übersteigens vom Übungsleiter angesprochen (Rechenaufgaben oder Fragestellungen, die beantwortet werden müssen.). 5. Die übende Person bekommt während der Übung einen leichten Stoß (z. B. von der Seite). Achtung auf aufmerksame Sicherung!

Distanz übersteigen

Ziel der Übung

Eine gewisse Distanz zu übersteigen ist eine alltägliche Herausforderung, die bei zu kurzen Schritten auch zu Stürzen führen kann. Daher ist es wichtig das auch als Übung zu thematisieren.

Übungsbeschreibung

Die Aufgabe lautet eine vorgegebene Distanz zu übersteigen, und sich vorab einzuschätzen, ob das möglich ist oder nicht. Nach der Einschätzung erfolgt die Überprüfung. Die Distanzvorgaben werden langsam größer. Wenn die Person bei einer Entfernung angibt, es nicht schaffen zu können, soll sie trotzdem versuchen, die Strecke zu übersteigen. Dadurch werden Grenzen abgesteckt und die eigenen Fähigkeiten aufgezeigt. Falls eine Person ungünstige Strategien anwendet, wie zum Beispiel eine ungünstige Verlagerung des Körperschwerpunkts, kann der Übungsleiter Empfehlungen abgeben. Ansonsten sollte die Bewältigung der übenden Person überlassen werden.

Variationsmöglichkeiten dieser Übung können sein:

1. Die Person steigt aus dem Stand mit beiden Beinen über die geforderte Distanz.
2. Die Person steigt aus dem Gehen mit beiden Beinen über die geforderte Distanz.
3. Die Person steigt aus dem Stand mit einem Bein über die geforderte Distanz, und muss den Schritt wieder umkehren.
4. Die Person steigt in unterschiedlichen Richtungen (vorwärts, seitwärts, rückwärts) aus dem Stand mit einem Fuß über die geforderte Distanz und muss den Schritt wieder umkehren.

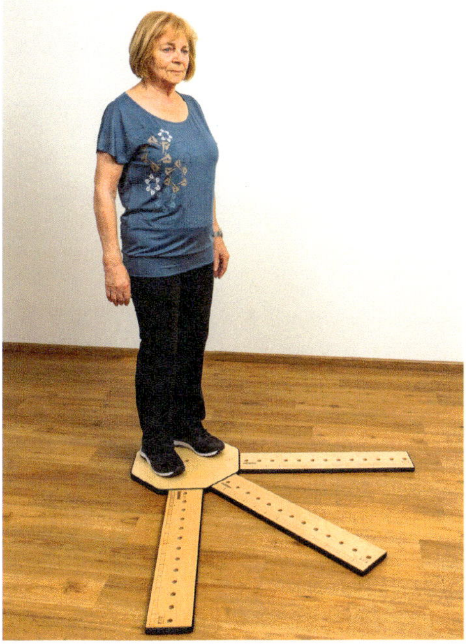

▲ Abb. 102 Distanz übersteigen – Ausgangsstellung – Variation 3

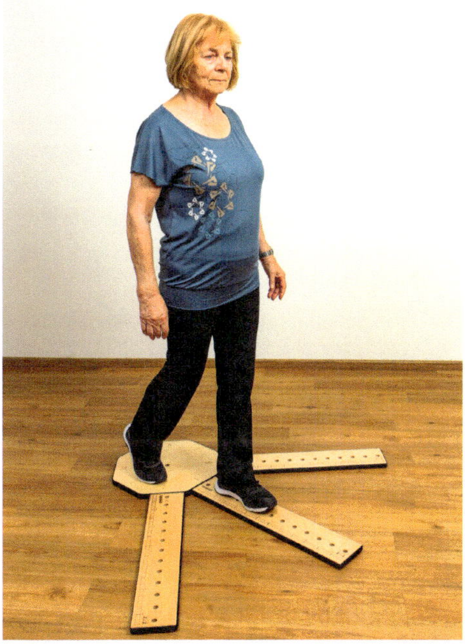

▲ Abb. 103 Distanz übersteigen – Endstellung – Variation 3

5. Die übende Person versucht die Schritte möglichst rasch in der zuvor ausgeloteten Schrittlänge auszuführen.
6. Kombination mit der Übung „Hindernis übersteigen": Der maximale und optimale Abstand zum Übersteigen eines Hindernisses werden ausgelotet.

▼ Tab. 52 Steigerungsmöglichkeiten Übung Distanz übersteigen

Steigerungen und Variationen	Zusätzliche Druckbedingungen
1. Kopfdrehung seitlich und darauf abgestimmte Blickrichtung. 2. Kopfdrehung auf- und abwärts und darauf abgestimmte Blickrichtung. 3. Im Raum werden Gegenstände bestimmt, die auf Zuruf kurz angesehen werden müssen, ohne zu stoppen. 4. Ein Auge wird geschlossen. 5. Beide Augen werden zusammengekniffen, um nur noch Schemen wahrnehmen zu können. 6. Beide Augen werden auf Zuruf wiederholt kurz geschlossen und wieder geöffnet. Hier ist auf gute Personensicherung zu achten.	1. Die Übung wird startend, endend oder gänzlich auf einer instabilen Unterlage ausgeführt. 2. Die übende Person muss kognitive oder motorische Zusatzaufgaben lösen, ohne die Bewegung zu unterbrechen. 3. Die Person wird während des Schrittes vom Übungsleiter angesprochen (Rechenaufgaben oder Fragestellungen, die beantwortet werden müssen). 4. Es werden eine kurze Balancestrecke, ein Hindernis und eine zu übersteigende Distanz nebeneinander aufgelegt. Die Person muss darauf zugehen und auf Zuruf oder Farbsignal reaktiv auswählen, was sie bewältigen muss.

Knapp an etwas vorbei gehen

Ziel der Übung

Da Stolpern auch durch Hängenbleiben an Stuhl- oder Tischbeinen und Türrahmen geschehen kann (Robinovitch et al., 2013), ist es empfehlenswert die Selbsteinschätzung auch in dieser Dimension zu üben.

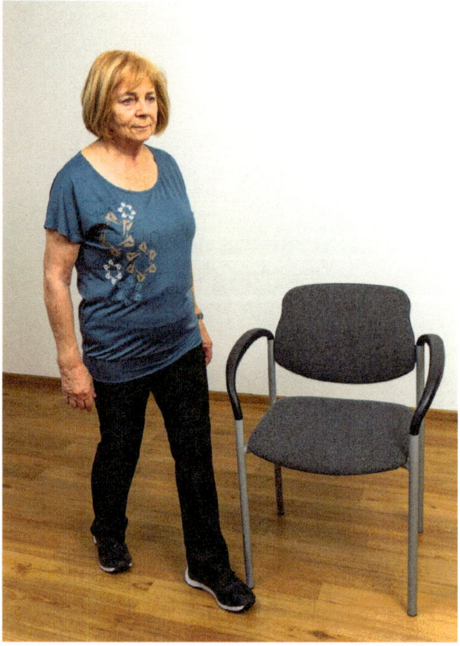

▲ Abb. 104 Knapp an etwas vorbeigehen

Übungsbeschreibung

Die übende Person geht an einem senkrechten Stab, einer (Tisch-)Kante oder ähnlichem möglichst knapp vorbei, ohne die Kante zu berühren. Die Rückmeldung durch den Übungsleiter ist unbedingt notwendig.
Gesteigert kann die Aufgabe auch als Partnerübung werden, indem aufeinander zugehende Partner möglichst knapp aneinander vorbei gehen müssen. Eine Person darf dabei ihre gerade Gehstrecke nicht verlassen. Die andere versucht möglichst knapp auszuweichen. Diese Variante benötigt eine sehr aufmerksame Sicherung!

▼ Tab. 53 Steigerungsmöglichkeiten Übung Knapp an etwas vorbei gehen

Steigerungen und Variationen	Zusätzliche Druckbedingungen
1. Kopfdrehung seitlich und darauf abgestimmte Blickrichtung. 2. Kopfdrehung auf- und abwärts und darauf abgestimmte Blickrichtung. 3. Im Raum werden Gegenstände bestimmt, die auf Zuruf kurz angesehen werden müssen, ohne zu stoppen. 4. Ein Auge wird geschlossen. 5. Beide Augen werden zusammengekniffen, um nur noch Schemen wahrnehmen zu können. 6. Beide Augen werden auf Zuruf wiederholt kurz geschlossen und wieder geöffnet. Hier ist auf gute Personensicherung zu achten.	1. Der Weg zum Stab oder der Kante wird mit Hindernissen versehen, die zusätzlich überstiegen werden müssen. 2. Die übende Person muss kognitive oder motorische Zusatzaufgaben lösen, ohne die Bewegung zu unterbrechen. 3. Die Person wird während der Bewältigung der Aufgabe vom Übungsleiter oder der entgegenkommenden Person angesprochen (Rechenaufgaben oder Fragestellungen, die beantwortet werden müssen). 4. Kurz vor dem Objekt wird der Person mitgeteilt, an welcher Seite sie knapp vorbei gehen muss.

Tempo einschätzen

Ziel der Übung

Die Fähigkeit für unterschiedliche Gehgeschwindigkeiten, beziehungsweise das Anpassen der eigenen Gehgeschwindigkeit an Situationen, sind ein Qualitätskriterium für die Gangsicherheit. Beim Überqueren einer Straße oder auch beim Gehen mit anderen Personen wird das zum Beispiel gefordert.

Übungsbeschreibung

Die Übung wird in der Gruppe als Partnerübung oder im Einzelsetting mit dem Übungsleiter durchgeführt. Eine Person geht langsam vor. Überschreitet sie eine im Raum erkennbare Markierung, darf die zweite Person, mit der Aufgabe die vorausgehende Person genau am Ende des Raumes oder bei einer zweiten Markierung einzuholen, starten.

Bei sehr unsicheren Personen, die beim Gehen auf Sicherung angewiesen sind, sollte die Übung nur im Einzelsetting durchgeführt werden. Dann übernimmt die Tempovorgabe z. B. ein vom Übungsleiter automatisiertes ferngesteuertes Auto oder auch eine adaptierte Spielzeug-Eisenbahn, die am Rande der Gehstrecke, ohne eine Gefahr zu sein, fährt.

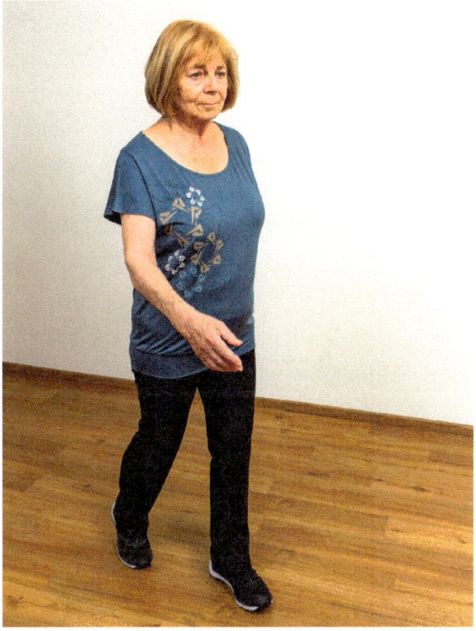

▲ Abb. 105 Tempo einschätzen

▼ Tab. 54 Steigerungsmöglichkeiten Übung Tempo einschätzen

Steigerungen und Variationen	Zusätzliche Druckbedingungen
1. Kopfdrehung seitlich und darauf abgestimmte Blickrichtung. 2. Kopfdrehung auf- und abwärts und darauf abgestimmte Blickrichtung. 3. Im Raum werden Gegenstände bestimmt, die auf Zuruf kurz angesehen werden müssen, ohne zu stoppen. 4. Ein Auge wird geschlossen. 5. Beide Augen werden zusammengekniffen, um nur noch Schemen wahrnehmen zu können. 6. Beide Augen werden auf Zuruf wiederholt kurz geschlossen und wieder geöffnet. Hier ist auf gute Personensicherung zu achten.	1. Der Weg wird durch die Aufgabe „Korridorgehen" oder „Rastergehen" erschwert und oder mit Hindernissen versehen, die zusätzlich überstiegen werden müssen. 2. Die übende Person muss kognitive oder motorische Zusatzaufgaben lösen, ohne die Bewegung zu unterbrechen. 3. Die Person wird während des Gehens vom Übungsleiter angesprochen (Rechenaufgaben oder Fragestellungen, die beantwortet werden müssen).

4.3 Reaktives Gleichgewichtstraining

Dieses Kapitel widmet sich Übungen zur Schulung des reaktiven Gleichgewichts in Stand und Gang. Die Balance nach einem Gleichgewichtsverlust wiederherzustellen ist in der Sturzvermeidung besonders wichtig, da aufgrund der altersbedingten Veränderungen im sensomotorischen System eine erhöhte Wahrscheinlichkeit eines Gleichgewichtsverlusts besteht. Zudem muss die reaktive Bewegungsantwort die langsamere Nervenleitgeschwindigkeit kompensieren. Besonders gangunsichere Personen und Personen mit einem sehr auffälligen Risikoprofil sollten in diesem Themenbereich verstärkt üben. Zudem ist reaktives Gleichgewichtstraining oder auch perturbationsbasiertes Gleichgewichtstraining durchaus vielversprechend bei kurzen Interventionen, da ein länger wirksamer Effekt angenommen werden kann (Kemmler et al., 2024).

Zug Kompensieren

Ziel der Übung

Im Gehen und Stehen sind wir ständig unterschiedlichen Herausforderungen von außen ausgesetzt. Beim Spaziergang mit dem Hund zum Beispiel muss wechselndem Zug Stand gehalten und dieser ausgeglichen werden. Bei dieser Übung werden genau solche Situationen geübt.

Übungsbeschreibung

Die übende Person hält ein Gymnastikband oder ein Seil in einer Hand. Oder das Band bzw. Seil wird um das Becken der übenden Person gelegt. Der Partner beginnt am Band/Seil zu ziehen, und das in wechselnder Intensität. Die andere Person versucht den Zug auszugleichen und stabil stehen zu bleiben. Anfangs sollten die Zugstärken nicht zu schnell wechseln, um dem Partner die Möglichkeit zu geben sich anzupassen. Besonders schwierig ist es auf einen plötzlich wechselnden Zug zu reagieren.

Später kann auch die Zugrichtung variiert werden. Achtung bei zu schnellem Wechsel bei Zug von vorne! (Gefahr nach hinten zu kippen!)
Die Übung kann so definiert werden, dass das Gleichgewicht im Stand gehalten werden muss, oder dass auch mit einer Schrittstrategie das Gleichgewicht wieder hergestellt werden darf. Ebenso ist ein Freistellen der Reaktion möglich, da es auch ein größeres Variieren der Zugstärke möglich macht.
Bei unsicheren Personen sollte diese Übung nur im Einzeltraining angewandt werden. Ist eine stabile Haltemöglichkeit vorhanden, ist auch das Training in der Gruppe denkbar.

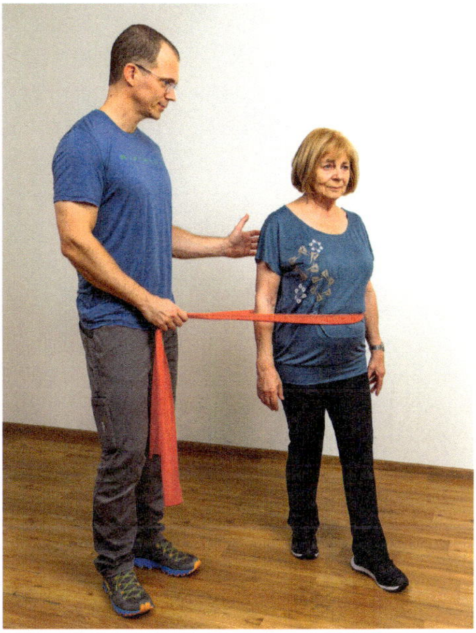

▲ Abb. 106 Tempo einschätzen

▼ Tab. 55 Steigerungsmöglichkeiten Übung Zug kompensieren

Steigerungen und Variationen	Zusätzliche Druckbedingungen
1. Kopfdrehung seitlich und darauf abgestimmte Blickrichtung. 2. Kopfdrehung auf- und abwärts und darauf abgestimmte Blickrichtung. 3. Im Raum werden Gegenstände bestimmt, die auf Zuruf kurz angesehen werden müssen, ohne zu stoppen. 4. Ein Auge wird geschlossen. 5. Beide Augen werden zusammengekniffen, um nur noch Schemen wahrnehmen zu können. 6. Beide Augen werden auf Zuruf wiederholt kurz geschlossen und wieder geöffnet. Hier ist auf gute Personensicherung zu achten. 7. Die übende Person steht auf einer instabilen Unterlage.	1. Die Aufgabe kann auch bei Schrittübungen durchgeführt werden. Es eignen sich dazu Zeitlupenschritte ebenso, wie das Rastergehen oder das Korridorgehen. 2. Die übende Person muss kognitive oder motorische Zusatzaufgaben lösen. 3. Die Person wird unabhängig von der Störung vom Übungsleiter angesprochen (Rechenaufgaben oder Fragestellungen, die beantwortet werden müssen).

Druck Kompensieren

Ziel der Übung

Im Gehen und Stehen ist man ständig unterschiedlichen Herausforderungen von außen ausgesetzt. Beim Einkaufen in einer belebten Straße oder in der Straßenbahn zum Beispiel muss man immer wieder Rempeleien oder Beschleunigungskräfte kompensieren und diesen ausweichen. Bei dieser Übung werden genau solche Situationen geübt.

Übungsbeschreibung

Diese reaktive Übung ist von der Schwierigkeit höher angesiedelt. Bei sicheren Personen kann sie als Partnerübung in einer Gruppe durchgeführt werden, ansonsten sollte die Übung eher im Einzelsetting durchgeführt werden. Die Absicherung mit Haltemöglichkeiten ist hier zu betonen.

Ein Partner legt eine Hand zum Beispiel seitlich an die Schulter der übenden Person. Die übende Person entscheidet selbst, wie fest sie sich nun an die Hand anlehnt. Die drückende Person versucht dem Druck standzuhalten. Der Druck wird anfangs langsam und später abrupt reduziert, dabei wird die Hand gelöst. Die übende Person versucht die Balance wiederzuerlangen oder zu halten. Besonders schwierig ist es auf einen plötzlich weggenommenen Druck zu reagieren. Die Druckrichtung sollte variiert werden. Wichtig ist es die Standposition an die Druckrichtung anzupassen und die potentiellen Sturzrichtungen abzusichern.

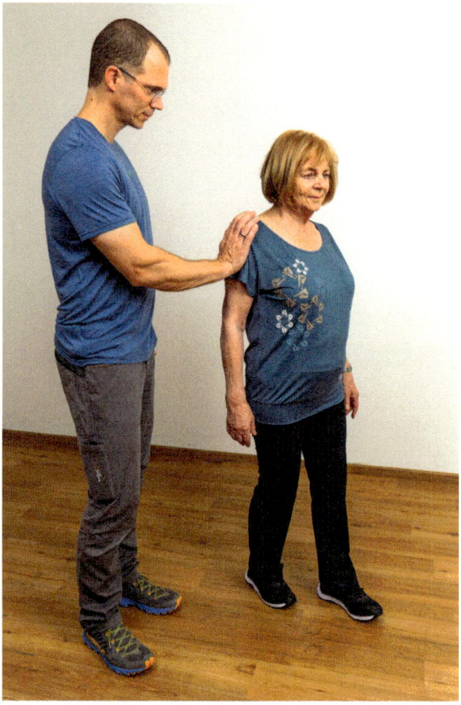

▲ Abb. 107 Druck kompensieren

Variante: Alternativ kann der Übungsleiter die übende Person auch schubsen. Das ist vom Schwierigkeitsgrad etwas einfacher, legt aber die Kontrolle in die Hand des Übungsleiters. Bei Personen mit Sturzangst sollte die Kontrolle möglichst bei der übenden Person verbleiben.

▼ Tab. 56 Steigerungsmöglichkeiten Übung Druck kompensieren

Steigerungen und Variationen	Zusätzliche Druckbedingungen
1. Kopfdrehung seitlich und darauf abgestimmte Blickrichtung. 2. Kopfdrehung auf- und abwärts und darauf abgestimmte Blickrichtung. 3. Im Raum werden Gegenstände bestimmt, die auf Zuruf kurz angesehen werden müssen, ohne zu stoppen. 4. Blickfolge: Die übende Person folgt mit Kopfbewegung und Blick der eigenen Hand, die seitlich oder auf- und abwärts bewegt wird. 5. Beide Augen werden zusammengekniffen, um nur noch Schemen wahrnehmen zu können. 6. Beide Augen werden auf Zuruf wiederholt kurz geschlossen und wieder geöffnet. 7. Die übende Person steht auf einer instabilen Unterlage.	1. Bei Druck von der Seite stellt sich die übende Person in eine schmale Schrittstellung, beim Druck von hinten oder von vorne in den Parallelstand. 2. Um es zu erleichtern, kann mit einem Countdown das Druckreduzieren angekündigt werden, um es zu erschweren, wird die Hand abrupt weggezogen. 3. Die übende Person muss kognitive oder motorische Zusatzaufgaben lösen. 4. Die Person wird unabhängig von der Störung vom Übungsleiter angesprochen (Rechenaufgaben oder Fragestellungen, die beantwortet werden müssen).

Bewegungen ausweichen

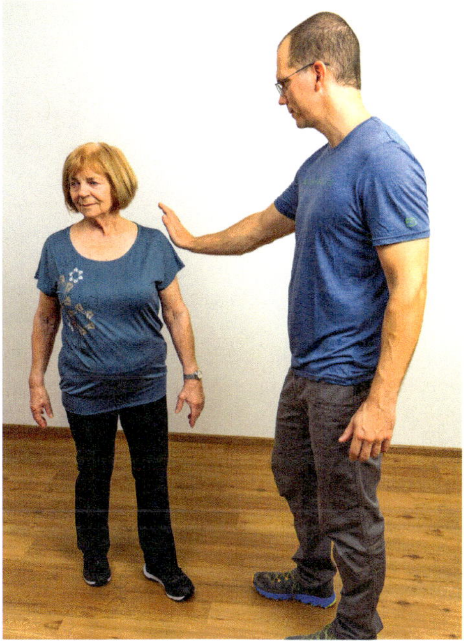

▲ Abb. 108 Bewegungen ausweichen

Ziel der Übung

Die Übung schult das statische Gleichgewicht mit der Zusatzaufgabe auf Reize zu reagieren. Dies ist eine alltagsnahe Situation, wie sie in belebten Stellen auftreten kann (z. B.: Supermarkt, Straße, ...). Die übende Person lernt dabei zu reagieren und mittels einer variablen Hüftgelenksstrategie im Gleichgewicht zu bleiben.

Übungsbeschreibung

Der Übungsleiter bzw. ein Partner beginnt damit die sehr langsamen Armbewegungen vor der übenden Person zu zeigen, damit sich die übende Person auf die Geschwindigkeit des Übungsleiters einstellen kann.
Dann beginnt der Übungsleiter mit einer langsamen Armführung sich auf die übende Person zuzubewegen. Diese muss der Bewegung ausweichen, ohne ihre Fußposition zu verändern. Dies kann mit Oberkörperneigung, mit einer Veränderung des Kniewinkels oder mit beiden Möglichkeiten erfolgen. Diese Bewegung wird mehrmals wiederholt und in verschiedenen Höhen und an verschiedenen Stellen der übenden Person durchgeführt. Als weitere Steigerung wechselt der Übungsleiter die Positionen und führt die Bewegungen auch von der Seite aus durch.
Wird die Übung als Partnerübung durchgeführt, so kann mit zunehmendem Übungsfortschritt die Rollenverteilung aufgehoben werden, und die Partner versuchen die Bewegungen auf den Partner ausgerichtet durchzuführen und gleichzeitig dem Partner auszuweichen.
Diese Übung erfordert durchgehend Konzentration. Um die Reaktionszeit zu verkürzen, können die Augen bis kurz vor der Berührung geschlossen und auf Signal geöffnet werden. Die Bewegungsgeschwindigkeit sollte jedenfalls langsam bleiben.

▼ Tab. 57 Steigerungsmöglichkeiten Übung Bewegungen ausweichen

Steigerungen und Variationen	Zusätzliche Druckbedingungen
1. Kopfdrehung seitlich und darauf abgestimmte Blickrichtung. 2. Kopfdrehung auf- und abwärts und darauf abgestimmte Blickrichtung. 3. Im Raum werden Gegenstände bestimmt, die auf Zuruf kurz angesehen werden müssen, ohne zu stoppen. 4. Beide Augen werden zusammengekniffen, um nur noch Schemen wahrnehmen zu können. 5. Beide Augen werden auf Zuruf wiederholt kurz geschlossen und wieder geöffnet. 6. Die übende Person steht auf einer instabilen Unterlage.	1. Die übende Person schließt die Augen. Erst kurz vor der Berührung darf sie die Augen auf ein Signal öffnen, und versucht nun der Hand auszuweichen. 2. Die übende Person muss kognitive oder motorische Zusatzaufgaben lösen. 3. Die Person wird unabhängig von der Störung vom Übungsleiter angesprochen (Rechenaufgaben oder Fragestellungen, die beantwortet werden müssen).

Einfrieren

Ziel der Übung

Die Übung hat das Ziel mit einfachen Antwortreaktionen, das Gehen unmittelbar zu stoppen und wieder beschleunigen zu müssen.

Übungsbeschreibung

Die übende Person stellt sich in Ausgangsstellung und der Übungsleiter erteilt das Kommando zu gehen. Anfangs sollte vereinbart werden, dass beim Stopp-Signal innerhalb von drei Schritten gestoppt werden darf. Die Schrittzahl wird nach und nach reduziert, bis auf das Stopp-Signal unmittelbar reagiert werden muss.
Als weitere Erschwernis, kann vorgegeben werden, genau in der Position, die man während des Signals innehat, „einzufrieren".
Andererseits kann auch die Position, die beim Stoppen eingenommen werden muss, vorgegeben werden. Z. B.: „Wenn Sie das Stopp-Signal hören, bleiben Sie in Schrittstellung stehen und blicken nach rechts!"

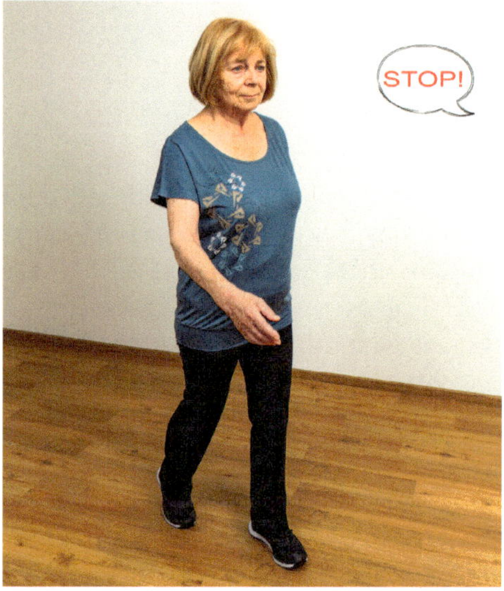

▲ Abb. 109 Einfrieren

▼ Tab. 58 Steigerungsmöglichkeiten Übung Einfrieren

Steigerungen und Variationen	Zusätzliche Druckbedingungen
1. Kopfdrehung seitlich und darauf abgestimmte Blickrichtung. 2. Kopfdrehung auf- und abwärts und darauf abgestimmte Blickrichtung. 3. Im Raum werden Gegenstände bestimmt, die auf Zuruf kurz angesehen werden müssen, ohne zu stoppen. 4. Beide Augen werden zusammengekniffen, um nur noch Schemen wahrnehmen zu können. 5. Beide Augen werden auf Zuruf wiederholt kurz geschlossen und wieder geöffnet.	1. Zusätzlich zu den Start/Stopp-Signalen können auch Richtungswechsel-Signale vereinbart werden. 2. Die Art der Signale wird variiert (z. B.: Optische Signale oder mehrere festgelegte Signalwörter, die ein „Stopp" verlangen). 3. Der Weg kann durch ein Balancelabyrinth, einen Korridor oder durch ein Raster geführt werden. 4. Die übende Person muss kognitive oder motorische Zusatzaufgaben lösen. 5. Die Person wird unabhängig von der Störung vom Übungsleiter angesprochen (Rechenaufgaben oder Fragestellungen, die beantwortet werden müssen).

Schutzschritt

Ziel der Übung

Die Übung (re-)aktiviert eine wichtige Gleichgewichtsstrategie, den „Schutzschritt". Diese Gleichgewichtsstrategie stellt die Balance wieder her und kann die Verletzungsgefahr eines Sturzes deutlich

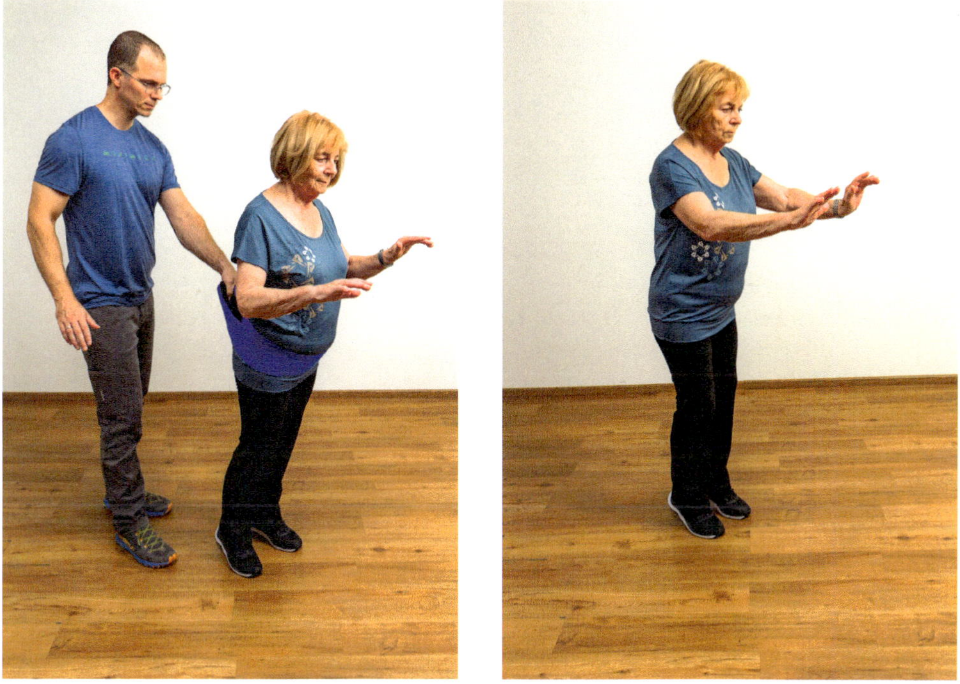

▲ Abb. 110 Schutzschritt mit und ohne Sicherung – Ausgangsstellung

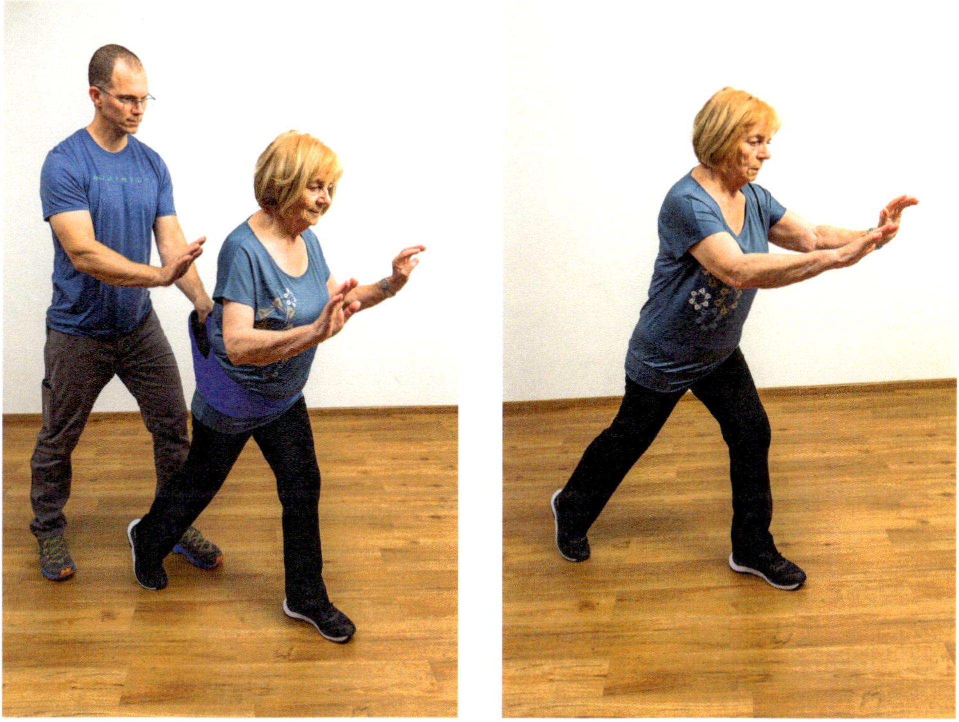

▲ Abb. 111 Schutzschritt mit und ohne Sicherung – Endstellung

reduzieren, da selbst bei einem nicht erfolgreichen Schutzschritt, ein Sturz aus der Fortbewegung zu einem Sturz aus dem Stand wird, da der Schutzschritt zumindest kurzfristig den Sturz stoppen kann. Neben der Verletzungsreduktion erhält die Person durch diese Übung auch das Gefühl einen Sturz zumindest zum Teil kontrollieren zu können. Somit hat die Übung auch eine angstreduzierende Wirkung.

Übungsbeschreibung

Für diese Übung sollten die Sprunggelenksstrategie und große sichere Schritte beherrscht werden. Grundlegend wird erklärt, dass beim Stolpern der Schwung nach vorne mit dem tretenden Bein abgefangen wird, die Arme werden leicht abgewinkelt nach vorne gebracht („Armblock"), um speziell die Verletzungswahrscheinlichkeit des Kopfes zu verringern. Dies geschieht durch das Setzen eines Schutzschrittes, der die Geschwindigkeit stoppt. Dadurch wird auch bei Unmöglichkeit das Gleichgewicht wieder herzustellen die Sturzhöhe verringert und es wird Zeit gewonnen, die genutzt werden kann, kontrolliert zu Boden zu gehen. Allein dieser Effekt reduziert die bei einem Sturz wirkenden Kräfte beträchtlich.
Bevor mit dem Schutzschritt begonnen wird, sollte die Sprunggelenksstrategie als Übung wiederholt werden. Dann wird das Gewicht nach vorne verlagert. Dabei wird der Körperschwerpunkt bewusst über die Standfläche hinausbewegt. Die entstehende Fallbewegung wird durch einen großen Schritt gestoppt. Es ist wichtig, dass die übende Person ausreichend Zeit zur Verfügung hat, und sich anfangs auch festhalten darf. Es sollte außerdem darauf geachtet werden, dass der Schwung sofort gestoppt wird, und der Oberkörper nicht weiter nach vorne bewegt wird. Zusätzlich muss auf das schützende Heben der Arme hingewiesen werden („Armblock").
Danach sollte der Übungsleiter mittels eines Gurts um das Becken die übende Person sichern, um ein Überraschungsmoment hinzunehmen zu können. Dieser Schritt ist entscheidend, da die übende Person nun mit Sicherung durch den Übungsleiter versucht einzuschätzen, wie weit sie das Gleichgewicht verlieren kann, um einen ausreichend großen Ausfallschritt zu setzen. Zum Gelingen dieser heiklen Stufe ist eine sichere Möglichkeit zum Festhalten zu verwenden. Dafür eignet sich besonders ein Gehbarren aber auch ein Tisch oder ähnliches. Die Durchführung mit Fremdsicherung wird wie folgt aufgebaut:

1. Die übende Person begibt sich in die Sicherung. Dabei steht der Übungsleiter hinter der übenden Person.
2. Die Sicherung wird gespannt, und die übende Person lässt sich so weit nach vorne, wie sie es sich zutraut. Der Übungsleiter zieht die Person vorsichtig in die Ausgangsstellung zurück, um das Vertrauen in die Sicherung zu stärken. Der Schritt wird so oft als nötig wiederholt.
3. Nun lässt sich die übende Person so weit nach vorne in die Sicherung, bis sie glaubt gerade noch einen ausreichend großen Ausfallschritt setzen zu können, um das Gleichgewicht wieder zu erlangen. Der Übungsleiter gibt das zuvor vereinbarte Signal, das anzeigt, dass die Person der Schritt setzen muss. Der Übungsleiter lässt zwar nach, um den Schritt zu ermöglichen, sichert aber weiter. Dieser Schritt wird ebenfalls so oft als nötig wiederholt.
4. Als Steigerung, wird die Sicherung überraschend nachgelassen. Der Übungsleiter gibt das Signal, wobei er nun nicht unmittelbar, sondern innerhalb von 3 Sekunden nachlässt.
5. Stoß von hinten mit Sicherung: Diese abschließende Stufe simuliert einen Gleichgewichtsverlust durch äußere Einflüsse. Der Übungsleiter gibt anfangs einen kleinen Stoß, der das Signal darstellt, einen Ausfallschritt zu machen. Die Intensität des Stoßes wird so weit gesteigert, dass ein Gleichgewichtsverlust der übenden Person eintritt. Diese muss versuchen mittels eines Schutzschritts das

Gleichgewicht wieder zu erlangen. Ergänzend sei angemerkt, dass der Stoß nicht wie ein Schlag, sondern wie ein Anschieben ausgeführt werden sollte, um Schreck und Verletzung zu vermeiden.

Wird der Schutzschritt nach vorne beherrscht, kann auch der Schutzschritt zur Seite geübt werden.

Achtung: Da es beim Schutzschritt zur Seite zwei Möglichkeiten gibt (Überkreuzschritt oder Seitschritt), sollte hier unbedingt die von der übenden Person kommende Ausführung unterstützt und nur bei nicht erfolgreicher Ausführung korrigiert werden.
Wird der Schutzschritt mit und ohne Fremdsicherung gut beherrscht, können unmittelbar nach dem stoppenden Fußaufsatz einige Steigerungen durchgeführt werden.

▼ Tab. 59 Steigerungsmöglichkeiten Übung Schutzschritt

Steigerungen und Variationen	Zusätzliche Druckbedingungen
Unmittelbar nach dem stoppenden Fußaufsatz: 1. Kopfdrehung seitlich und darauf abgestimmte Blickrichtung. 2. Im Raum werden Gegenstände bestimmt, die auf Zuruf kurz angesehen werden müssen. 3. Beide Augen werden auf Zuruf kurz geschlossen und wieder geöffnet. 4. Die übende Person beginnt oder endet auf einer instabilen Unterlage.	1. Die Person wird unabhängig von der Übung vom Übungsleiter angesprochen (Rechenaufgaben oder Fragestellungen, die beantwortet werden müssen.). 2. Die Person steht wenige Zentimeter höher als der Boden, auf den sie den Schutzschritt machen muss.

Apparatives reaktives Training

Inzwischen gibt es viele durch Studien überprüfte erfolgsversprechende Trainingsansätze im reaktiven Gleichgewichtstraining. Einige der Trainingsansätze können apparativ sehr aufwendig durchgeführt werden. Einige Ansätze erfordern Schrittreaktionen auf auditive und visuelle Reize (willentliches reaktives Schritttraining), andere verlangen eine Wiederherstellung des Gleichgewichts durch Störungen des Untergrunds oder von außen herbeigeführte Gleichgewichtsverluste (perturbationsbasiertes Gleichgewichtstraining).

Für das **reaktive Schritttraining** gibt es eine Vielzahl von teilweise kostengünstigen Trainingsgeräten zu kaufen, die auch für Trainer und Therapeuten erschwinglich sind, die außerhalb einer Klinik tätig sind. Dazu zählen Reaktionslichter und Tanzmatten, die vielfältige Schrittreaktionen möglich machen. Vor allem Reaktionslichter können gewinnbringend bei verschiedenen Übungen als variable Aufgaben eingesetzt werden. Besonders empfehlenswert sind sie beim Rastergehen, Korridorgehen, Einfrieren und Ziffernblatt. Die Kombination von Lichtsignalen und zusätzlichen Aufgaben ist hoch effizient (Koppelaar et al., 2021).

Das **perturbationsbasierte Training**, bei dem die unmittelbaren Störungen so stark sind, dass ein Gleichgewichtsverlust eintreten kann, ist, sofern es automatisiert ablaufen soll, deutlich kostenintensiver. Allerdings können einzelne Elemente, wie sie zum Beispiel in der Studie von Okubo et al.

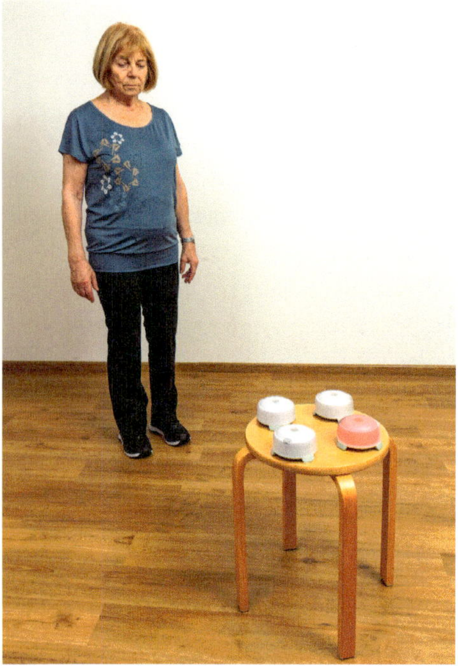

▲ Abb. 112 Reaktive Schritte mit Reaktionslichtern Ausgangsstellung

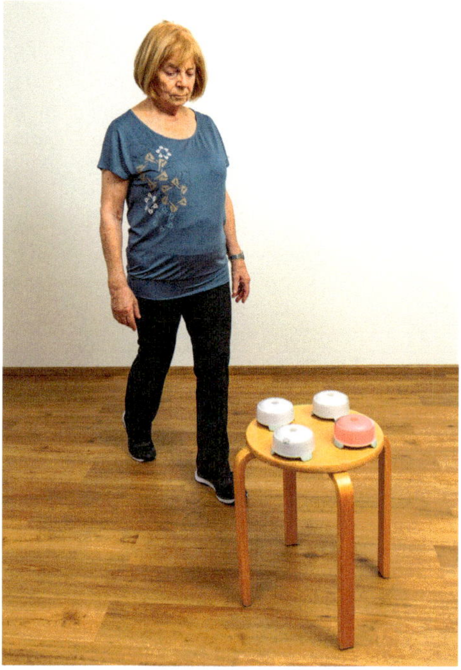

▲ Abb. 113 Reaktive Schritte mit Reaktionslichtern Endstellung

(2018) zum Einsatz kommen mit einfachen Mitteln nachgestellt werden. Dazu können zum Beispiel mit dem im Handel erhältlichen Stecksystem, mit dem der Step-Slip-Step-Test ausgeführt wird, Ausrutschsituationen in Gehrichtung aber auch zur Seite nachgebaut werden. Zusätzlich sind auch manuell auslösbare Stolperfallen zusammensteckbar.
In der Abbildung ist eine variable Gehstrecke zu sehen, auf der einzelne Elemente für die übende Person überraschend ausgelöst werden können. Ein asymmetrisch kippendes Brett, eine Ausrutschsimulation und eine auslösbare Stolperfalle. Unmittelbare Personensicherung oder Gurtsicherung sind bei einem derartigen Übungsdesign jedenfalls notwendig.

Achtung: Bei Personen mit starker Sturzangst ist ein perturbationsbasiertes Training besonders gut abzuwägen, da es bestehende Ängste auch verstärken kann.

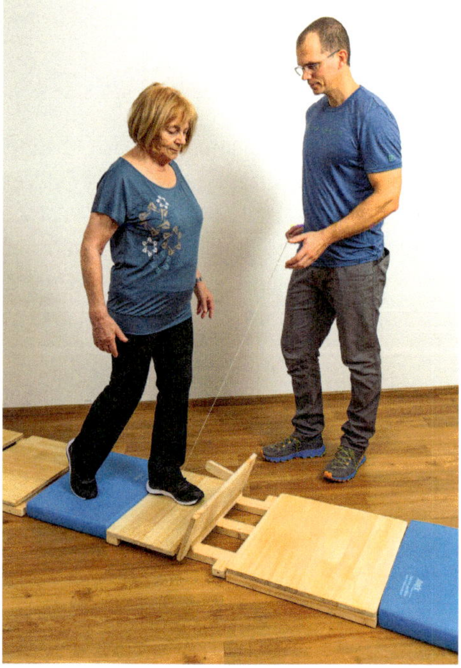

▲ Abb. 114 Perturbationsstrecke mit variablen reaktiven Elementen

4.4 Dual-Task-Training

Dual-Task-Training ist ein entscheidender Teil in der Sturzprävention. Das Sturzrisiko ist bei Personen erhöht, die ihr Gangbild unter Dual-Task-Bedingungen deutlich verändern. Das wird als Dual-Task-Paradigma bezeichnet (Granacher et al., 2010). Zudem konnte gezeigt werden, dass das Gehen unter Dual-Task-Bedingungen dem alltäglichen Gehen deutlich näherkommt (Hillel et al., 2019). Dual-Task-Übungen sind also als Übersetzung der Übungen in den Alltag zu sehen, da der Alltag nie störungsfrei ist. Dieser Trainingsbereich kann bei allen koordinativen Übungen eingesetzt werden und findet sich bei den Übungsbeschreibungen neben den sensorischen Störungen in beinahe allen Tabellen zur Steigerung wieder.

Ziffernblatt

Ziel der Übung

Diese Übung hat neben dem Dual-Task-Aspekt auch einen hohen Anteil an reaktivem Schritttraining. Im Alltag muss mehrmals die Richtung abrupt gewechselt werden, und das häufig aufgrund unterschiedlicher Einflüsse. Diese Gleichgewichtsanforderungen werden in dieser Übung mit Dual-Task-Aufgaben gekoppelt, die neben der Reaktion auch die Konzentration schulen. Somit wird effektiv das Lösen von Mehrfachaufgaben unter schwierigen Bedingungen geübt.

Übungsbeschreibung

Die Person stellt sich in Ausgangsstellung auf. Sie stellt sich vor auf einem Ziffernblatt einer Uhr zu stehen. Dann versucht sie einen Schritt nach vorne Richtung der gedachten „12" zu machen, das Bein langsam zu belasten und dann wieder zurückzubewegen. Das Standbein in der Mitte sollte dabei den Bodenkontakt nie verlieren. Die Schrittbewegung wird im Uhrzeigersinn mehrmals durchgeführt. Sind die Schritte kontrolliert möglich und findet sich die Person in dem Bild des Ziffernblattes zurecht, können folgende Variationen durchgeführt werden:

1. Es wird eine Schrittsequenz definiert, die die übende Person beibehalten soll. Zusätzlich soll sie nun eine Denkaufgabe lösen, ohne die Bewegung zu unterbrechen.
2. Es wird eine Schrittsequenz definiert, die wiederholt wird. Die Bewegung wird wechselnd besonders langsam oder auch besonders schnell durchgeführt.
3. Es wird eine Schrittsequenz definiert, die wiederholt wird. Zusätzlich werden zu den

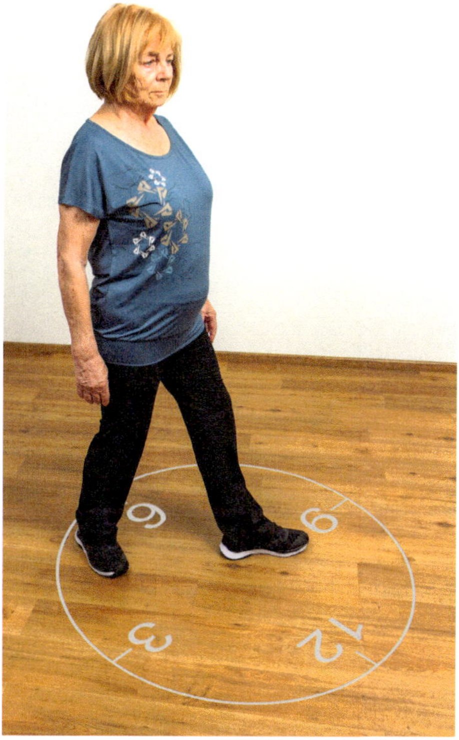

▲ Abb. 115 Ziffernblatt

Schritten Kopfdrehungen definiert (z. B. vorwärts den Kopf heben, Schritt zur Seite, den Kopf zur Gegenseite drehen, ...).
4. Im Zentrum wird eine leicht instabile Unterlage aufgelegt, von der aus eine Schrittsequenz wiederholt wird.
5. Auf Ansage muss die Person die Uhrzeiten mit einem Schritt ansteuern.
6. Das Ziffernblatt wird gedreht. Z. B.: Die „3" ist nun vorne. Rasch müssen auf Ansage die Richtungen angesteuert werden.
7. Zusätzlich können Himmelsrichtungen oder Farben eingesetzt werden, um die Schwierigkeit zu erhöhen. Es darf ein „Schummelzettel" an der Wand oder auf einem Tisch vor der Person aufgelegt werden. Das hat auch den positiven Nebeneffekt, dass die Person nicht immer zu Boden blickt, sondern auch kurz den Blick heben muss, wohin sie zu steigen hat.
8. Zusätzlich können zu den Aufgaben, bei denen die Schrittrichtung durch Ansage vorgegeben wird, die Störungen aus der Tabelle durchgeführt werden.

▼ Tab. 60 Steigerungsmöglichkeiten Übung Ziffernblatt

Steigerungen und Variationen	Zusätzliche Druckbedingungen
Beim Schritt, der auf Ansage erfolgt, werden folgende Variationen zusätzlich durchgeführt: 1. Kopfdrehung seitlich und darauf abgestimmte Blickrichtung. 2. Kopfdrehung auf- und abwärts und darauf abgestimmte Blickrichtung. 3. Im Raum werden Gegenstände bestimmt, die auf zusätzlichen Zuruf kurz angesehen werden müssen, ohne zu stoppen. 4. Blickfolge: Die übende Person folgt mit Kopfbewegung und Blick der eigenen Hand, die seitlich oder auf- und abwärts bewegt wird. 5. Beide Augen werden zusammengekniffen, um nur noch Schemen wahrnehmen zu können. 6. Beide Augen werden auf zusätzlichen Zuruf wiederholt kurz geschlossen und wieder geöffnet.	1. Zusätzlich werden Bodenmarkierungen angebracht, die einem Ziffernblatt entsprechen, und die übende Person muss präzise auf die gewünschte Markierung steigen. 2. Die übende Person muss kognitive oder motorische Zusatzaufgaben lösen. 3. Die Person wird unabhängig von der Aufgabe und der bereits zu lösenden Störung vom Übungsleiter angesprochen (Rechenaufgaben oder Fragestellungen, die beantwortet werden müssen).

Gehen und Aufgabe erfüllen

Ziel der Übung

Diese Übung simuliert das Gehen, während man redet. Alltagsnah wird so eine vorgegebene Wegstrecke bewältigt. Nicht das fehlerfreie Lösen der Denkaufgabe steht im Vordergrund, sondern das Konzentrieren auf die relevante Tätigkeit, das Gehen.

Übungsbeschreibung

Der Übungsleiter gibt der Person die Anweisung möglichst gleichmäßig zu gehen. Es wird eine Gehstrecke definiert (z. B.: freie Strecke oder es werden die Übungen Korridorgehen oder Rastergehen angewandt, oder ein Hindernisparcours wird aufgebaut). Nach den ersten Schritten beginnt der Übungsleiter kognitive Aufgaben zu stellen. Diese können unterschiedlichster Art sein und richten sich nach den Fähigkeiten der übenden Person.

Mögliche kognitive Aufgaben sind:

- Einfache Rechenaufgaben lösen.
- Einen Reim auf ein genanntes Wort finden.
- Das Alphabet vorwärts oder rückwärts aufsagen.
- Rückwärts zählen in unterschiedlichen Intervallen (z. B. jede zweite, jede dritte, ... Zahl, oder auch systematisch wechselnde Intervalle).
- Wörter, wie z. B. den eigenen Namen vorwärts oder rückwärts buchstabieren.
- Das Geburtsdatum vorwärts oder rückwärts Zahl für Zahl nennen.
- Zahlenkombinationen (z. B.: Autonummern) wiedergeben.
- Ein Gericht im Geiste zubereiten und die Schritte nennen.

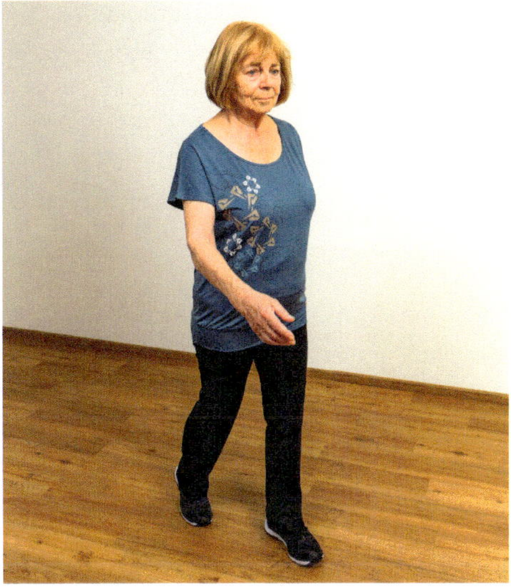

▲ Abb. 116 Gehen und Aufgaben erfüllen

▼ Tab. 61 Steigerungsmöglichkeiten Übung Gehen und Aufgaben bewältigen

Steigerungen und Variationen	Zusätzliche Druckbedingungen
1. Kopfdrehung seitlich und darauf abgestimmte Blickrichtung. 2. Kopfdrehung auf- und abwärts und darauf abgestimmte Blickrichtung. 3. Im Raum werden Gegenstände bestimmt, die auf zusätzlichen Zuruf kurz angesehen werden müssen, ohne zu stoppen. 4. Blickfolge: Die übende Person folgt mit Kopfbewegung und Blick der eigenen Hand, die seitlich oder auf- und abwärts bewegt wird. 5. Beide Augen werden zusammengekniffen, um nur noch Schemen wahrnehmen zu können. 6. Beide Augen werden auf zusätzlichen Zuruf wiederholt kurz geschlossen und wieder geöffnet.	1. Als zusätzliche Ablenkung kann ein Rhythmus über ein Metronom eingespielt werden. Die übende Person soll den Rhythmus möglichst übernehmen. 2. Die Person wird unabhängig von der Aufgabe und der bereits zu lösenden Störung vom Übungsleiter angesprochen (Rechenaufgaben oder Fragestellungen, die beantwortet werden müssen). 3. Zusätzlich zu den kognitiven Aufgaben können auch motorische Steigerungen, wie das Balancieren eines Tabletts geübt werden. 4. Im Einzelsetting kann auch Singen, gemeinsames oder wechselseitiges Singen mit dem Übungsleiter durchgeführt werden.

4.5 Krafttraining

Kraft ist ein essentieller Bestandteil der Sturzprävention. Viele sturzgefährdete Personen haben mit Sarkopenie zu kämpfen. Zudem sind geringe Muskelmasse und Muskelkraft einer der wichtigsten Risikofaktoren für Stürze. Aus diesem Grund sollte auf ein Krafttraining in der Sturzprävention niemals verzichtet werden. Schmerzhafte Bewegungseinschränkungen, neurologische und internistische Erkrankungen machen zwar häufig eine Anpassung der Übungen notwendig, verbieten ein Krafttraining aber niemals völlig.

Da viele Personen vor Krafttraining zurückschrecken, sollte das Training langsam und dosiert aufgebaut werden, um einen Trainingsabbruch zu vermeiden. Denn die Bedeutung des Krafttrainings ist nicht hoch genug einzuschätzen.
In diesem Kapitel werden einfache und bekannte Kraftübungen vorgestellt, die mit dem eigenen Körpergewicht oder Kleingeräten möglich sind und mit wenigen Anpassungen erleichtert oder auch deutlich gesteigert werden können. Zusätzlich werden aus dem Alltag begründete Kombinationsübungen erwähnt.
Selbstverständlich ist auch ein Kräftigungstraining an Kraftgeräten empfehlenswert, das Training gegen die Schwerkraft beinhaltet allerdings den Vorteil gleichzeitig das Gleichgewicht mitschulen zu können.

Kniebeuge

Gekräftigte Hauptmuskelgruppen

M. Quadrizeps femoris, M. Gluteus Maximus, Mm. Ischiocrurales

Vorbereitung

Bei der Kniebeuge steht die übende Person mit dem Rücken zu einem Stuhl. Die Füße sind hüftbreit oder etwas breiter aufgestellt. Vor der übenden Person ist eine Haltemöglichkeit sehr empfehlenswert.

Übungsausführung

Die übende Person versucht nun beide Beine zu beugen, mit dem Ziel das Gesäß zur Sitzfläche abzusenken, ohne diese zu belasten. Je nach Kraft und Schmerzempfinden kann die Person die Sitzfläche

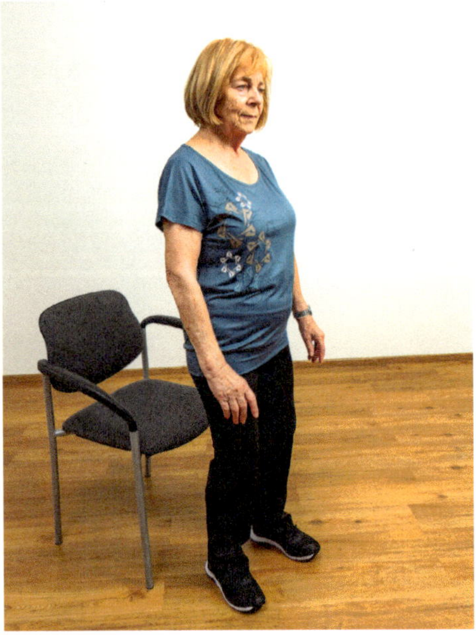

▲ Abb. 117 Kniebeuge Ausgangsstellung

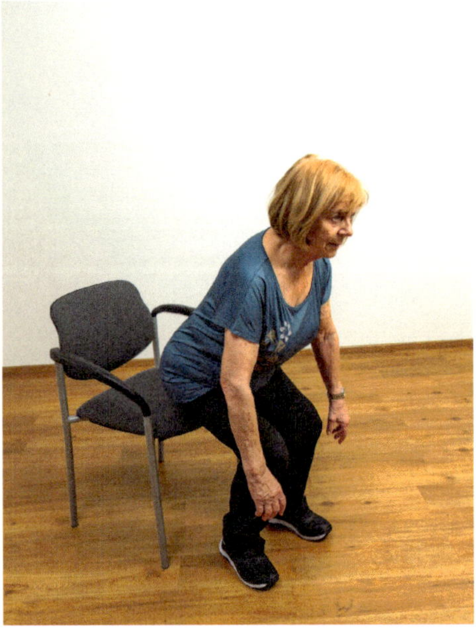

▲ Abb. 118 Kniebeuge Endstellung

ohne Belastung berühren, oder bei einem stumpferen Kniewinkel stoppen, und die Beine wieder strecken. Die Sitzfläche als Ziel bringt die Knie in eine gute Position, sodass die Knie nicht deutlich vor die Fußspitzen wandern können. Allerdings muss weiterhin auf eine stabile Beinachse (Sprung-, Knie- und Hüftgelenk von vorne möglichst in einer Linie) geachtet werden. Die Bewegung wird mehrmals wiederholt.

Die Kniebeuge kann folgendermaßen gesteigert werden:
1. Der Bewegungsumfang wird gesteigert, bis das Gesäß die Sitzfläche berührt. Im Bedarfsfall wird auf eine niederere oder höhere Sitzfläche zurückgegriffen.
2. Die Übung wird möglichst ohne Armunterstützung, also ohne Festhalten, durchgeführt.
3. Die übende Person steht auf einer leicht labilen Unterlage.
4. Die übende Person steht mit einem Fuß auf einer mechanischen Körpergewichtswaage und mit dem anderen Fuß auf einer gleich hohen Erhöhung. Dadurch wird eine mögliche einseitige Belastung rückgemeldet.
5. Die Beine werden langsam gebeugt und dafür rasch wieder gestreckt. Bei schneller Bewegungsausführung unbedingt besonders die Beinachse kontrollieren!
6. Die Übung Kniebeuge und Wadenheben werden kombiniert: Beim Aufstehen stellt sich die übende Person gegen Ende der Streckung der Beine auf die Fußballen.
7. Eine deutliche Steigerung kann erreicht werden, indem ein Bein etwas nach vorne gestellt wird. Das andere Bein trägt nun das Hauptgewicht beim Aufstehen. Es ist auch hier auf eine stabile Beinachse zu achten.
8. Aus der Kniebeuge kann auch das Springen erarbeitet werden. Die Aufstehgeschwindigkeit wird so lange gesteigert, bis die übende Person springt. Es ist auf eine sanfte Landung zu achten.

▼ Tab. 62 Steigerungsmöglichkeiten Übung Kniebeuge

Variationsmöglichkeiten	Erleichtern durch	Erschweren durch
Standposition	• Hüftbreiter Stand	• Enger Stand • Breiter Stand
Handposition	• Mit Anhalten • Mit einer Hand anhalten	• Ohne Anhalten
Kniewinkel	• Kniebeuge nur andeuten bis ca. 110°	• 90° oder sogar darunter
Untergrund	• Fester Untergrund	• Labile Unterlage
Übungsausführung	• Ohne Zusatzgewicht	• Mit Zusatzgewicht • Explosive dynamisch-konzentrische Phase.
Schnellkraft	• Keine schnellkräftige Bewegung	• Am tiefsten Punkt kurz verharren und dann so schnell wie möglich aufstehen (Kein Überstrecken der Knie!).
Kombination	• Keine Kombination • Zugübung von oben (leichte Gewichtsentlastung)	• Kraftübungen für die oberen Extremitäten • Kombination: Kniebeuge mit Seitschritt. • Kombination: Aus der beidbeinigen Kniebeuge beim Aufstehen in den Ausfallschritt vorwärts.

Exkurs: Von der Kniebeuge zum Sprungtraining

Sprungübungen haben sich in der Sturzprävention als hoch effektiv erwiesen, werden aber von manchen Personen als bedrohlich eingestuft. Die Angst vor Überlastung, Schmerzen oder unangenehmen Folgen bei einer Beckenbodenschwäche sind nicht unbegründet. Daher ist bei Sprungübungen immer auf eine gute Vorbereitung zu achten. Das bedeutet, dass die Landung so sanft wie möglich erfolgen sollte. Aus diesem Grund werden als Vorübungen empfohlen: Schnellkräftige Kniebeuge mit stabiler Beinachse (Steigerungsform 5 der Kniebeuge) und das Fersenheben ohne Festhalten. Sind beide Übungen sicher möglich, kann vorsichtig mit ersten kleinen Sprüngen und weichen Landungen aus einer angedeuteten Kniebeuge heraus begonnen werden. Aufgrund der stumpfen Gelenkswinkel kann das Springen sogar vom Schmerzgefühl her besser toleriert werden als vollständige Kniebeugen.

Von Richtungssprüngen sollte anfangs eher Abstand genommen werden. Allerdings bieten sich drei grundlegende Sprungarten an, die gut durchgeführt werden können:

1. Sprung aus der angedeuteten Kniebeuge im breiten Parallelstand.
2. Sprung aus dem schmalen Parallelstand startend und im breiten Parallelstand landend und umgekehrt („Hampelmann-Sprung").
3. Aus der Schrittstellung mit dem linken Bein vorne startend springen und mit dem rechten Bein vorne landend und umgekehrt („Scherensprung"). Diese Sprungart fordert das mediolaterale Gleichgewicht besonders.

Sicherheitshinweis: Da aufgrund der Flugphase das Gleichgewicht verloren wird, muss es bei der Landung wieder hergestellt werden (Reaktives Gleichgewichtstraining). Weil es hier zu schnellen Gleichgewichtsverlusten kommen kann, ist eine aufmerksame Sicherung unbedingt notwendig.

Ausfallschritt

Gekräftigte Hauptmuskelgruppen

M. Quadrizeps femoris, M. Gluteus Maximus, Mm. Ischicorurales

Vorbereitung

Beim Ausfallschritt steht die übende Person zwischen zwei umgedrehten Stühlen. Die Schrittgröße sollte so groß sein, dass zwischen der Fußspitze des hinteren Fußes und der Ferse des vorderen Fußes ein bis zwei Fußlängen Abstand sind. Die Ferse des hinteren Fußes ist immer abgehoben.

Übungsausführung

Variante 1 – In Schrittstellung stehend

Die übende Person stellt sich in der Ausgangsstellung auf. Nun wird ein Bein nach hinten bewegt. Beide Füße sehen nach vorne. Die Füße werden nicht direkt hintereinander, sondern wie bei einem Schritt etwa hüftbreit versetzt, aufgestellt. Bei der Belastung der Füße sollte der Hauptteil des Körpergewichts auf dem vorderen Fuß ruhen. Beim hinteren Fuß wird die Ferse abgehoben. Diese berührt den Boden während der gesamten Übung nicht mehr. Nun werden die Beine gleichmäßig gebeugt und wieder gestreckt. Das Gewicht sollte nur auf und ab (Bild des Aufzugs) und nicht vor und zurück verlagert werden. Das wird kontrolliert, indem das vordere Knie im Auge behalten wird. Dieses sollte

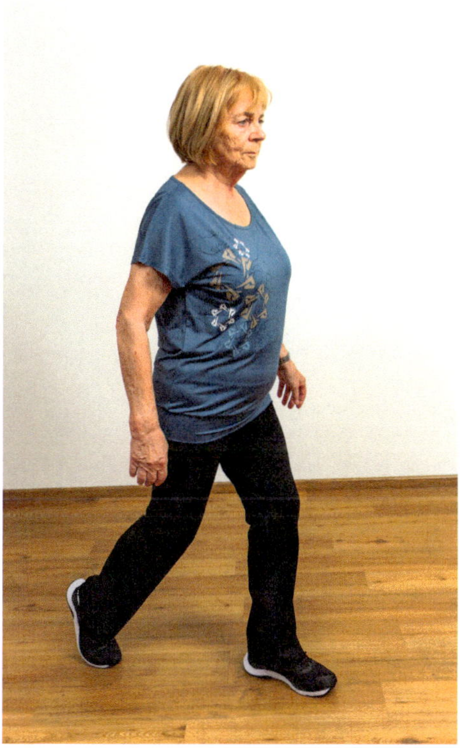

▲ Abb. 119 Ausfallschritt Ausgangsstellung

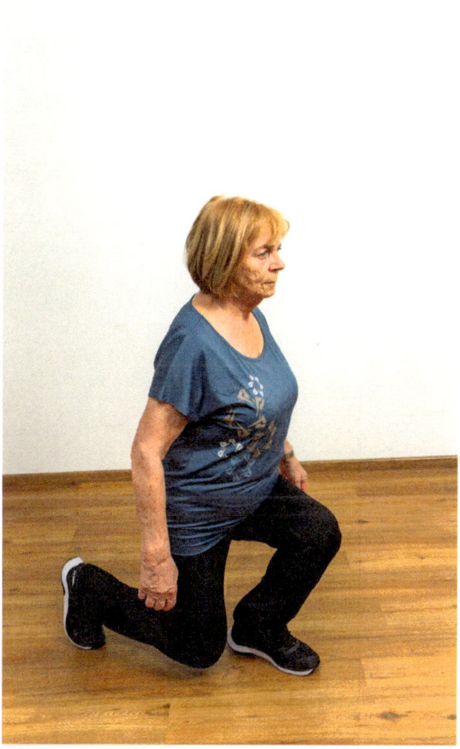

▲ Abb. 120 Ausfallschritt Endstellung

beim Beugen hinter den Zehenspitzen und beim Strecken vor der Ferse des vorderen Fußes bleiben und weder nach innen noch nach außen ausweichen. Das Gesäß wird durchgehend angespannt, um ein Einknicken in den Hüftgelenken zu vermeiden. Zusätzlich sollte auf eine aufrechte Oberkörperhaltung und einen entspannten Schultergürtel geachtet werden.

Variante 2 – abwechselnder Schritt nach vorne
Aus dem Parallelstand als Ausgangsstellung wird nun das Standbein (z. B. das rechte Bein) belastet und das Übungsbein langsam abgehoben (z. B. das linke Bein). Dann wird das Übungsbein nach vorne gesetzt und belastet, sodass eine tiefe Schrittstellung erreicht wird.
Nun werden die Beine wieder gestreckt und das Übungsbein wird langsam in die Ausgangsstellung zurückbewegt. Je nach Durchführungsart, kann nun das Übungsbein gewechselt werden oder aber die Übung mehrmals in dieselbe Richtung wiederholt werden.

Variante 3 – abwechselnder Schritt nach hinten
Aus der Ausgangsstellung wird nun das Standbein (z. B. das rechte Bein) belastet und das Übungsbein langsam abgehoben (z. B. das linke Bein). Dann wird das Übungsbein nach hinten gesetzt, beide Beine werden nun in tiefer Schrittstellung gebeugt.
Nun werden die Beine wieder gestreckt und das Übungsbein wird langsam in die Ausgangsstellung zurückbewegt. Je nach Durchführungsart, kann nun das Übungsbein gewechselt werden oder aber die Übung mehrmals in dieselbe Richtung wiederholt werden.

▼ Tab. 63 Steigerungsmöglichkeiten Übung Ausfallschritt

Variationsmöglichkeiten	Erleichtern durch	Erschweren durch
Arme	• Mit Anhalten	• Ohne Anhalten • Kombination mit Armübung
Untergrund	• Stabiler Untergrund	• Auf labile Unterlage • Von labil auf labil
Übungsausführung	• Langsam und kontrolliert	• Schnellkräftig mit kurzem Verharren in Beugestellung (Explosive dynamisch-konzentrische Phase). • Durchführung mit Zusatzgewicht
Kombination	• Keine Kombination	• Kombination mit Armbeugen, mit Armstrecken vorwärts, u. a. • Variante 2: Schutzschritt mit Schutzhaltung in den tiefen Ausfallschritt.

Beinabspreizen (Abduktion)

Gekräftigte Hauptmuskelgruppen

M. Gluteus Medius und Minimus, M. piriformis, M. Gluteus Maximus

Vorbereitung

Die übende Person steht mit dem Standbein auf einer kleinen Erhöhung oder auf dem Boden. Die Beckenseite des Spielbeines wird leicht angehoben. Eine Haltemöglichkeit sollte vor der übenden Person aufgestellt werden.

Übungsausführung

▼ Tab. 64 Steigerungsmöglichkeiten Übung Beinabduktion

Variationsmöglichkeiten	Erleichtern durch	Erschweren durch
Unterlage	• Fester Untergrund	• Labiler Untergrund
Übungsausführung	• Langsam und ohne Widerstand	• Mit Widerstand und schnellkräftig.
Widerstand	• Kein Widerstand	• Theraband, Seilzug oder Gewichtsmanschette.

Variante 1 – Beinabspreizen stehend ohne Widerstand

Die übende Person steht in Ausgangsstellung und hält sich mit beiden Armen an einer Stuhllehne fest. Das Standbein kann leicht erhöht positioniert werden. Dann wird wiederholt das Übungsbein abgespreizt und wieder herangezogen. Es ist darauf zu achten, dass das Übungsbein während des Satzes keinen Bodenkontakt hat, um die Spannung im Standbein nicht zu verlieren. Des Weiteren

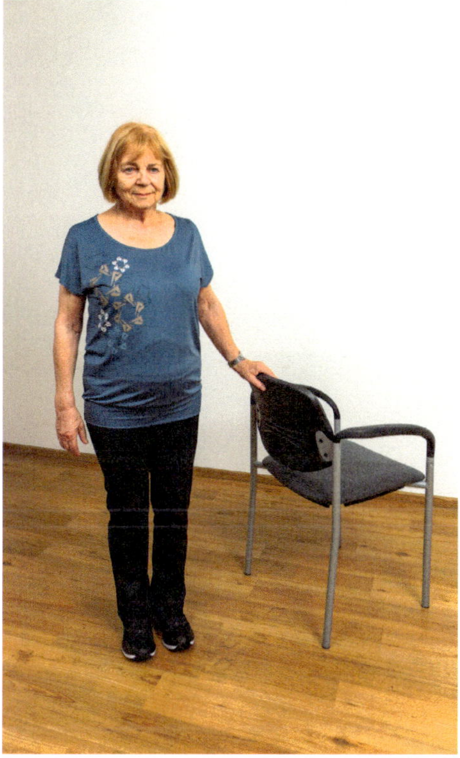

▲ Abb. 121 Beinabspreizen Ausgangsstellung

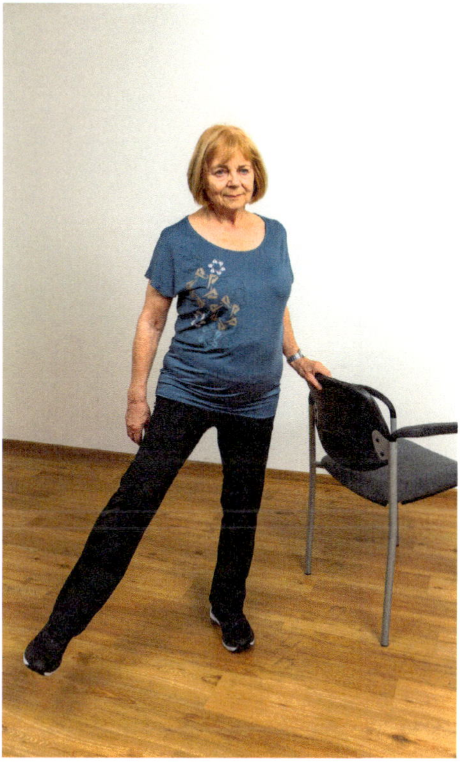

▲ Abb. 122 Beinabspreizen Endstellung

muss auf die Rotation im Bein geachtet werden: Die Fußspitzen sollten nach vorne sehen und nicht nach außen gedreht werden.

Variante 2 – Beinabspreizen stehend mit Theraband, Gewichtsmanschette oder Seilzug
Die übende Person steht in Ausgangsstellung und hält sich mit beiden Armen an einer Stuhllehne an. Bei Verwendung eines Therabandes wird dieses oberhalb der Knie oder knapp über dem Sprunggelenk um das Bein gelegt, sodass es bei geschlossenen Beinen bereits leicht gespannt ist. Wird es oberhalb der Knie befestigt, sollte es zusätzlich am Standbein befestigt werden. Wird es knapp über dem Sprunggelenk befestigt, kann zur Fixierung des anderen Endes mit dem Standbein darauf gestanden werden.
Bei Verwendung von Gewichtsmanschetten oder eines Seilzugs wird der Widerstand knapp oberhalb des Sprunggelenks befestigt. Dann wird wiederholt das Übungsbein abgespreizt und wieder herangezogen.
Es ist darauf zu achten, dass das Übungsbein während des Satzes keinen Bodenkontakt hat, um die Spannung im Standbein nicht zu verlieren. Des Weiteren muss auf die Rotation im Bein geachtet werden: Die Fußspitzen sollten nach vorne sehen und nicht nach außen gedreht werden.

Variante 3
Bei der dritten Variante wird das abgehobene Bein nicht abgespreizt, sondern die Abduktion im Standbein verstärkt. Es wird bei gestrecktem Standbein versucht mit der Ferse des abgehobenen Bei-

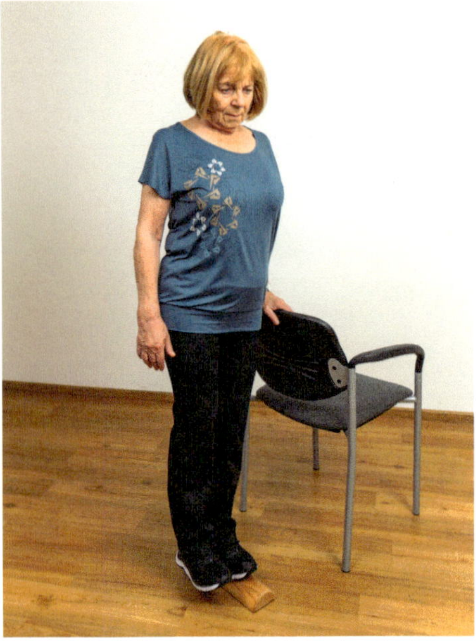

▲ Abb. 123 Becken Seitheben

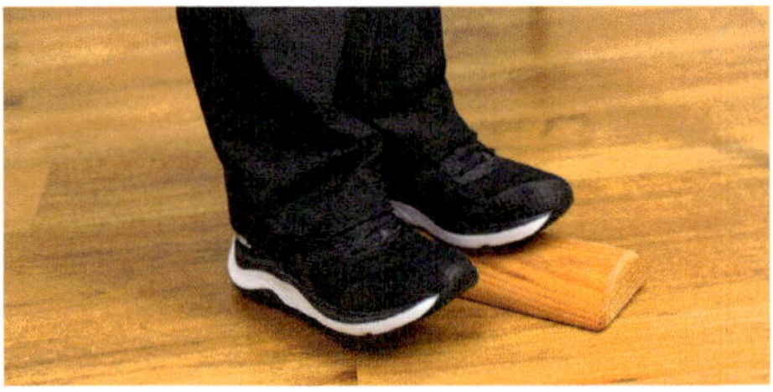

▲ Abb. 124 Beckenseitheben (Detail) Ausgangsstellung

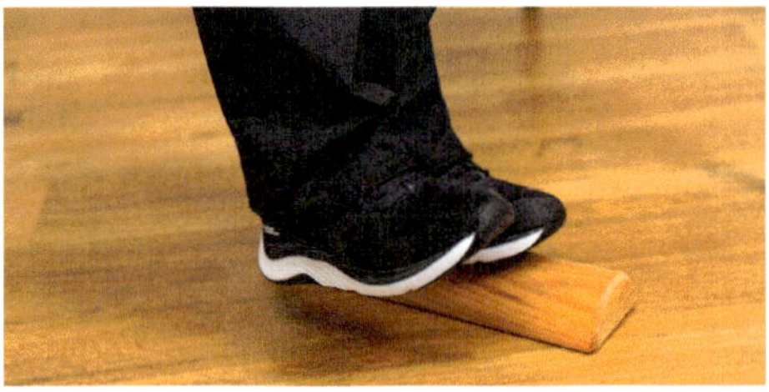

▲ Abb. 125 Beckenseitheben (Detail) Endstellung

nes näher zum Boden zu kommen und danach den Fuß höher als den Standfuß zu heben. Das geschieht durch eine Beckenbewegung, in der das Becken wiederholt seitlich geneigt und wieder gehoben wird. Dadurch wird die Abduktion des Standbeines deutlich intensiver aktiviert.

Beckenlift

Gekräftigte Hauptmuskelgruppen

Mm. Ischiorurales, M. Gluteus Maximus, M. erector spinae

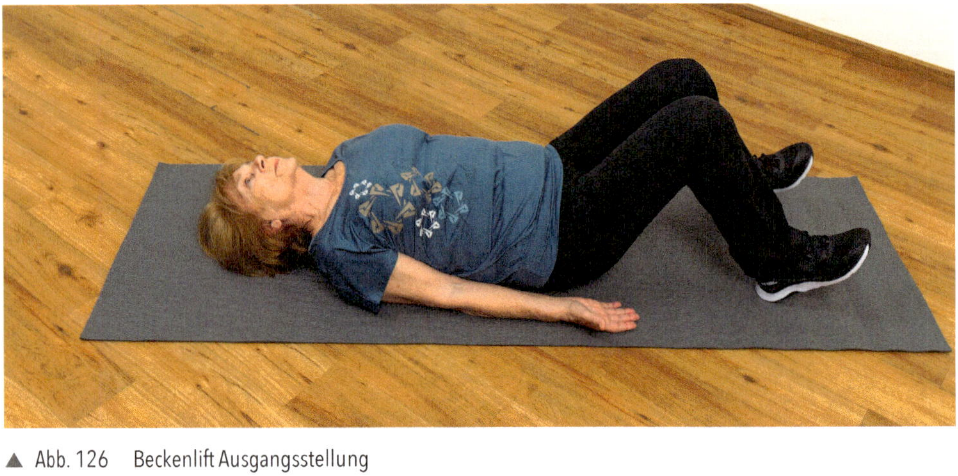

▲ Abb. 126 Beckenlift Ausgangsstellung

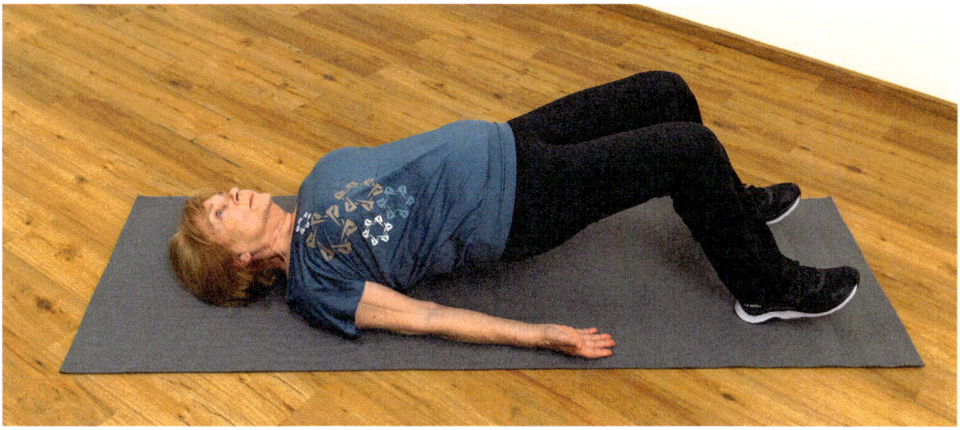

▲ Abb. 127 Beckenlift Endstellung

Vorbereitung

Beim Beckenlift befindet sich die übende Person in Rückenlage. Diese Übung kann am Boden oder auch im Bett durchgeführt werden. Die Beine sind aufgestellt, und die Arme werden mit den Handflächen nach oben neben dem Gesäß abgelegt.

Übungsausführung

Die Übung sollte beidbeinig begonnen werden. Aus der Rückenlage wird das Becken bei durchgehender Bauch- und Rumpfspannung wiederholt gehoben und gesenkt. Um eine Kompensation durch den M. quadrizeps femoris zu vermeiden, empfiehlt es sich, mit den Fersen aktiv in Richtung Gesäß zu ziehen. Dadurch wird die Oberschenkelrückseite betont. Zusätzlich können die Füße auf ein rollendes Brett, auf einen Gymnastikball oder in die Schlaufen eines Schlingentrainers gestellt werden. Um die Gesäßmuskulatur zu betonen, kann auch ein Theraband um den Bauch gelegt werden und mit den Händen gehalten werden.
Bei fortgeschrittenem Niveau sollte in die einbeinige Variante gewechselt werden. Dabei ist es sinnvoll, um die Beckenposition zu fixieren, das abgehobene Bein in der Hüfte aktiv maximal zu flektieren.

▼ Tab. 65 Steigerungsmöglichkeiten Übung Beckenlift

Variationsmöglichkeiten	Erleichtern durch	Erschweren durch
Übungsausführung	• Beidbeinig • Ohne Zusatzgewicht	• Einbeinig • Mit Fersenzug • Standfuß auf Rollbrett, auf Ball oder im Suspension-Trainer. • Mit Zusatzgewicht (z. B.: Theraband um den Bauch gelegt). • Explosive dynamisch-konzentrische Phase.
Untergrund	• Fester Untergrund	• Labile Unterlage
Armhaltung	• Hände neben dem Gesäß mit den Handflächen nach oben.	• Arme hinter dem Kopf. • Arme senkrecht zur Decke gestreckt.

Bauchübung in Rückenlage

Gekräftigte Muskelgruppen

Bauchmuskulatur (vw. M. rectus abdominis), bei freier Kopfhaltung auch Halsbeuger (Mm. Scaleni) und Halsstabilisatoren (M. sternocleidomastoideus)

Vorbereitung

Die übende Person liegt in Rückenlage, der Kopf ist abgelegt und die Beine sind in den Knien gebeugt. Die Arme liegen seitlich neben dem Körper.

Übungsausführung

Aus der Rückenlage wird der Kopf angehoben und die Halswirbelsäule gebeugt. Es wird versucht den Hals „möglichst kurz" und den Nacken „möglichst lang" zu halten. Die Arme werden etwas vom

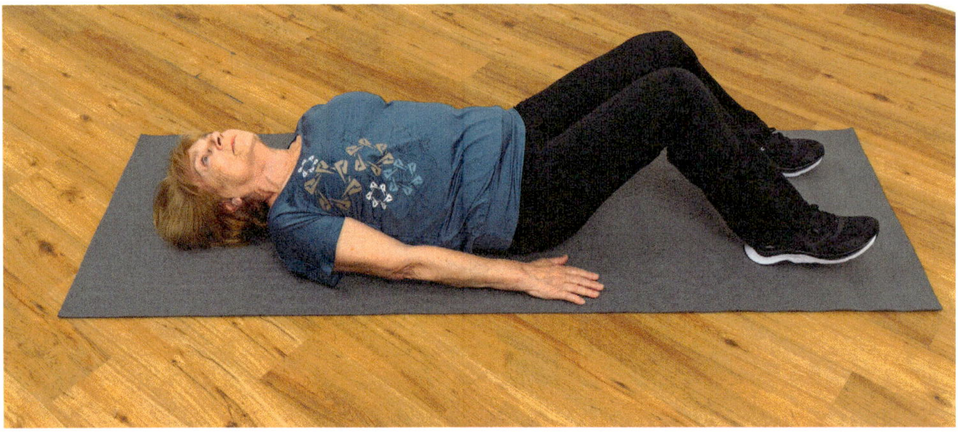

▲ Abb. 128 Bauchübung in Rückenlage Ausgangsstellung

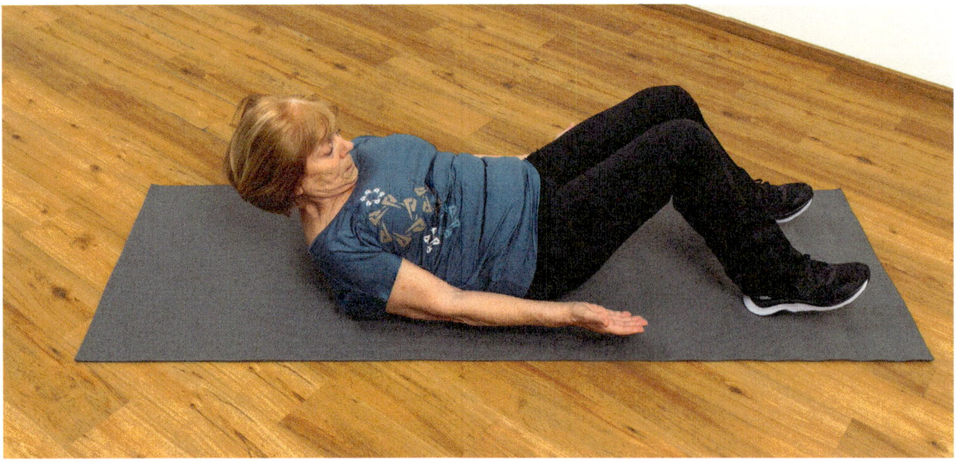

▲ Abb. 129 Bauchübung in Rückenlage Endstellung

Boden gehoben und die Handflächen nach oben gedreht. Aus dieser Position wird nun versucht den Oberkörper Wirbel für Wirbel zu heben. Bildlich kann versucht werden mit der Nasenspitze den eigenen Bauchnabel zu erreichen. Wichtig ist es zu versuchen den Kopf nur einzurollen und nicht den Kopf nach vorne zu schieben. Es empfiehlt sich zudem beim Heben des Oberkörpers auszuatmen und beim Senken einzuatmen.

Nach dem Heben wird wieder in die Ausgangsstellung mit abgehobenem Kopf zurückgekehrt. Achtung: Kann die Position des Kopfes aufgrund von muskulärer Ermüdung der Halsmuskulatur nicht mehr gehalten werden, ist unverzüglich die Übung zu stoppen oder das Gewicht des Kopfes zum Beispiel mit den Händen zu entlasten. Erkennbar ist die muskuläre Ermüdung durch eine zunehmende Überstreckung des Halses.

▼ Tab. 66 Steigerungsmöglichkeiten Übung Bauchübung

Variationsmöglichkeiten	Erleichtern durch	Erschweren durch
Übungsausführung	• Hände liegen gewichtsentlastend hinter dem Kopf. • Kopf ruht in einem Handtuch, das mit den Händen an einem Ende gehalten wird. Das andere Ende liegt unter dem Rücken.	• Das Gewicht des Kopfes wird durch die Halsmuskulatur getragen. • Arme werden kopfwärts gestreckt. • Explosive dynamisch-konzentrische Phase
Untergrund	• Fester Untergrund	• Labile Unterlage (z. B.: längeres kippendes Brett).
Armhaltung	• Hände hinter dem Kopf.	• Arme in tiefer Haltung. • Arme kopfwärts gestreckt.

Fersenheben

Gekräftigte Hauptmuskelgruppen

M. triceps surae

Vorbereitung

Die Person steht vor einer Haltemöglichkeit. Zur Sicherheit sollte ein Stuhl hinter der übenden Person aufgestellt werden. Zusätzlich kann der Vorfuß auf einer Erhöhung platziert werden.

Übungsausführung

Die übende Person begibt sich in die Ausgangsstellung und legt die Hände unbelastet zur Sicherheit auf die Lehne vor ihr. Sie versucht nun die Fersen wiederholt vom Boden abzuheben und wieder zu senken, wobei die Fersen während der Übung den Boden nicht berühren sollten, um die Spannung nicht zu verlieren. Der Vorfuß wird gleichmäßig belastet, und die konzentrische Phase möglichst rasch durchgeführt.

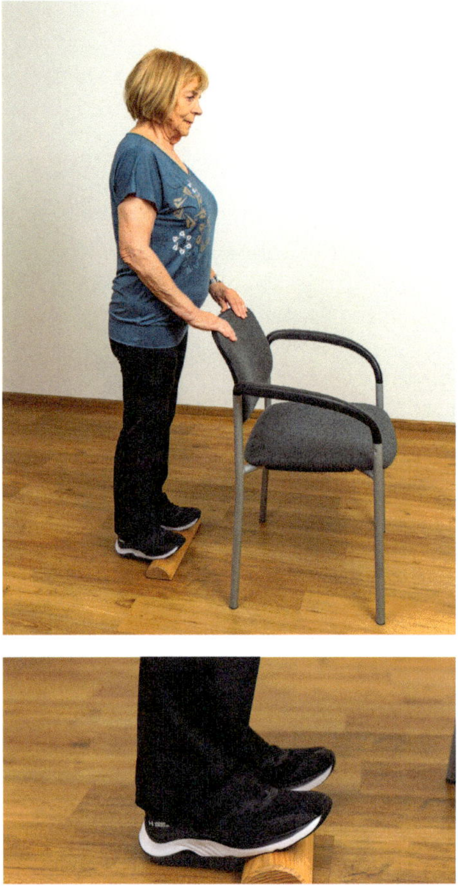

▲ Abb. 130 Fersenheben – Ausgangsstellung

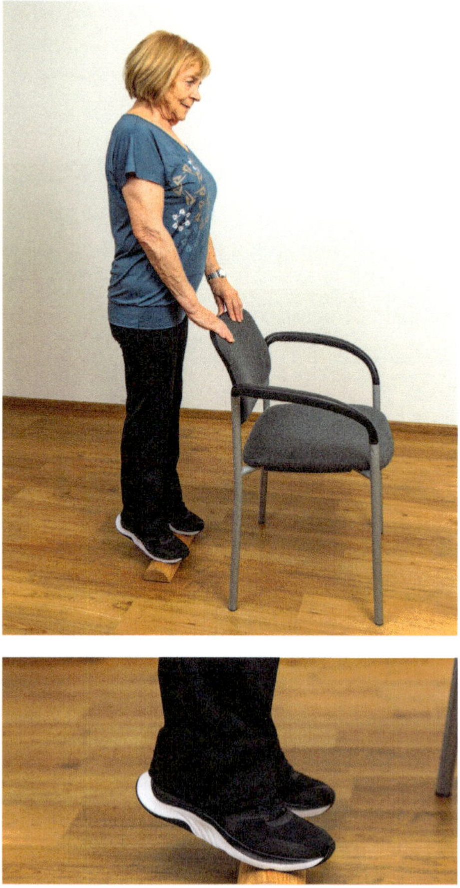

▲ Abb. 131 Fersenheben – Endstellung

▼ Tab. 67 Steigerungsmöglichkeiten Übung Fersenheben

Variationsmöglichkeiten	Erleichtern durch	Erschweren durch
Standposition	• Hüftbreiter Stand • Mit Anhalten	• Enger Stand • Breiter Stand mit auf ein Bein mehr verlagertem Gewicht. • Einbeinstand • Ohne Anhalten
Untergrund	• Fester Untergrund • Füße auf ebenem Grund	• Labile Unterlage • Fußballen auf einer Erhöhung (tieferes Absenken möglich).
Übungsausführung	• Ohne Zusatzgewicht	• Mit Zusatzgewicht • Explosive dynamisch-konzentrische Phase
Kombination	• Ohne Kombination	• Kombination mit Vorfußheben. • Kombination mit der Übung Kniebeuge oder Ausfallschritt.

Vorfuß heben

Gekräftigte Hauptmuskelgruppen

M. tibialis anterior

Vorbereitung

Die übende Person sitzt im vorderen Drittel der Sitzfläche eines Stuhls. Die Füße sollten möglichst einen festen Bodenkontakt haben können. Der Oberkörper ist aufrecht und nicht angelehnt.

Übungsausführung

Beidbeinige Ausführung: Wiederholt werden beide Vorfüße bis zum individuellen Maximum abgehoben. Der Oberkörper sollte dabei ruhig bleiben. Zur Steigerung kann ein leichtes Gewicht auf die Vorfüße gelegt werden.

Einbeinige Ausführung: Um die Intensität zu steigern, kann ein Fuß trainiert werden, indem der andere Fuß als Zusatzgewicht dient. Zum Beispiel wird die rechte Ferse auf den linken Vorfuß gelegt. Es wird nun wiederholt der linke Vorfuß abgehoben. Das rechte Bein dient nun als Gewicht, gegen das der linke Vorfuß gehoben wird. Es kann die Übung weiter intensiviert werden, wenn aktiv mit dem oberen Fuß gedrückt wird. Die Übung wird auf der anderen Seite wiederholt.

Variante

Die Übung kann auch an einer Wand angelehnt sowohl beidbeinig als auch einbeinig im Stehen durchgeführt werden. Dabei werden im Stehen beide oder ein Vorfuß gehoben und gesenkt. Bei der einbeinigen Variante ist dann eine gute Sicherung notwendig. Das abgehobene Bein kann einfach frei hängend gehalten werden.

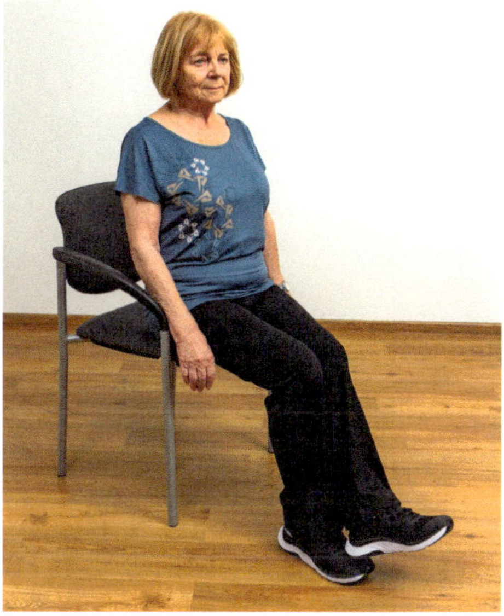

▲ Abb. 132 Vorfußheben – Ausgangsstellung

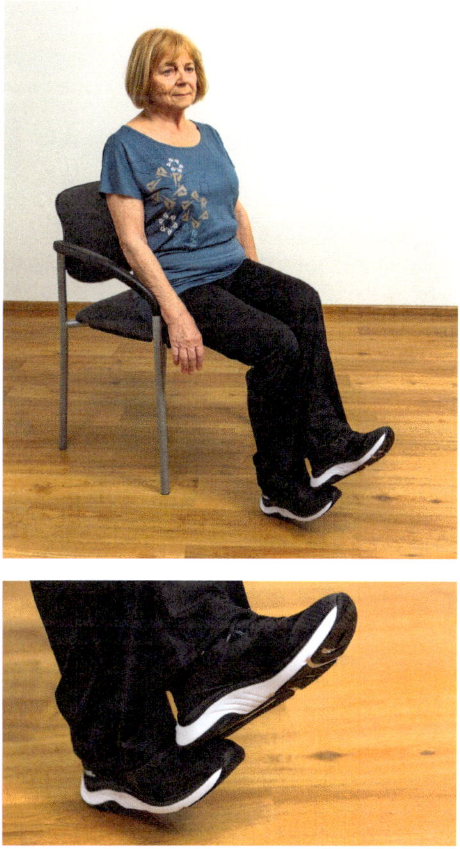

▲ Abb. 133 Vorfußheben – Endstellung

▼ Tab. 68 Steigerungsmöglichkeiten Übung Vorfußheben

Variationsmöglichkeiten	Erleichtern durch	Erschweren durch
Körperposition	• Auf stabilem Stuhl sitzend.	• Auf Gymnastikball sitzend. • Mit dem Rücken an einer Wand angelehnt stehend.
Übungsausführung	• Beidbeinige Ausführung	• Einbeinige Ausführung mit dem Fuß als passives Gewicht. • Einbeinige Ausführung mit aktivem Nach-unten-Drücken. • Explosive dynamisch-konzentrische Phase.

Liegestütz

Gekräftigte Hauptmuskelgruppen

M. pectoralis major, M. deltoideus anterior, M. triceps brachii

Vorbereitung

Für die Übung wird eine Wand, ein Handlauf oder zur Steigerung der Schwierigkeit ein Suspension-Trainer benötigt. Zusätzlich sollte auf rutschhemmende Schuhe oder einen rutschhemmenden Fußboden geachtet werden. Für die Steigerung der Übung wird eine stabile Kommode, ein rutschfester Tisch oder Stuhl benötigt.

Übungsausführung

Bei dieser Übung wird eine freie Wand oder ein Tisch benötigt. Man stützt sich gegen die Wand und versucht mit dem Körper eine Gerade zu bilden. Die Arme sind etwas breiter als schulterbreit in Brusthöhe an der Wand. Die übende Person zieht eine imaginäre Linie zwischen den Fingerspitzen. Diese darf mit der Nasenspitze nicht unterschritten werden, während die Arme gebeugt werden.

▼ Tab. 69 Steigerungsmöglichkeiten Übung Liegestütze

Variationsmöglichkeiten	Erleichtern durch	Erschweren durch
Übungsdurchführung	• An die Wand gestützt	• Die Hände werden nach und nach bodennäher platziert (Kommode, Tisch, Stuhl, …) • Ein Theraband wird in den Händen gehalten und hinter dem Rücken vorbeigeführt. • Mit Hilfe eines Suspension-Trainers wird die Stabilisierungsanforderung erhöht.
Untergrund	• Fester Untergrund	• Labiler Untergrund • Am Tisch wird ein links und rechts kippendes Brett rutschfest aufgestellt, um die Gewichtsverteilung rückzumelden.

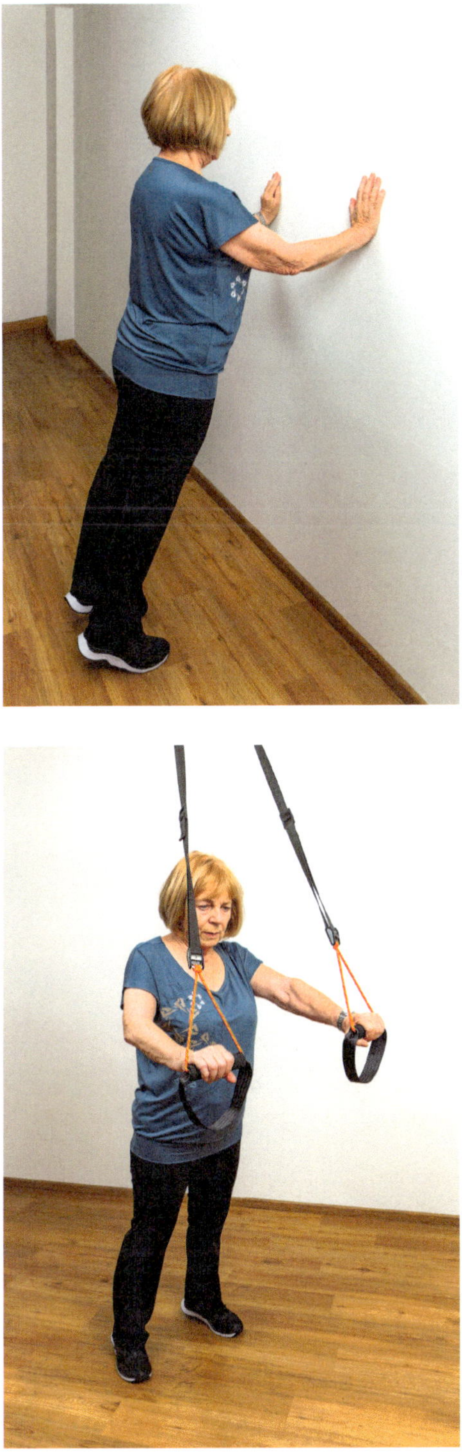

▲ Abb. 134 Liegestütz gegen die Wand und mit Suspension Trainer – Ausgangsstellung

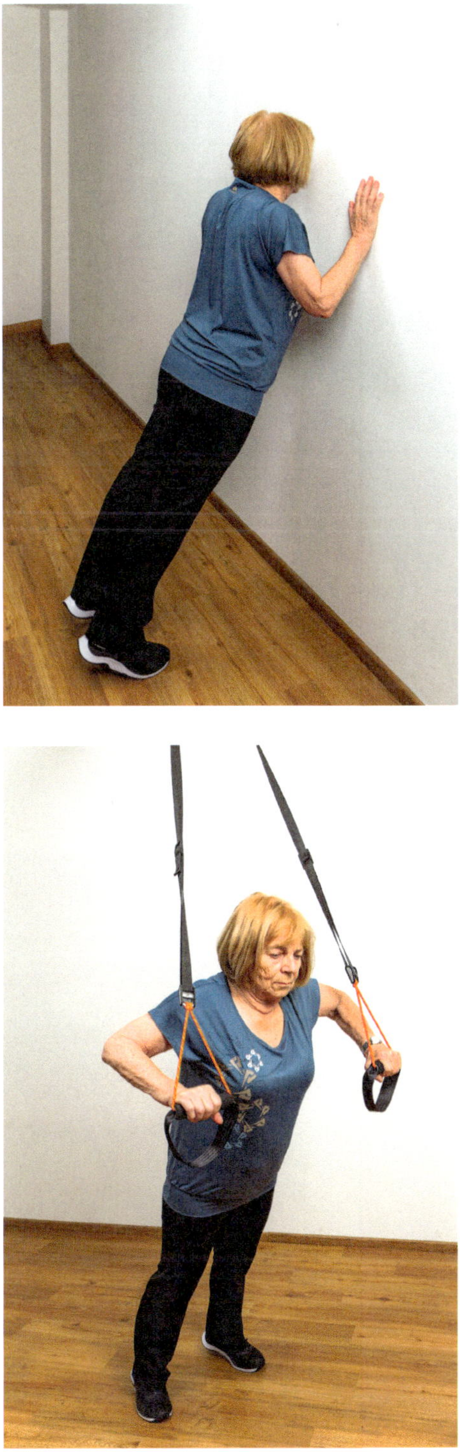

▲ Abb. 135 Liegestütz gegen die Wand und mit Suspension Trainer – Endstellung

Rudern

Gekräftigte Hauptmuskelgruppen

M. latissimus dorsi, M. Trapezius, M. deltoideus posterior, M. biceps brachii

Vorbereitung

Die Übung kann mit einem Theraband sitzend oder stehend ausgeführt werden. Es wird ein stabiler Befestigungspunkt in Schulterhöhe benötigt. Alternativ kann auch mit einem Suspension-Trainer und dem eigenen Körpergewicht trainiert werden.

Übungsausführung

Das Band wird an einer Sprossenwand oder ähnlicher Befestigungsmöglichkeit fixiert. Dann nimmt die übende Person jeweils ein Ende des Bandes in die Hände. Jetzt werden die Arme annähernd gestreckt nach vorne geführt und die Handflächen nach innen (enge Ellbogenführung) oder nach unten (breite Ellbogenführung) gedreht. Nun werden die Arme wiederholt gebeugt und wieder gestreckt. Werden die Ellbogen eng am Körper geführt, wird überwiegend der breite Rückenmuskel (M. latissimus dorsi) gekräftigt. Werden die Ellbogen abgespreizt, erhöht sich der Anteil des Trapezmuskels entscheidend. Es ist dann auf die Höhe der Ellbogen zu achten, die unter der Schulterhöhe aber oberhalb der Handgelenke liegen sollte.

▼ Tab. 70 Steigerungsmöglichkeiten Übung Rudern

Variationsmöglichkeiten	Erleichtern durch	Erschweren durch
Übungsdurchführung	• Variation mit engen Ellbogen. • Ausführung mit dem Theraband.	• Variation mit abgespreizten Ellbogen. • Ausführung mit dem Suspension-Trainer. • Einarmige Ausführung mit dem Theraband
Untergrund	• Fester Untergrund	• Labiler Untergrund
Kombinationen	• Auf labiler Unterlage sitzend (Theraband)	• Kombination mit Schrittübungen (Theraband). • Variationen von Kniebeuge und Ausfallschritt (Theraband)

Rückziehen

Gekräftigte Hauptmuskelgruppen

M. latissimus dorsi, M. Triceps brachii, M. deltoideus posterior

Vorbereitung

Die Übung kann mit einem Theraband sitzend oder stehend ausgeführt werden. Es wird ein stabiler Befestigungspunkt in Schulterhöhe oder höher benötigt. Die Standposition kann im Parallelstand oder in Schrittstellung gewählt werden.

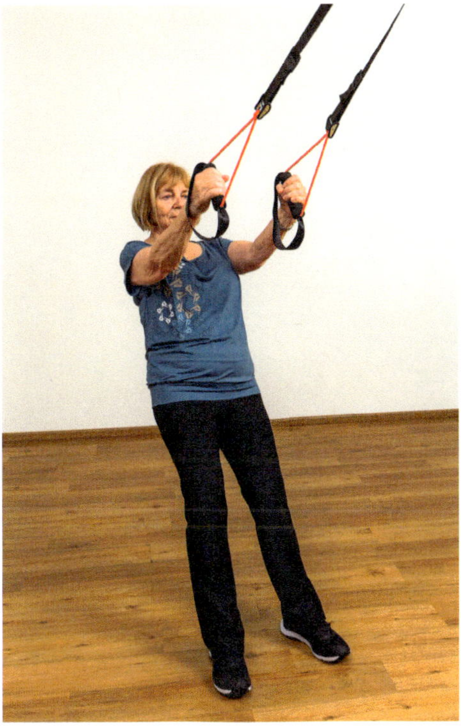

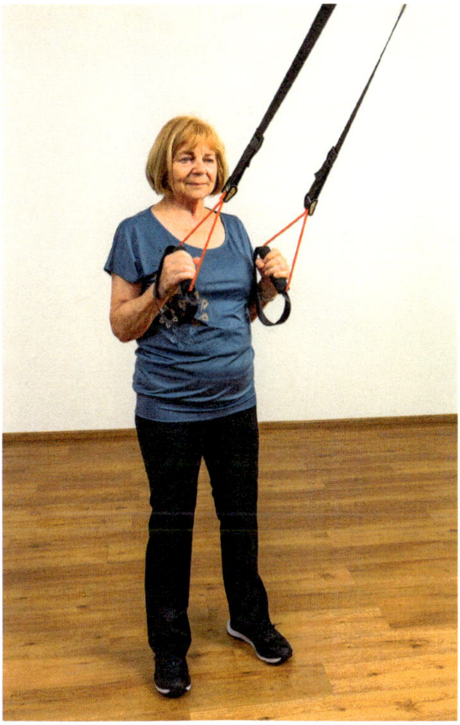

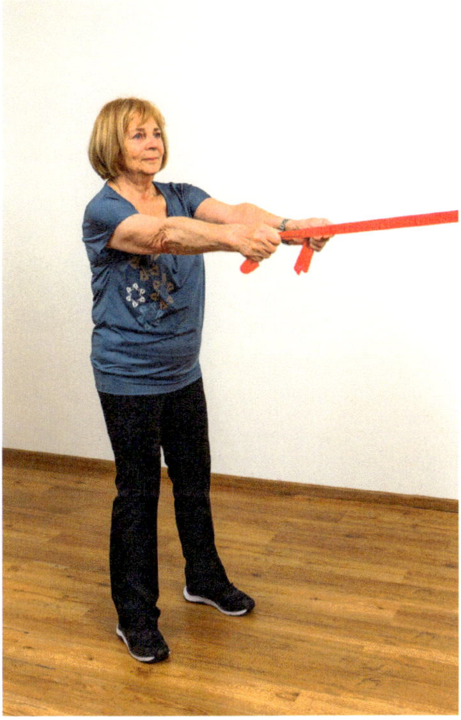

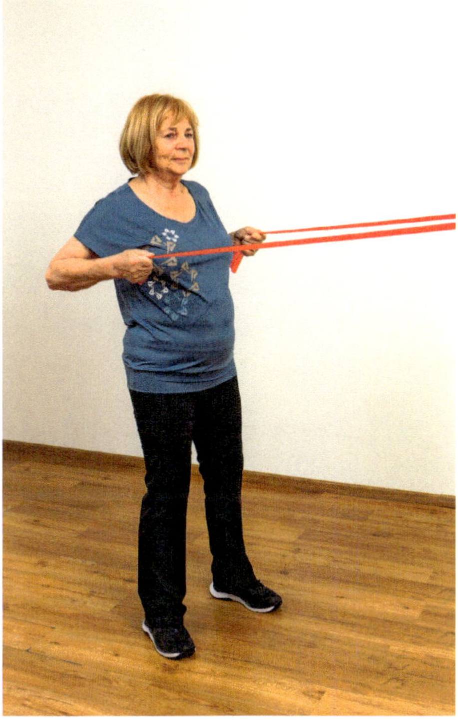

▲ Abb. 136 Rudern – Ausgangsstellung

▲ Abb. 137 Rudern – Endstellung

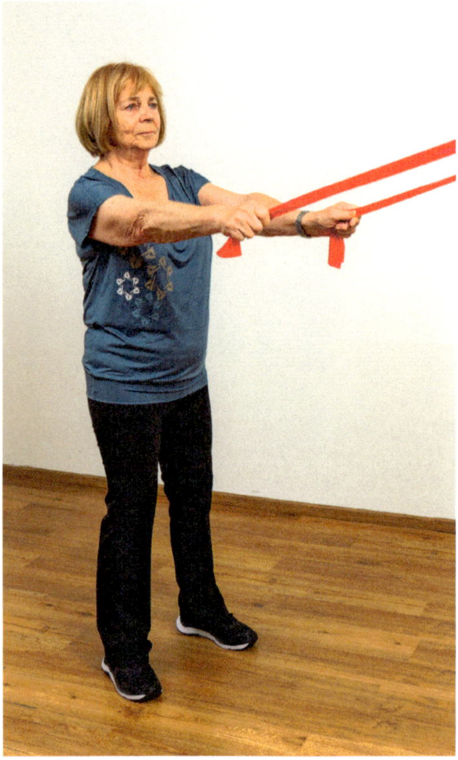

▲ Abb. 138 Rückziehen – Ausgangsstellung

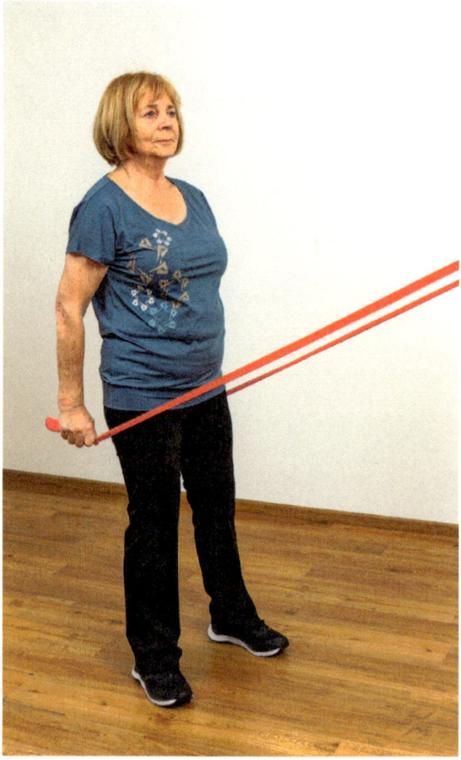

▲ Abb. 139 Rückziehen – Endstellung

Übungsausführung

Aus der Ausgangsposition werden die gestreckten Arme gegen den Widerstand des Therabandes nach hinten bis knapp hinter dem Gesäß geführt. Es sollte darauf geachtet werden, dass der Oberkörper aufrecht bleibt und sich nicht mit bewegt.
Eine Möglichkeit die Ausführung zu erschweren ist die alternierende einarmige Variante. Ein Arm wird abwechselnd zurückgezogen. Die Bewegung wird immer dann begonnen, wenn sich der andere Arm wieder in der Ausgangsstellung befindet. Der Oberkörper darf sich nicht mit drehen (Rotationskontrolle).

▼ Tab. 71 Steigerungsmöglichkeiten Übung Rückziehen

Variationsmöglichkeiten	Erleichtern durch	Erschweren durch
Übungsausführung	• Sitzend • Übung beidarmig	• Stehend • Stehen in Schrittstellung • Übung alternierend einarmig
Untergrund	• Fester Untergrund	• Labile Unterlage
Kombinationsmöglichkeiten	• Sitzen auf labiler Unterlage	• Langsame Schritte • Schritte auf labile Unterlagen • Kniebeuge und Ausfallschritt

Rumpfrotation

Gekräftigte Hauptmuskelgruppen

M. Obliquus internus und externus, M. erector spinae (Mm. Rotatores)

Vorbereitung

Die Übung kann mit einem Theraband sitzend oder stehend ausgeführt werden. Es wird ein stabiler Befestigungspunkt zwischen Brustbein- und Bauchnabelhöhe benötigt. Die Standposition kann im Parallelstand oder in Schrittstellung gewählt werden. In Schrittstellung sollte der Fuß der Seite der Drehrichtung vorne sein (z.B.: Bei einer Rumpfdrehung nach rechts sollte in Schrittstellung der rechte Fuß vorne sein).

Übungsausführung

Aus der stabilen Ausgangsstellung werden Arme nach vorne gestreckt (Hände zwischen Brustbein- und Bauchnabelhöhe), die Schultern werden nach unten hinten stabilisiert. Das Becken wird stabilisiert, indem die übende Person die Gesäßmuskulatur vorspannt. Das Theraband ist unter leichter Vorspannung. Die übende Person achtet darauf, dass während der Rotationsbewegung das Becken möglichst stabil bleibt und nicht mitrotiert.

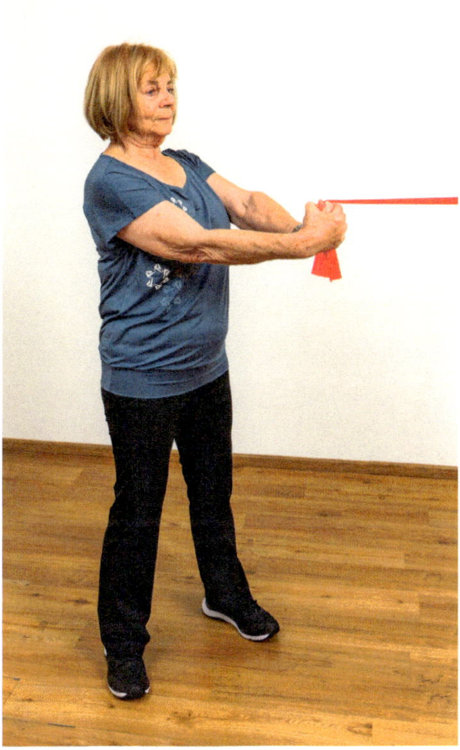

▲ Abb. 140 Rumpfrotation – Ausgangsstellung

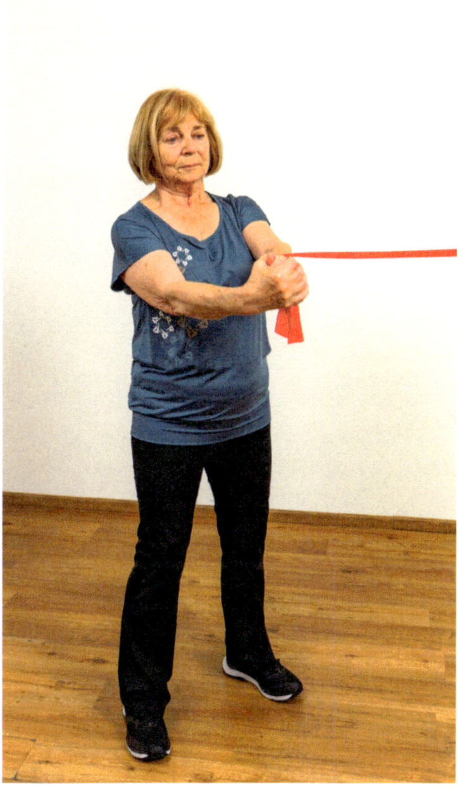

▲ Abb. 141 Rumpfrotation – Endstellung

▼ Tab. 72 Steigerungsmöglichkeiten Übung Rumpfrotation

Variationsmöglichkeiten	Erleichtern durch	Erschweren durch
Übungsausführung	• Sitzend	• Stehend • Stehend in Schrittstellung (vorderer Fuß Richtung der Rotation).
Untergrund	• Fester Untergrund	• Labile Unterlage
Kombinationsmöglichkeiten	• Sitzen auf labiler Unterlage	• Langsame Schritte • Schritte auf labile Unterlagen • Kniebeuge und Ausfallschritt

Kreuzheben

Gekräftigte Hauptmuskelgruppen

M. gluteus maximus, Mm. ischiocrurales, M. erector spinae

Vorbereitung

Bei dieser Übung benötigt man zur Absicherung nach hinten entweder einen Stuhl oder die Wand. Die übende Person stellt sich etwas breiter als hüftbreit mit dem Rücken zum Stuhl oder mit dem Rücken zur Wand etwa eine Fußlänge entfernt auf.

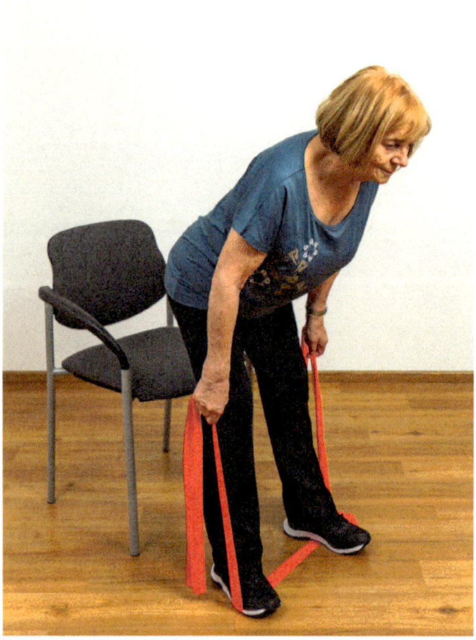

▲ Abb. 142 Kreuzheben – Ausgangsstellung

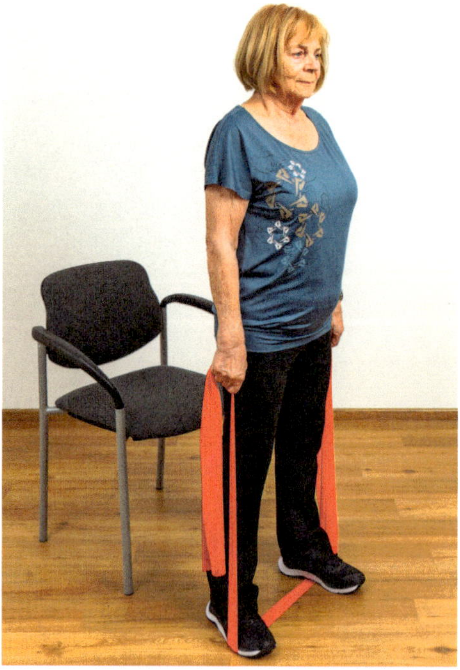

▲ Abb. 143 Kreuzheben – Endstellung

Übungsausführung

Die übende Person beugt in aufrechter Körperhaltung die Hüfte. Sie versucht dabei den Rücken während der gesamten Bewegung gerade zu halten. Die Arme werden dabei vor der Brust überkreuzt und der Blick ist schräg nach vorne unten gerichtet, wobei der Kopf in neutraler Stellung gehalten werden sollte. Sie richtet sich nun wieder mit geradem Rücken auf und wiederholt die Bewegung mehrmals. Fällt die Übung sehr leicht, können wie abgebildet Therabänder als Widerstand genutzt werden.

▼ Tab. 73 Steigerungsmöglichkeiten Übung Kreuzheben

Variationsmöglichkeiten	Erleichtern durch	Erschweren durch
Übungsausführung	• Sitzend	• Stehend • Einbeinige Ausführung (Standwaage). • Zusätzliche Gewichte in den Händen (Theraband, Hanteln, …)
Untergrund	• Fester Untergrund	• Labile Unterlage • Seitlich instabile Unterlage
Kombinationsmöglichkeiten	• Stehen auf labiler Unterlage	• Kombination Armbewegungen (z. B.: Strecken der Arme überkopf bei gebeugten Hüften).

Tätigkeitsorientiertes Krafttraining

Übungen sollten im Sturzpräventionstraining möglichst alltagsorientiert und den zu bewältigenden Aufgaben der betroffenen Person nachempfunden sein. In den Trainingseinheiten werden die zu bewältigenden alltäglichen Situationen anfangs vereinfacht nachgestellt und an die Fähigkeiten der betroffenen Person angepasst, um auch mit beängstigenden Situationen zurecht zu kommen. Das wird im reaktiven Schritt-Training und Perturbationstraining erfolgreich eingesetzt.
Viele Kraftübungen, vor allem an Geräten ausgeführt, trainieren teilweise isoliert einzelne Muskelgruppen, was auch für einen Kraftgewinn notwendig ist. Werden alltägliche Situationen nachgestellt und um einen Kraftaspekt ergänzt, können die Muskelgruppen spezifisch trainiert werden, damit der Übertrag des Trainingserfolges in den Alltag besser gelingt. Dazu sind Übungskombinationen sinnvoll einzusetzen.
Aufgrund der hohen Anforderung an den Übungsleiter eine individuell notwendige Alltagsbewegung zu einem Übungskomplex umzubauen, ist das tätigkeitsorientierte Krafttraining eher auf das Einzelsetting begrenzt. Leicht vereinfacht kann es jedoch auch gut in Gruppen angewandt werden, wenn für mehrere Personen angstbesetzte Situationen nachgestellt werden sollen. Die Fes-I kann dabei helfen Aufgaben auszuwählen und dann nachzustellen.
Das Ziel des tätigkeitsorientierten Krafttrainings (Jansenberger, 2011) ist es auf spezielle Situationen ausgerichtet einen Übungskomplex zu entwickeln, der es der Person ermöglicht sich Schritt für Schritt einer besorgniserregenden Aufgabe zu stellen und zusätzlich dabei konditionelle und koordinative Anforderungen der Situation gezielt zu trainieren. Die Herausforderung für den Übungsleiter liegt darin, eine der Aufgabe ähnliche wiederkehrende Bewegung(-sfolge) mit Anfangs- und Endstellung

zu entwickeln, die sich stufenförmig steigern lässt. Die simulierte Situation sollte unbedingt für die übende Person einen Wiedererkennungswert haben.

Die Vorteile dieses Zugangs im Training lassen sich folgendermaßen zusammenfassen:

- **Anknüpfen an bereits bekannte Tätigkeiten:** Die Motivation zu Bewegung lässt sich oft durch den Zugang über die sogenannte Bewegungsbiografie unterstützen, indem an bekannte, positive besetzte Aktivitäten angeknüpft wird. Somit können Übungen designt werden, die bekannten Bewegungsformen nachgestellt sind. Handelt es sich um Alltagsaktivitäten, die eventuell sogar Probleme bereiten, liefert der Zugang die Möglichkeit der übenden Person praktisch den unmittelbare Nutzen des Übens zu vermitteln.
- **Erleichterte Übungsvermittlung:** Werden Übungen aus dem Alltag heraus entwickelt und sind dem Alltag nachempfunden, können Übungserklärungen über Bilder und bildhafte Erklärungsansätze verständlich vermittelt werden.
- **Funktionelle Aktivierung der Muskelschlingen:** Während Kraftübungen isoliert einzelne Muskelgruppen trainieren, können dem Alltag nachempfundene Übungen komplexere Bewegungsabläufe wiedergeben und unterstützen somit das funktionelle Zusammenspiel der Muskelgruppen. Kraftübungen können aber so nicht ersetzt werden!
- **Tätigkeitsnahe Schulung der Koordination:** Durch Elemente zur Schulung des Gleichgewichts, alltagsnahe Störungen und Dual-Task-Aufgaben wird die Koordinationsfähigkeit alltagsnah geschult.
- **Effiziente Sturzprävention durch fundierte Trainingsbereiche:** Krafttraining, Koordinationstraining, Dual-Task-Training, funktionelles Training, Selbsteinschätzung und Angstreduktion sind die Ziele dieser Trainingsart und verbinden effiziente Ansätze in der Sturzprävention.

Tätigkeitsorientiertes Krafttraining verbindet mehrere effektive Elemente in der Sturzprävention. Ein Vorteil liegt im stufenartigen (Level) Aufbau, der ein gemeinsames Üben in der Gruppe in unterschiedlichen Schwierigkeitsgraden ermöglicht. Zudem können Fortschritte von Stufe zu Stufe erlebt werden. Zusätzlich erfolgt neben dem Übungseffekt eine bewusste Auseinandersetzung mit einer spezifischen Situation. Durch das praktische Erleben der eigenen Fähigkeiten wird die Selbsteinschätzung trainiert und somit die Selbstwirksamkeit verbessert, was einer Reduktion der Sturzangst hilft.
Die Steigerung in Stufen (Levels) kann individuell nach ausgewählter Situation erfolgen. Es lassen sich vier Hauptschwierigkeitsstufen definieren (Jansenberger, 2011). Die Stufen werden mit einem Übungskomplex „Den Einkauf die Treppe hinauftragen" als praktisches Beispiel erläutert:

Stufe 1: „Gewöhnung"

Eine alltagsnahe Situation wird darauf analysiert, welche motorischen Fähigkeiten notwendig sind, um die Situation zu meistern. In dieser Stufe ist es möglich auf einzelne Kernelemente einer Tätigkeit zu verzichten (z. B. wird eine gehende Aufgabe als sitzende oder stehende Aufgabe ausgeführt).
Beispiel: Beim Treppensteigen benötigt die übende Person Beinkraft und seitliche Stabilität im Gleichgewicht. Zusätzlich muss eine Tasche als zusätzliches Gewicht transportiert werden. Der erste Übungszugang kann sein aus der Schrittstellung und dem angedeuteten Ausfallschritt (Streckung und Beugung der Beine ohne nennenswerte Bewegung des Körperschwerpunkt) in einer Hand eine Hantel oder ein Gymnastikband zu halten (Zusatzgewicht symbolisiert die Tragetasche und liefert eine seitliche Gleichgewichtsherausforderung).

Stufe 2: „Zielübung einfach"

Die Übung wird um die Bewegung des Körperschwerpunkts während der Ausführung erschwert. Die Armbewegung bleibt gleich und kann intensiviert werden.
Beispiel: Die Bewegung wird nun als Schritt ausgeführt. So kann zum Beispiel aus der angedeuteten Ausfallschrittposition über die Beinstreckung ein Schritt nach vorne wieder in den angedeuteten Ausfallschritt durchgeführt werden. Auch kann hier schon mit einem einzelnen Stepper die Stufe eingeführt werden. Ein Arm hält weiterhin das Gewicht in Form einer Hantel oder eines seitlich unten befestigten Gymnastikbandes.

Stufe 3: „Zielübung komplex"

Bei dieser Stufe wird der Alltag in möglichst alltagstauglicher Schwierigkeit nachgestellt. Das kann zum Beispiel durch das Hinzufügen der dritten Dimension sein (Stufen), durch leicht instabile Unterlagen (Nachempfinden von weichem Erdboden) oder auch bei gehenden Übungen eine mehrere Schritte umfassende Strecke zurückgelegt werden.
Beispiel: Die Schrittübung kann mit dem vorderen Fuß auf einem niederen Stepper stehend gestartet werden. Der hintere Fuß wird aus dem angedeuteten Ausfallschritt beginnend nach vorne auf einen höheren Stepper gestellt. Das Gewicht kann inzwischen auf eine realistische Einkaufstasche erhöht werden.

Stufe 4: „Zielübung Herausforderung"

Diese Stufe geht bereits über die alltägliche Schwierigkeit hinaus und wird durch Störungen erweitert. Neben Ablenkungen (Kopfdrehungen, Lichtwechsel, ...) können unmittelbare Störungen (Druck oder Zug durch den Übungsleiter) und Dual-Task-Situationen eingeführt werden.
Beispiel: Die übende Person wird auf Zuruf vom Übungsleiter abgelenkt, indem sie den Kopf in die zugerufene Richtung drehen muss. Für das Üben zuhause können die Kopfdrehungen ohne Zuruf eingesetzt werden.

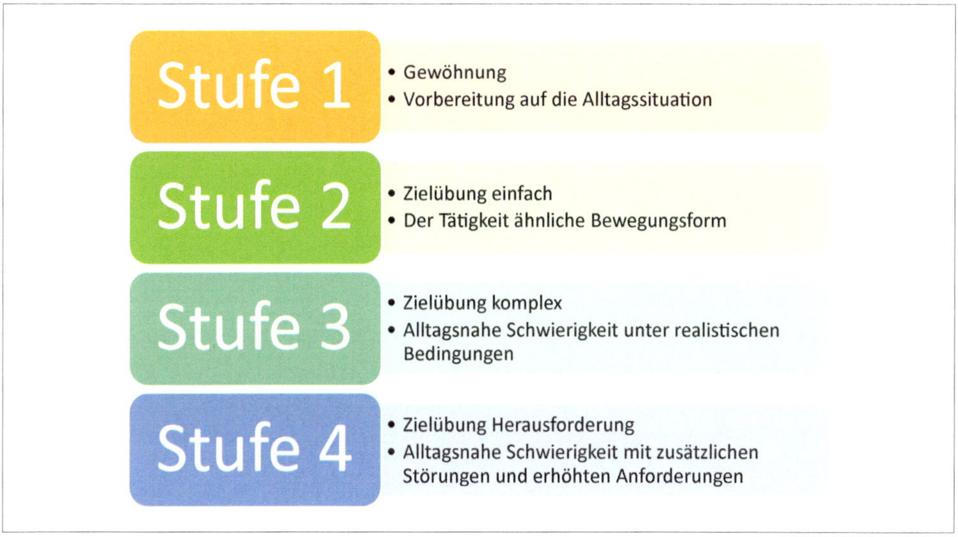

▲ Abb. 144 Systematik tätigkeitsorientierten Krafttrainings (Jansenberger, 2011)

5 Literatur

Adeyemi A., Delhougne G. (2019). Incidence and Economic Burden of Intertrochanteric Fracture: A Medicare Claims Database Analysis. *JB JS Open Access, 4*(1), e0045. https://doi.org/10.2106/JBJS.OA.18.00045

Albertini, A.C.D.S. & Peduzzi, M. (2024). Interprofessional approach to fall prevention in hospital care. *Rev Esc Enferm USP, 58,* e20230239. https://doi.org/10.1590/1980-220X-REEUSP-2023-0239en

Albertsson, D.M., Mellström, D., Petersson, C. & Eggertsen, R. (2007). Validation of a 4-item score predicting hip fracture and mortality risk among elderly women. *Ann Fam Med, 5*(1), 48-56.

Aleixo, P. & Abrantes, J. (2024). Proprioceptive and Strength Exercise Guidelines to Prevent Falls in the Elderly Related to Biomechanical Movement Characteristics. *Healthcare (Basel), 12*(2), 186. https://doi.org/10.3390/healthcare12020186

Alkjaer, T., Larsen, P.K., Pedersen, G., Nielsen, L.H. & Simonsen, E.B. (2006). Biomechanical analysis of rollator walking. *Biomedical Engineering Online, 5*(2).

Allan, L.M., Ballard, C.G., Rowan, E.N., Kenny, R.A. (2009). Incidence and prediction of falls in dementia: a prospective Study in older people. *PLoS ONE, 4*(5), e5521.

Allin, L.J., Brolinson, P.G., Beach, B.M. et al. (2020). Perturbation-based balance training targeting both slip- and trip-induced falls among older adults: a randomized controlled trial. *BMC Geriatr, 20,* 205.

Allin, L.J., Nussbaum, M.A. & Madigan, M.L. (2019). Two Novel Slip Training Methods Improve the Likelihood of Recovering Balance After a Laboratory-Induced Slip. *J Appl Biomech, 35*(1), 37-43. [Epub 2018 Aug 6] PMID: 30080436.

Almeida, S., Paixao, C. & Marques, A. (2020). Balance and healthy aging: a close relationship. *Rev Port Med Geral Fam, 36,* 383-95. https://doi.org/10.32385/rpmgf.v36i5.12753

American Geriatrics Society & British Geriatrics Society and American Academy of Orthopaedic Surgeons Panel on Falls Prevention (2001). Guidelines for prevention of falls in older people. *J American Geriatric Society, 49*(5), 664-672.

Applebaum, E.V., Breton, D., Feng, Z.W., Ta, A.T., Walsh, K., Chassé, K., Robbins, S.M. (2017). Modified 30-second Sit to Stand test predicts falls in a cohort of institutionalized older veterans. *PLoS One, 12*(5), e0176946. eCollection 2017.

Ardali, G., States, R.A., Brody, L.T. & Godwin, E.M. (2020). The Relationship Between Performance of Sit-To-Stand From a Chair and Getting Down and Up From the Floor in Community-Dwelling Older Adults. *Physiotherapy Theory and Practice.* https://doi.org/10.1080/09593985.2020.1802796

Arkkukangas, M., Bååthe, K.S., Hamilton, J., Hassan, A. & Tonkonogi, M. (2024). FallFitness exercise program provided using the train-the-trainer approach for community-dwelling older adults: a randomized controlled trial. *BMC Geriatr, 24*(1), 983. https://doi.org/10.1186/s12877-024-05575-0

Arola, A., Sandlund, M., Domellöf, M.E., Taylor, M.E. & Toots, A. (2025). In their own words: older persons' experiences of participating in co-creation. *Res Involv Engagem, 11*(1), 56.

Attoh-Mensah, E., Pothier, K., Loggia, G., Morello, R., Chavoix, C. & Marcelli, C. (2024). Involvement of cognitive abilities in the occurrence of fractures in fallers aged 55 years or older: a cross-sectional study. *Aging Clin Exp Res, 36*(1), 180. https://doi.org/10.1007/s40520-024-02830-7

Auais, M., French, S., Alvarado, B., Pirkle, C., Belanger, E. & Guralnik, J. (2017). Fear of falling predicts incidence of functional disability two years later: A perspective from an international cohort study. *J Gerontol A Biol Sci Med Sci* [Epub ahead of print].

Awad, A., Sundström, A., Gramner, F., Werneke, U., Toots, A., Olofsson, B., Almevall, A.D., Rosendahl, E., Söderberg, S., Gustafson, Y. & Niklasson, J. (2025). Association between executive functions and fear of falling among people aged 80 years or older: a cross-sectional study. *BMC Geriatr, 25*(1):400.

Bai, X., Xiao, W., Soh, K.G. & Zhang, Y. (2024). A 12-week Taijiquan practice improves balance control and functional fitness in fall-prone postmenopausal women. *Front Public Health, 12,* 1415477. https://doi.org/10.3389/fpubh.2024.1415477

Bajaj, P., Nagendra, L., Bajaj, A., Samuel, M. & Chandran, M. (2024). Effect of yoga on balance, falls, and bone metabolism: a systematic review of randomized controlled trials in healthy individuals. *Osteoporos Int.* https://doi.org/10.1007/s00198-024-07307-x [Epub ahead of print].

Baráth, E.M., Wiegand, D., Nemes, V.A., Hegyi, P., Szabó, I., Csutak, A., Wiegand, N., Jandó, G. & Patczai, B. (2024). Mobile assessment of visual function helps to prevent Re-Injury in elderly patients with recent hip fractures. *Injury, 55*(Suppl 3), 111541. https://doi.org/10.1016/j.injury.2024.111541

Baris, V.K. & Seren Intepeler, S. (2023). Evaluation of the cost-effectiveness of a multicomponent fall prevention program in hospitalized patients. *Nurs Health Sci.* https://doi.org/10.1111/nhs.13051 [Epub ahead of print] PMID: 37706623.

Barrett-Connor, E., Weiss, T.W., McHorney, C.A., Miller, P.D. & Siris, E.S. (2009). Predictors of falls among postmenopausal women: results from the National Osteoporosis Risk Assessment (NORA). *Osteoporos Int, 20*(5), 715-22.

Batcir, S., Gimmon, Y., Kurz, I., Edelman, S., Levitsky, Gil, N., Adar, R., Rabaev, E., Debi, R., Shani, G., Shapiro, A., Melzer, I. (2025). Effect of Surface Perturbation Treadmill Training Program on Strategies and Kinematics of Reactive Stepping during Standing in Older Adults: A Single-Blinded Randomized Controlled Trial. *Gerontology, 71*(6), 439-452.

Batcir, S., Gimmon, Y., Kurz, I., Edelman, S., Levitsky Gil, N., Adar, R., Rabaev, E., Debi, R., Shani, G., Shapiro, A. & Melzer, I. (2025). Effect of Surface Perturbation Treadmill Training Program on Strategies and Kinematics of Reactive Stepping during Standing in Older Adults: A Single-Blinded Randomized Controlled Trial. *Gerontology, 28,* 1-14.

Bautmans, I., Van Puyvelde, K. & Mets, T. (2009). Sarcopenia and functional decline: pathophysiology, prevention and therapy. *Acta Clin Belg, 64*(4), 303-16.

Becker, C., Cameron, I.D., Klenk, J., Lindemann, U., Heinrich, S., König, H.H. & Rapp, K. (2011). Reduction of femoral fractures in long-term care facilities: the Bavarian fracture prevention study. *PLoS One, 6*(8), e24311. https://doi.org/10.1371/journal.pone.0024311 [Epub 2011 Aug 30].

Becker, C., Lindemann, U., Rißmann, U. & Warnke, A. (2006). *Sturzprophylaxe – Sturzgefährdung und Sturzverhütung in Heimen.* Vincentz Network, Hannover.

Beratungsstelle für Unfallverhütung [BFU] (2024). *Manual des Mini-BESTest.* Zugriff am 05.08.2024 unter https://www.bfu.ch/media/pcqno5pu/minibestest_de.pdf

Berg, K.O., Wood-Dauphinee, S.L., Williams, J.I. & Maki, B. (1992). Measuring balance in the elderly: validation of an instrument. *Can J Public Health, 83,* 7-11.

Bhatt, T. & Pai, Y. (2009). Prevention of Slip-related Backward Balance Loss: Effect of Session Intensity and Frequency on Long-Term Retention. *Arch Phys Med Rehabil, 90*(1), 34-42.

Bhatt, T. & Pai, Y.C. (2008). Can observational training substitute motor training in preventing backward balance loss after an unexpected slip during walking? *J Neurophysiol, 99*(2), 843-52. [Epub 2007 Nov 14].

Bhatt, T., Yang, F. & Pai, Y.C. (2012). Learning to resist gait-slip falls: long-term retention in community-dwelling older adults. *Arch Phys Med Rehabil, 93*(4), 557-64. [Epub 2012 Feb 18].

Biderman, A., Cwikel, J., Fried, A.V. & Galinsky, D. (2002). Depression and falls among community dwelling elderly people: a search for common risk factors. *J Epidemiol Community Health, 56*(8), 631-6.

Bloem, B.R., Gussekloo, J., Lagaay, A.M., Remarque, E.J., Haan, J. & Westendorp, R.G. (2000). Idiopathic senile gait disorders are signs of subclinical disease. *J Am Geriatr Soc. Sep, 48*(9), 1098-101.

Bohannon, R.W. (1997). Comfortable and maximum walking speed of adults aged 20–79 years: reference values and determinants. *Age and ageing, 26,* 15-19.

Boirie, Y. (2009). Physiopathological mechanism of sarcopenia. *J Nutr Health Aging, 13*(8), 717-23.

Borel, L., Alescio-Lautier, B., Léonard, J. & Régner, I. (2024). Age-based stereotype threat effects on dynamic balance in healthy older adults. *Front Syst Neurosci, 18,* 1309158. https://doi.org/10.3389/fnsys.2024.1309158

Bouwen, A., De Lepeleire, J. & Buntinx, F. (2008). Rate of accidental falls in institutionalised older people with and without cognitive impairment halved as a result of a staff-oriented intervention. *Age and Ageing, 37,* 306-310.

Boyd, R. & Stevens, J.A. (2009). Falls and fear of falling: burden, beliefs and behaviours. *Age and Ageing, 38*(4), 423-428.

Boyé, N.D., Mattace-Raso, F.U., Van Lieshout, E.M., Hartholt, K.A., Van Beeck, E.F. & Van der Cammen, T.J. (2014).Physical performance and quality of life in single and recurrent fallers: Data from the Improving Medication Prescribing to Reduce Risk of Falls study. *Geriatr Gerontol Int.* https://doi.org/10.1111/ggi.12287 [Epub ahead of print].

Bruyneel, A.V., Gafner, S.C., Ferrari, S., Gold, G., Monnin, D., Terrier, P., Bastiaenen, C.H. & Allet, L. (2018). Intra-rater reliability of hip abductor isometric strength testing in a standing position in older fallers and non-fallers. *Eur Rev Aging Phys Act, 15,* 9. https://doi.org/10.1186/s11556-018-0198-6

Bu, F., Abell, J., Zaninotto, P. & Fancourt, D. (2020). A longitudinal analysis of loneliness, social isolation and falls amongst older people in England. *Sci Rep, 10*(1), 20064. https://doi.org/10.1038/s41598-020-77104-z

Buatois, S., Miljkovic, D., Manckoundia, P., Gueguen, R., Miget, P., Vançon, G., Perrin, P. & Benetos, A. (2008). Five times sit to stand test is a predictor of recurrent falls in healthy community-living subjects aged 65 and older. *J Am Geriatr Soc, 56*(8), 1575-7. https://doi.org/10.1111/j.1532-5415.2008.01777.x

Buckley, J.G., Heasley, K.J., Twigg, P. & Elliott, D.B. (2005). The effects of blurred vision on the mechanics of landing during stepping down by the elderly. *Gait Posture, 21,* 65-71.

Bürge, M., Gerber-Glur, E., Chappuis, C. (2002). Stürze und Sturzgefährdung. *Schweiz Medizin Forum 6,* 121-124.

Butler, A.A., Lord, S.R., Taylor, J.L. & Fitzpatrick, R.C. (2014). Ability Versus Hazard: Risk-Taking and Falls in Older People. *J Gerontol A Biol Sci Med Sci, pii,* glu201. [Epub ahead of print].

Caban-Martinez, A.J., Courtney, T.K., Chang, W.R., Lombardi, D.A., Huang, Y.H., Brennan, M.J., Perry, M.J., Katz, J.N., Christiani, D.C., Verma, S.K. (2015). Leisure-Time Physical Activity, Falls, and Fall Injuries in Middle-Aged Adults. *Am J Prev Med.*

Cabrolier-Molina, J., Martín-Rodríguez, A. & Clemente-Suárez, V.J. (2025). The Effects of Exercise Intervention in Older Adults With and Without Sarcopenia: A Systematic Review. *Sports (Basel), 13*(5), 152.

Caetano, M.J.D., Lord, S.R., Brodie, M.A., Schoene, D., Pelicioni, P.H.S., Sturnieks, D.L. & Menant, J.C. (2017). Executive functioning, concern about falling and quadriceps strength mediate the relationship between impaired gait adaptability and fall risk in older people. *Gait Posture, 59,* 188-192. [Epub ahead of print].

Cakar, E., Dincer, U., Kiralp, M.Z., Cakar, D.B., Durmus, O., Kilac, H., Soydan, F.C., Sevinc, S. & Alper, C. (2010). Jumping combined exercise programs reduce fall risk and improve balance and life quality of elderly people who liv in a long-term care facility. *European Journal of physical and Rehabilitation Medicine, Vol 46*(1), 59-67.

Calhoun, R., Meischke, H., Hammerback, K., Bohl, A., Poe, P., Williams, B. & Phelan, E.A. (2011). Older Adults Perception of Clinical Fall prevention Programs: A qualitative Study. *SAGE-Hindawi Access to Research Journal of Aging Research Volume,* Article ID 867341, 7 pages.

Campbell, A.J., Robertson, M.C., La Grow, S.J., Kerse, N.M., Sanderson, G.F., Jacobs, R.J., Sharp, D.M. & Hale, L.A. (2005). Randomised controlled trial of prevention of falls in people aged > or = 75 with severe visual impairment: the VIP trial. *BMJ, 331*(7520), 817. [Epub 2005 Sep 23].

Canever, J.B., Danielewicz, A.L., Leopoldino, A.A.O., Corseuil, M.W. & de Avelar, N.C.P. (2022). Gender differentiated score on the Falls Efficacy Scale International (FES-I Brazil) to assess self-efficacy in falls in community-dwelling older adults. *Aging Clin Exp Res, 34*(6), 1341-1347.

Carande-Kulis, V., Stevens, J.A., Florence, C.S., Beattie, B.L. & Arias, I. (2015). A cost-benefit analysis of three older adult fall prevention interventions. *J Safety Res, 52,65-70*.

Cattagni, T., Harnie, J.J.M., Hucteau, E., Couturier, C., Mignardot, J., Deschamps, T., Berrut, G. & Cornu, C. (2018). Neural and muscular factors both contribute to plantar-flexor muscle weakness in older fallers. *Experimental Gerontology*. https://doi.org/10.1016/j.exger.2018.09.011

Cauley, J.A., Wu, L., Wampler, N.S., Barnhart, J.M., Allison, M., Chen, Z., Jackson, R. & Robbins, J. (2007). Clinical risk factors for fractures in multi-ethnic women: the Women's Health Initiative. *J Bone Miner Res, 22*(11), 1816-26.

Cayuela, L., García-Muñoz, C., Achaval, V., Ortega Calvo, M. & Cayuela, A. (2025). Fall-related mortality in Spain: trends and disparities by age and gender. *Inj Prev, 26,* ip-2024-045538.

Chaiwanichsiri, D., Janchai, S. & Tantisiriwat, N. (2009). Foot disorders and falls in older persons. *Gerontology, 55*(3), 296-302.

Chan, L.L.Y., Arbona, C.H., Brodie, M.A., Lord, S.R. (2023). Prediction of injurious falls in older adults using digital gait biomarkers extracted from large-scale wrist sensor data. *Age Ageing, 52*(9), afad179.

Chapman, G.J. & Hollands, M.A. (2006). Evidence for a link between changes to gaze behaviour and risk of falling in older adults during adaptive locomotion. *Gait Posture, 24*(3),288-94.

Chen, J.S., Simpson, J.M., March, L.M., Cameron, I.D., Cumming, R.G., Lord, S.R., Seibel, M.J. & Sambrook, P.N. (2008). Risk factors for fracture following a fall among older people in residential care facilities in Australia. *J Am Geriatr Soc, 56*(11), 2020-6. [Epub 2008 Sep 22] PMID: 18811606.

Cho, B., Scarpace, D., Alexander, N.B. (2004). „Tests of Stepping as Indicators of Mobility, Balance, and Fall Risk in Balance-Impaired Older Adults." *Journal of the American Geriatrics Society, 52*(7), 1168-1173.

Choi, Y., Han, S., Kim, Y.J., Kim, J.W. & Kim, C.H. (2024). Hearing impairment increases the risk of hip fracture-related mortality and recurrent hip fractures: A propensity score matching analysis. *Arch Gerontol Geriatr, 127,* 105548. [Epub ahead of print] PMID: 38964053.

Chu, L.W., Pei, C.K., Chiu, A., Liu, K., Chu, M.M., Wong, S. & Wong, A. (1999). Risk Factors for Falls in Hospitalized Older Medical Patients. *Journal of Gerontology: Medicals Sciences, 54A*(1), M38-M43.

Chung, H.C., Choi, W., Kim, C.H. & Kim, J.W. (2025). Is decreased psoas volume a risk factor for hip fracture? A comparative study of patients with and without hip fractures using the exact matching technique. *Bone, 190,* 117278. https://doi.org/10.1016/j.bone.2024.117278 [Epub 2024 Oct 13].

Church, J., Goodall, S., Norman, R. & Haas, M. (2011). An economic evaluation of community and residential aged care falls prevention strategies in NSW. *N S W Public Health Bull, 22*(3-4), 60-8.

Church, J., Goodall, S., Norman, R. & Haas, M. (2012). The cost-effectiveness of falls prevention interventions for older community-dwelling Australians. *Aust N Z J Public Health, 36*(3), 241-8. [Epub 2012 Jan 2].

Clemson, L., Stark, S., Pighills, A.C., Fairhall, N.J., Lamb, S.E., Ali, J. & Sherrington, C. (2023). Environmental interventions for preventing falls in older people living in the community. *Cochrane Database Syst Rev, 3*(3), CD013258. https://doi.org/10.1002/14651858.CD013258.pub2

Coleman, A.L., Stone, K., Ewing, S.K., Nevitt, M., Cummings, S., Cauley, J.A., et al. (2004). Higher risk of multiple falls among elderly women who lose visual acuity. *Ophthalmology, 111,* 857-62. http://dx.doi.org/10.1016/j.ophtha.2003.09.033

Commandeur, D., Klimstra, M., Yoshida, K. & Hundza, S. (2024). The Minimum Number of Strides Required for Reliable Gait Measurements in Older Adult Fallers and Non-Fallers. *Sensors (Basel), 24*(23), 7666. https://doi.org/10.3390/s24237666

Costa-Menén, M.À., Gimeno-Pi, I., Martin-Servet, G., García-Martínez, E., Porté-Llotge, M. & Blanco-Blanco, J. (2024). Facilitators and barriers in the implementation of a fall prevention program based on physical activity for elderly people living in the community: A qualitative study. *Public Health Nurs.* https://doi.org/10.1111/phn.13415 [Epub ahead of print] PMID: 39206474.

Cruickshank, T.M., Reyes, A.R. & Ziman, M.R. (2015). A systematic review and meta-analysis of strength training in individuals with multiple sclerosis or Parkinson disease. *Medicine (Baltimore), 94*(4), e411. https://doi.org/10.1097/MD.0000000000000411. PMID: 25634170; PMCID: PMC4602948.

Currie, L. (2011). Patient Safety and Quality. *An Evidence-Based Handbook for Nurses: Vol. 1.*

Dakhil, S., Saltvedt, I., Benth, J.Š., Thingstad, P., Watne, L.O., Bruun Wyller, T., Helbostad, J.L., Frihagen, F., Johnsen, L.G. & Taraldsen, K. (2023). Longitudinal trajectories of functional recovery after hip fracture. *PLoS One, 18*(3), e0283551. https://doi.org/10.1371/journal.pone.0283551

Daly, R.M., Rosengren, B.E., Alwis, G., Ahlborg, H.G., Sernbo, I. & Karlsson, M.K. (2013). Gender specific age-related changes in bone density, muscle strength and functional performance in the elderly: a-10 year prospective population-based study. *BMC Geriatr, 13,* 71. https://doi.org/10.1186/1471-2318-13-71

Daneshjoo, A., Sadeghi, H., Yaali, R. & Behm, D.G. (2023). Comparison of unilateral and bilateral strength ratio, strength, and knee proprioception in older male fallers and non-fallers. *Exp Gerontol, 175,* 112161. https://doi.org/10.1016/j.exger.2023.112161 [Epub 2023 Apr 3] PMID: 37003443.

Daniels, R., van Rossum, E., de Witte, L., Kempen, G.I. & van den Heuvel, J.M. (2008). Interventions to prevent disability in frail community-dwelling elderly: a systematic review. *BMC Health Services Research, 8,* 278-285.

D'Antona, G., Pellegrino, M.A., Adami, R., Rossi, R., Carlizzi, C.N., Canepari, M., Saltin, B. & Bottinelli, R. (2003). The effect of ageing and immobilization on structure and function of human skeletal muscle fibres. *J Physiol, 552.2,* 499-511.

Dean, C.M., Rissel, C., Sharkey, M., Sherrington, C., Cumming, R.G., Barker, R.N., Lord, S.R., O'Rourke, S.D. & Kirkham, C. (2009). Exercise intervention to prevent falls and enhance mobility in community dwellers after stroke: a protocol for a randomised controlled trial. *BMC Neurology, 9,* 38.

Deandrea, S., Lucenteforte, E., Bravi, F., Foschi, R., La Vecchia, C. & Negri, E. (2010). Risk factors for falls in community-dwelling older people: a systematic review and meta-analysis. *Epidemiology, 21*(5), 658-68.

de Melker Worms, J.L.A., Stins, J.F., Beek, P.J. & Loram, I.D. (2017). The effect of fear of falling on vestibular feedback control of balance. *Physiol Rep, 5*(18).

Denk, H., Pache. D. & Schaller. J. (2003). *Handbuch Alterssport*. Hofmann.

Deuschl, G. & Reichmann, H. (Hrsg.). (2006). *Gerontoneurologie*. Thieme.

Deutsches Netzwerk für Qualitätsentwicklung in der Pflege [DNQP] (Hrsg.). (2005). *Expertenstandard Sturzprophylaxe in der Pflege, Entwicklung-Konsentierung-Implementierung*. Osnabrück, DNQP.

de Vries, M., Seppala, L.J., Daams, J.G., van de Glind, E.M.M., Masud, T. & van der Velde, N. (2018). EUGMS Task and Finish Group on Fall-Risk-Increasing Drugs. Fall-Risk-Increasing Drugs: A Systematic Review and Meta-Analysis: I. Cardiovascular Drugs. *J Am Med Dir Assoc, 19*(4):371.e1-371.e9.

Dewan, N., MacDermid, J.C., MacIntyre, N.J. & Grewal, R. (2018). Therapist's practice patterns for subsequent fall/osteoporotic fracture prevention for patients with a distal radius fracture. *J Hand Ther, pii,* S0894-1130(17)30270-3. [Epub ahead of print].

Dias, N., Kempen, G.I., Todd, C.J., Beyer, N., Freiberger, E., Piot-Ziegler, C., Yardley, L. & Hauer, K. (2006). The German version of the Falls Efficacy Scale-International Version (FES-I). *Z Gerontol Geriatr, 39,* 297-300.

Diehl, M.D. & Pidcoe. P.E. (2010). The influence of gaze stabilization and fixation on stepping reactions in younger and older adults. *J Geriatr Phys Ther, 33*(1),19-25.

Dirks, A. J. & Leeuwenburgh, C. (2005). Der Einfluss von Alter und Training auf die Apoptose im Skelettmuskel. *Deutsche Zeitschrift für Sportmedizin, 65*(3), 62-67.

Dite, W. & Temple, V.A. (2002). A clinical test of stepping and change of direction to identify multiple falling older adults. *Archives of Physical Medicine and Rehabilitation, 83,* 1566-1571.

Dolan, H., Pohl, J., Pituch, K., Coon, D.W. (2024). Perceived balance and self-reported falls: A retrospective cross-sectional study using the National Health and Aging Trend Study. *J Clin Nurs, 33*(6), 2190-2200. https://doi.org/10.1111/jocn.16960 [Epub 2024].

Dolatabadi, E., Ootegham, K.V., Taati, B. & Iaboni, A. (2018). Quantitative Mobility Assessment for Fall Risk Prediction in Dementia: A Systematic Review. *Dement Geriatr Cogn Disord, 45,* 353-367.

Donath, L., Faude, O., Bopp, M. & Zahner, L. (2015). Grundlagen gesundheitsorientierten Krafttrainings im Alter: Ziele und Umsetzung. Therapeutische Umschau. *Revue therapeutique, 72*(5), 335-342.

Donath, L., Zahner, L., Roth, R., Fricker, L., Cordes, M., Hanssen, H., Schmidt-Trucksäss, A. & Faude, O. (2013). Balance and gait performance after maximal and submaximal endurance exercise in seniors: is there a higher fall-risk? *Eur J Appl Physiol, 113,* 661-669-

Downton, J.H. (1995). *Wenn alte Menschen stürzen – Ursachen und Risiko, Pflege und Prävention.* Ernst Reinhardt.

Duc, M., Mittaz Hager, A.G., Zemp, D., Roulet, G., Bridel, A. & Hilfiker. R. (2023). Current practices of physiotherapists in Switzerland regarding fall risk-assessment for community-dwelling older adults: A national cross-sectional survey. *F1000Res, 11,* 513. https://doi.org/10.12688/f1000research.73636.2. PMID: 38131051; PMCID: PMC10733665.

Duncan, P.W., Weiner, D.K., Chandler, J. & Studenski, S. (1990). Functional reach: a new clinical measure of balance. *J Gerontol, 45*(6):M192-197.

Duncan, R.P., McNeely, M.E. & Earhart, G.M. (2017). Maximum Step Length Test Performance in People With Parkinson Disease: A Cross-sectional Study. *J Neurol Phys Ther, 41*(4), 215-221.

Dusane, S. & Bhatt, T. (2020). Mixed slip-trip perturbation training for improving reactive responses in people with chronic stroke. *J Neurophysiol, 124*(1), 20-31. https://doi.org/10.1152/jn.00671.2019 [Epub 2020 May 13] PMID: 32401150.

Dyer, M., Crotty, N., Fairhall, J.S., Magaziner, L.A., Beaupre, I., Cameron, C. & Sherrington, C. (2017). A critical Review of the long-term disability outcomes following hip fracture. *Innovation in Aging, 1*(1). https://doi.org/10.1093/geroni/igx004.2656

Ejupi, A., Bordie, M., Gschwind, Y.J., Lord, S.R., Zagler, W.L. & Delbaere, K. (2016). Kinect-Based Five-Times-Sit-to-Stand Test for Clinical and In-Home Assessment of Fall Risk in Older People. *Gerontology, 62,* 118-124. https://doi.org/10.1159/000381804

Elliott, D.B., Foster, R.J., Whitaker, D., Scally, A.J., Buckley, J.G. (2015). Analysis of lower limb movement to determine the effect of manipulating the appearance of stairs to improve safety: a linked series of laboratory-based, repeated measures studies. *NIHR Journals Library*.

Elliott, D.B., Patla, A.E., Furniss, M. & Adkin, A. (2000). Improvements in clinical and functional vision and quality of life after second eye cataract surgery. *Optom Vis Sci, 77,* 13-24.

Ellmers, T.J., Cocks, A.J. & Young, W.R. (2020). Evidence of a Link Between Fall-Related Anxiety and High-Risk Patterns of Visual Search in Older Adults During Adaptive Locomotion. *J Gerontol A Biol Sci Med Sci, 75*(5), 961-967.

Evangelista, R.A.G.T., Evangelista, A.L., Ernandes, R.C., Brech, G.C., Silva, R.N.D., Lino, M.H.D.S., Bocalini, D.S., Graaf, M., Mochizuki, L., Soares-Junior, J.M., Baracat, E.C., Greve, J.M.D., Garcez-Leme, L.E & Alonso, A.C. (2024). Importance of muscle strength to maintain mobility, but not to maintain postural balance in older women: Cross-sectional study. *Clinics (Sao Paulo), 79,* 100504. https://doi.org/10.1016/j.clinsp.2024.100504

Falaschi, P. & Marsh, D. (Hrsg.). (2021). *Orthogeriatrics: The Management of Older Patients with Fragility Fractures*. Springer.

Farag, I., Howard, K., Hayes, A.J., Ferreira, M.L., Lord, S.R., Close, J.T., Vogler, C., Dean, C.M., Cumming, R.G. & Sherrington, C. (2015). Cost-effectiveness of a Home-Exercise Program Among Older People After Hospitalization. *J Am Med Dir Assoc, pii,* S1525-8610(15)00076-6. https://doi.org/10.1016/j.jamda.2015.01.075 [Epub ahead of print].

Farup, P.G., Hestad, K. & Engedal, K. (2024). Falls in Persons with Cognitive Impairment-Incidence and Characteristics of the Fallers. *Geriatrics (Basel), 9*(6), 168. https://doi.org/10.3390/geriatrics9060168

Faulkner, K.A., Redfern, M.S., Cauley, J.A., Landsittel, D.P., Studenski, S.A., Rosano, C., Simonsick, E.M., Harris, T.B., Shorr, R.I., Ayonayon, H.N. & Newman, A.B. (2007). Health, Aging, and Body Composition Study Multitasking: association between poorer performance and a history of recurrent falls. *J Am Geriatr Soc, 55*(4), 570-6.

Fernandes, V.O., Moreira, B.S., de Melo, G.A.S.C., de Avelar, N.C.P., Costa, H.S. & Bastone, A.C. (2023). Factors associated with fear of falling in older women with knee osteoarthritis: A cross-sectional study. *Geriatr Nurs, 55,* 333-338.

Fiatarone, M.A., O'Neill, E.F., Ryan, N.D., Clements, K.M., Solares, G.R., Nelson, M.E., Roberts, S.B., Kehayias, J.J., Lipsitz, L.A. & Evans, W.J. (1994). Exercise training and nutritional supplementation for physical frailty in very elderly people. *N Engl J Med, 330*(25), 1769-75. https://doi.org/10.1056/NEJM199406233302501. PMID: 8190152.

Fisseha, B., Janakiraman, B., Yitayeh, A. & Ravichandran, H. (2017). Effect of square stepping exercise for older adults to prevent fall and injury related to fall: systematic review and meta-analysis of current evidences. *J Exerc Rehabil, 13*(1), 23-29.

Fleming, J. (2008). Inability to get up after falling, subsequent time on floor, and summoning help: prospective cohort study in people over 90. *BMJ, 337,* a2227.

Fletcher, P.C., Berg, K., Dalby, D.M. & Hirdes, J.P. (2009). Risk factors for falling among community-based seniors. *Journal of Patient Safety, 5*(2), 61-6.

Forbes, D., Thiessen, E.J., Blake, C.M., Forbes, S.C. & Forbes, S. (2013). Exercise programs for people with dementia. *Cochrane Database of Systematic Reviews, Issue 12,* Art. No.: CD006489. https://doi.org/10.1002/14651858.CD006489.pub3

Franchignoni, F., Horak, F., Godi, M., Nardone, A. & Giordano, A. (2010). Using psychometric techniques to improve the Balance Evaluation Systems Test: the mini-BESTest. *J Rehabil Med, 42*(4), 323-31.

Franse, C.B., Rietjens, J.A.C., Burdorf, A. et al. (2017). A prospective study on the variation in falling and fall risk among communitydwelling older citizens in 12 European countries. *BMJ Open, 7,* e015827.

Freeman, E.E., Muñoz, B., Rubin, G. & West, S.K. (2007). Visual field loss increases the risk of falls in older adults: the Salisbury eye evaluation. *Invest Ophthalmol Vis Sci, 48,* 4445-50. http://dx.doi.org/10.1167/iovs.07-0326

Freiberger, E. & Becker, C. (2006). Stürze im Alter: Prävalenz und Risikofaktoren. *Bewegungstherapie und Gesundheitssport, 22,* 93-97.

Freiberger, E., Menz, H.B., Abu-Omar, K. & Rütten, A. (2007). Preventing falls in physically active community-dwelling older people: a comparison of two intervention techniques. *Gerontology, 53,* 298-305.

Freiberger, E. & Schöne, D. (2010). *Sturzprophylaxe im Alter – Grundlagen und Module zur Planung von Kursen*. Deutscher Ärzteverlag.

Freire, L.B., Brasil-Neto, J.P., da Silva, M.L., Miranda, M.G.C., de Mattos Cruz, L., Martins, W.R. & da Silva Paz, L.P. (2024). Risk factors for falls in older adults with diabetes mellitus: systematic review and meta-analysis. *BMC Geriatr, 24*(1), 201.

Frick, K.D., Kung, J.Y., Parrish, J.M. & Narrett, M.J. (2010). Evaluating the cost-effectiveness of fall prevention programs that reduce fall-related hip fractures in older adults. *J Am Geriatr Soc, 58*(1), 136-41.

Furian, G. & Rehberg, W. (2000). *Das Unfallgeschehen bei Senioren in Österreich – Epidemiologie und Risikofaktoren*. Wien.

Gafner, S., Bastiaenen, C.H.G., Terrier, P., Punt, I., Ferrari, S., Gold, G., de Bie, R. & Allet, L. (2017). Evaluation of hip abductor and adductor strength in the elderly: a reliability study. *Eur Rev Aging Phys Act, 14,* 5. https://doi.org/10.1186/s11556-017-0174-6

Gale, C.R., Westbury, L.D., Cooper, C. & Dennison, E.M. (2018). Risk factors for incident falls in older men and women: the English longitudinal study of ageing. *BMC Geriatrics, 18,* 117. https://doi.org/10.1186/s12877-018-0806-3

Gambaro, E., Gramaglia, C., Azzolina, D., Campani, D., Molin, A.D. & Zeppegno, P. (2022). The complex associations between late life depression, fear of falling and risk of falls. A systematic review and meta-analysis. *Ageing Res Rev, 73,* 101532 [Epub 2021 Nov 27] PMID: 34844015.

Garcia, J.A., Raffe, W.L. & Navarro, K.F. (2018). Assessing User Engagement with a Fall Prevention Game as an Unsupervised Exercise Program for Older People. *Proceedings of Australasian Computer Science Week, Brisbane, QLD, Australia, 2* (ACSW 2018).

Gauchard, G.C., Tessier, A., Jeandel, C. & Perrin, P.P. (2003). Improved Muscle Strength and Power in Elderly Exercising Regularly. *International Journal of Sports medicine, 24,* 71-74.

Gazibara, T., Kurtagic, I., Kisic-Tepavcevic, D., Nurkovic, S., Kovacevic, N., Gazibara, T. & Pekmezovic, T. (2017). Falls, risk factors and fear of falling among persons older than 65 years of age. *Psychogeriatrics, 17*(4), 215-223.

Ghahramani, M., Stirling, D. & Naghdy, F. (2020). The sit to stand to sit postural transition variability in the five time sit to stand test in older people with different fall histories. *Gait Posture, 81,* 191-196.

Giannouli, E., Morat, T. & Zijlstra, W. (2020). A Novel Square-Stepping Exercise Program for Older Adults (StepIt): Rationale and Implications for Falls Prevention. *Front Med (Lausanne), 6,* 318. https://doi.org/10.3389/fmed.2019.00318. PMID: 31993435; PMCID: PMC6970979.

Giboin, L.S., Gruber, M. & Kramer, A. (2018). Motor learning of a dynamic balance task: Influence of lower limb power and prior balance practice. *J Sci Med Sport, pii,* S1440-2440(18)30195-6.

Gillespie, L.D., Gillespie, W.J., Robertson, M.C., Lamb, S.E., Cumming, R.G. & Rowe, B.H. (2007). Interventions for preventing falls in elderly people. *The Cochrane Library, Issue 1.*

Gillespie, L.D., Robertson, M.C., Gillespie, W.J., Sherrington, C., Gates, S., Clemson, L.M. & Lamb, S.E. (2012). Interventions for preventing falls in older people living in the community. *Cochrane Database Syst Rev, 9,* CD007146.

Gostynski, M., Ajdacic-Gross, V., Gutzwiller, F., Michel, J.P. & Herrmann, F. (1999). Epidemiologische Analyse der Stürze bei Betagten in Zürich und Genf [Epidemiological analysis of accidental falls by the elderly in Zurich and Geneva]. *Schweiz Med Wochenschr, 129*(7), 270-5.

Gottschalk, S., König, H.-H., Schwenk, M., Nerz, C., Becker, C., Klenk, J., Jansen, C.-P. & Dams, J. (2022). Cost-Effectiveness of a Group vs Individually Delivered Exercise Program in Community-Dwelling Persons Aged ≥70 Years. *J Am Med Dir Assoc, 23*(5), 736-742.e6 [Epub 2021 Oct 7].

Graafmans, W.C., Lips, P., Wijlhuizen, G.J., Pluijm, S.M. & Bouter, L.M. (2003). Daily physical activity and the use of a walking aid in relation to falls in elderly people in a residential care setting. *Z Gerontol Geriatr, 36*(1), 23-8.

Graham, L.J. & Connelly, D.M. (2013). „Any movement at all is exercise": a focused ethnography of rural community-dwelling older adults' perceptions and experiences of exercise as self-care. *Physiother Can, 65*(4), 333-41.

Grahn Kronhed, A.C., Hallberg, I. & Möller, M. (2009). Effect of training on health-related quality of life, pain and falls in osteoporotic women. *Advances in Physiotherapy, 11*(3), 154-165.

Granacher, U. & Gollhofer, U. (2005). Auswirkungen des Alters auf die Schnellkraftfähigkeit und das Reflexverhalten. *Deutsche Zeitschrift für Sportmedizin, Nr3,* 68-72.

Granacher, U., Kressig, W., Borde, R., Lesinski, M., Bohm, S., Mersmann, F. & Arampatzis, A. (2017). Kraft und Gleichgewicht im Alter: Effekte und Dosis-Wirkungs-Beziehungen von Kraft und Gleichgewichtstraining. *Neurol Rehabil, 23*(1), 61-76.

Granacher, U., Mühlbauer, T., Bridenbaugh, S., Bleiker, E., Wehrle, A. & Kressig, R.W. (2010). Balance Training and Multi-Task Performance in Seniors. *Int J Sports Med, Feb 23* [Epub ahead of print].

Granacher, U., Mühlbauer, T., Gschwind, Yj., Pfenninger, B. & Kressig, R.W. (2013). Diagnostik und Training von Kraft und Gleichgewicht zur Sturzprävention im Alter – Empfehlungen eines interdisziplinären Expertengremiums. *Zeitschrift für Gerontologie und Geriatrie.* https://doi.org/10.1007/s00391-013-0509-5

Granacher, U., Mühlbauer, T., Zahner, L., Gollhofer, A. & Kressig, R.W. (2011). Comparison of traditional and recent approaches in the promotion of balance and strength in older adults. *Sports Med, 41*(5), 377-400.

Green, B.R. & Caulfield, B. (2018). *Automatic fusion of inertial sensors and clinical risk factors for accurate fall risk assessment during balance assessment.* Conference Paper, March 2018. Zugriff am 01.06.2025: https://www.researchgate.net/publication/330728841

Gregg, E.W., Pereira, M.A. & Caspersen, C.J. (2000). Physical activity, falls, and fractures among older adults: a review of the epidemiologic evidence. *J Am Geriatr Soc, 48*(8), 883-93.

Groen, B.E., Smulders, E., Duysens, J., van Lankveld, W. & Weerdesteyn, V. (2010). Could martial arts fall training be safe for persons with osteoporosis?: a feasibility study. *BMC Research Notes, 3,* 111.

Groen, B.E., Weerdesteyn, V. & Duysens, J. (2007). Martial arts fall techniques decrease the impact forces at the hip during sideways falling. *J Biomech, 40*(2), 458-62.

Gross, M., Roigk, P., Schoene, D., Ritter, Y., Pauly, P., Becker, C., Jansen, C.P. & Schwenk, M. (2023). Bundesinitiative Sturzprävention. Update der Empfehlungen der Bundesinitiative Sturzprävention – Identifizierung und Prävention des Sturzrisikos bei älteren zu Hause lebenden Menschen [Update of the recommendations of the Federal Falls Prevention Initiative-Identification and prevention of the risk of falling in older people living at home]. *Z Gerontol Geriatr, 56*(6), 448-457.

Grossman, D.C., Curry, S.J., Owens, D.K., Barry, M.J., Caughey, A.B., Davidson, K.W., Doubeni, C.A., Epling, J.W.Jr., Kemper, A.R., Krist, A.H., Kubik, M., Landefeld, S., Mangione, C.M., Silverstein, M.,Simon, M.A. & Tseng, C.W. (2018). US Preventive Services Task Force: Vitamin D, calcium, or combined supplementation for the primary prevention of fractures in community-dwelling adults: US Preventive Services Task Force Recommendation Statement. *JAMA, 319*(15), 1592-1599.

Gründler, B. (2006). *Sturzprävention für Senioren und Seniorinnen. Die Rolle des Hüftprotektors in der Sturz-Fraktur-Prävention.* Schweizerische Beratungsstelle für Unfallverhütung BFU.

Guirguis-Blake, J.M., Michael, Y.L., Perdue, L.A., Coppola, E.L. & Beil, T.L. (2018). Interventions to Prevent Falls in Older Adults: Updated Evidence Report and Systematic Review for the US Preventive Services Task Force. *JAMA, 319*(16), 1705-1716.

Guo, J.L., Tsai, Y.Y., Liao, J.Y., Tu, H.M. & Huang, C.M. (2013). Interventions to reduce the number of falls among older adults with/without cognitive impairment: an exploratory meta-analysis. *Int J Geriatr Psychiatry* [Epub ahead of print].

Guralnik, J.M., Simonsick, E.M., Ferrucci, L., Glynn, R.J., Berkamn, L.F., Blazer, D.G., Scherr, P.A. & Wallace, R.B. (1994). A short physical performance battery assessing lower extremity function: Association with self-reported disability and prediction of mortality and nursing home admission. *J Gerontol A Biol Sci Med Sci, 49*(2), M85-M94.

Gutiérrez-Robledo, L.M., Villasís-Keever, M.A., Avila-Avila, A., Medina-Campos, R.H., Castrejón-Pérez, R.C. & García-Peña, C. (2021). Effect of Cataract Surgery on Frequency of Falls among Older Persons: A Systematic Review and Meta-Analysis. *J Ophthalmol, 15,* 2169571. https://doi.org/10.1155/2021/2169571

Guzon-Illescas, O., Perez Fernandez, E., Crespí Villarias, N., Quirós Donate, F.J., Peña, M., Alonso-Blas, C., García-Vadillo, A. & Mazzucchelli, R. (2019). Mortality after osteoporotic hip fracture: incidence, trends, and associated factors. *J Orthop Surg Res, 14*(1), 203.

Hartikainen, S., Lönnroos, E. & Louhivuori, K. (2007). Medication as a Risk Factor for Falls: Critical Systematic Review. *Journal of Gerontology: Medical Sciences, 62A*(10), 1172-1181.

Hatzitaki, V., Voudouris, D., Nikodelis, T. & Amiridis, I.G. (2009). Visual feedback training improves postural adjustments associated with moving obstacle avoidance in elderly women. *Gait Posture, 29*(2), 296-299.

Hauer, K., Yardley, L., Beyer, N., Kempen, G., Dias, N., Campbell, M., Becker, C. & Todd, C. (2010). Validation of the Falls Efficacy Scale and Falls Efficacy Scale International in Geriatric Patients with and without Cognitive impairment: results of self-report and interview-based questionnaire. *Gerontology, 56*(2), 190-9 [Epub 2009 Sep 2].

Hausdorff, J.M. (2005). Gait variability: methods, modeling and meaning. *J NeuroEngineering Rehabil, 2, 19.* https://doi.org/10.1186/1743-0003-2-19

Hayes, E.J., Stevenson, E., Sayer, A.A., Granic, A. & Hurst, C. (2023). Recovery from Resistance Exercise in Older Adults: A Systematic Scoping Review. *Sports Med Open, 9*(1), 51. https://doi.org/10.1186/s40798-023-00597-1

Heinrich, S., Rapp, K., Rissmann, U., Becker, C. & König, H.H. (2010). Cost of falls in old age: a systematic review. *Osteoporos Int, 21*(6), 891-902 [Epub 2009 Nov 19].

Heinrich, S., Rapp, K., Stuhldreher, N., Rissmann, U., Becker, C. & König, H.H. (2013). Cost-effectiveness of a multifactorial fall prevention program in nursing homes. *Osteoporos Int,* 24(4),1215-23 [Epub 2012 Jul 18].

Heitzman, J. (2021). A Correlation Study of the Parallel Walkway Test with 3 Different Widths. *Academia Letters, Article 4276.* https://doi.org/10.20935/AL4276

Hessert, M.J., Vyas, M., Leach, J., Hu, K., Lipsitz, L.A. & Novak, V. (2005). Foot pressure distribution during walking in young and old adults. *BMC Geriatr, 19*(5), 8.

Hill, A.M., Vaz, S., Francis-Coad, J., Flicker, L., Morris, M.E. & Weselman, T. (2024). ‚You Just Struggle on Your Own': Exploring Older People and Their Caregivers' Perspectives About Falls Prevention Education in Hospitals. *Int J Older People Nurs, 19*(4), e12628. https://doi.org/10.1111/opn.12628

Hillel, I., Gazit, E., Nieuwboer, A., Avanzino, L., Rochester, L., Cereatti, A., Croce, D.U., Rikkert, M.O., Bloem, B.R., Pelosin, E., Din, S.D., Ginis, P., Giladi, N., Mirelman, A. & Hausdorff, J.M. (2019). Is every-day walking in older adults more analogous to dual-task walking or to usual walking? Elucidating the gaps between gait performance in the lab and during 24/7 monitoring. *European Review of Aging and Physical Activity, 16.*

Himmelmann, L., Stuckenschneider, T., Kwiecien, R. & Zieschang, T. (2025). Physical activity six months after a severe fall - moderating factors in older individuals. *BMC Geriatr, 25*(1), 385.

Ho, C., Sharma, S., Huang, T., Cheung, D., Hicks, C., Treacy, D., Farlie, M.K., Lam, F.M.H., Lord, S.R. & Okubo, Y. (2024). Clinician acceptability of the ReacStep reactive balance training program for fall prevention. *Physiother Res Int, 29*(4), e2133. https://doi.org/10.1002/pri.2133

Hoffman, R. & Bucholz, H. (2019). „Standard and Cognitive Four-Square-Step-Test (FSST)". *Physical Therapy Scholarly Projects, 679.* https://commons.und.edu/pt-grad/679

Hommen, J.M., Batista, J.P., Bollheimer, L.C., Hildebrand, F., Laurentius, T. & Siebers, H.L. (2024). Movement patterns during gait initiation in older adults with various stages of frailty: a biomechanical analysis. *Eur Rev Aging Phys Act, 21*(1), 1. https://doi.org/10.1186/s11556-024-00335-w

Honda, H., Ashizawa, R., Take, K., Hirase, T., Arizono, S. & Yoshimoto, Y. (2022). Effect of chronic pain on the occurrence of falls in older adults with disabilities: a prospective cohort study. *Physiother Theory Pract, 6,* 1-9 [Epub ahead of print]. PMID: 36335438.

Hopewell, S., Copsey, B., Nicolson, P., Adedire, B., Boniface, G. & Lamb, S. (). Multifactorial interventions for preventing falls in older people living in the community: a systematic review and meta-analysis of 41 trials and almost 20000 participants. *Br J Sports Med* [Epub ahead of print: 24.07.2019] https://doi.org/10.1136/bjsports-2019-100732

Horak, F.B., Wrisley, D.M. & Frank, J. (2009). The Balance Evaluation Systems Test (BESTest) to differentiate balance deficits. *Phys Ther, 89*(5), 484-98.

Horne, M., Speed, S., Skelton, D. & Todd, C. (2009). What do community-dwelling Caucasian and South Asian 60-70 year olds think about exercise for fall prevention? *Age and Ageing, 38,* 68-73.

Howcroft, J., Lemaire, E.D., Kofman, J. & McIlroy, W.E. (2017). Elderly fall risk prediction using static posturography. *PLoS One, 12*(2), e0172398. eCollection 2017.

Hsieh, W.M., Chen, C.C., Wang, S.C., Tan, S.Y., Hwang, Y.S., Chen, S.C., Lai, J.S. & Chen, Y.L. (2013). Virtual reality system based on Kinect for the elderly in fall prevention. *Technol Health Care* [Epub ahead of print].

Hunter, S. (2015). Gait *speed as a vital sign in geriatric rehabilition*. Zugriff: 12.02.202.1 https://www.physiotherapyalberta.ca/course_materials/gait_speed_nov_2015.pdf

Huntjens, K., van Geel, T., van Helden, S., van denBergh, J., Willems, P., Geusens, P. & Brink, P. (2013). The Role of the combination of bone and fall related risk faktors on short term subsequent fracture risk and mortality. *BMC Musculoskeletal Disorders, 14,*121.

Hwang, H.F., Lee, H.D., Huang, H.H., Chen, C.Y. & Lin, M.R. (2011).Fall mechanisms, bone strength, and hip fractures in elderly men and women in Taiwan. *Osteoporos Int, 22*(8), 2385-93 [Epub 2010 Oct 21] PMID: 20963399.

Immonen, M., Haapea, M., Similä, H., Enwald, H., Keränen, N., Kangas, M., Jämsä, T. & Korpelainen, R. (2020). Association between chronic diseases and falls among a sample of older people in Finland. *BMC Geriatr, 20,* 225. https://doi.org/10.1186/s12877-020-01621-9

Inoue, T., Kamijo, K., Haraguchi, K., Suzuki, A., Noto, M., Yamashita, Y. & Nakamura, T. (2018). Risk factors for falls in terms of attention during gait in community-dwelling older adults. *Geriatr Gerontol Int.* https://doi.org/10.1111/ggi.13462

Ishibashi, H. (2018). Locomotive syndrome in Japan. *Osteoporosis and Sarcopenia, 4.* https://doi.org/10.1016/j.afos.2018.09.004

James, E.G., Leveille, S.G., Hausdorff, J.M., Barton, B., Cote, S., Karabulut, M., Conatser, P., Kennedy, D.N., Tucker, K.L., Al Snih, S., Markides, K.S. & Bean, J.F. (2017). Coordination Impairments Are Associated With Falling Among Older Adults. *Exp Aging Res, 26,* 1-10 [Epub ahead of print].

James, M.K., Victor, M.C., Saghir, S.M. & Gentile, P.A. (2018). Characterization of fall patients: Does age matter? *Journal of Safety Research, Volume 64.* 83-92,ISSN 0022-4375.

Jansen, C.P., Gross, M., Kramer-Gmeiner, F. et al. (2021). Empfehlungspapier für das körperliche Gruppentraining zur Sturzprävention bei älteren, zu Hause lebenden Menschen. *Z Gerontol Geriat, 54,* 229–239.

Jansenberger, H. (2011). *Sturzprävention in Therapie und Training*. Thieme.

Jansenberger, H. (2015). *Hausaufgaben für Patienten mit Osteoporose.* Hofmann.

Jansenberger, H. (2017). Eine mobile Ausrutschsimulation (Step Slip Step) zur Unterscheidung zwischen sturzgefährdeten und nicht sturzgefährdeten selbstständig lebenden Senioren. *Wendekreisel – Zeitschrift für angewandte Sportwissenschaft, 1*(1), 4-11.

Jansenberger, H. (2017). Der Sturzrisiko-Index zur Unterscheidung zwischen gestürzten und nicht gestürzten Personen unter Berücksichtigung des Geschlechts und der Lebensumstände. *Wendekreisel – Zeitschrift für angewandte Sportwissenschaft, 1*(2), 4-10.

Jansenberger, H. (2019a). Sturzprävention im Alter. *Physiotherapie, 5,* 35-37.

Jansenberger, H. (2019b). Anforderungsorientiertes Assessment in der Sturzprävention: Der Step Slip Step Test – Assessment und mobile Ausrutschsimulation und der Step Over Test bei selbstständig lebenden Senioren. *Physiotherapie, 6.*

Jansenberger, H. (2021). Multifaktorielle Sturzprävention – individuelles Training für Senioren. *Die Säule, 4,* 11-20.

Jansenberger, H. & Kastner, K. (2016). Trittsicher und mobil mit der OÖGKK -Trittsicher und mobil mit der OÖGKK Sturzprävention durch Bewegung und Verhaltensmodifikation bei selbstständig lebenden Senioren. *Soziale Sicherheit, 11,* 470-476.

Jansenberger, H. & Mairhofer J. (2019). *Hausaufgaben für sturzgefährdete Patienten* (2. Auflage). Hofmann.

Jansenberger, H. & Schimetta W. (2014). Der Five Chair Rise Test mit Accelerometrie zur Unterscheidung zwischen Stürzern und Nicht- Stürzern bei selbstständig lebenden Senioren. *Physioscience, 10,* 46-56.

Jansenberger, H. & Wetzelhütter, D. (2016). Validierung einer Testbatterie (Sturzrisiko-Index) zur Unterscheidung zwischen gestürzten und nicht gestürzten Personen und zur Identifizierung von durch Training modifizierbaren Parametern bei selbstständig lebenden und betreut/betreubar lebenden Senioren. *Physioscience, 12,* 1–10.

Jarden, R.J., Cherry, K., Sparham, E., Brockenshire, N., Nichols-Boyd, M., Burgess, S., Grieve, K., Twomey, B., Walters, J. & Rickard, N. (2025). Inpatients' experiences of falls: A qualitative meta-synthesis. *J Adv Nurs. Jan, 81*(1), 4-19. https://doi.org/10.1111/jan.16244 [Epub 2024 May 29] PMID: 38808473; PMCID: PMC11638511.

Jenkyn, K.B., Hoch, J.S., Speechley, M. (2012). How much are we willing to pay to prevent a fall? Cost-effectiveness of a multifactorial falls prevention program for community-dwelling older adults. *Can J Aging, 31*(2), 121-37 [Epub 2012 May 24].

Jeon, W., Ramadan, A., Whitall, J., Alissa, N. & Westlake, K. (2023). Age-related differences in lower limb muscle activation patterns and balance control strategies while walking over a compliant surface. *Sci Rep, 13*(1), 16555. https://doi.org/10.1038/s41598-023-43728-0

Joergenson, M.G. (2014). Assessment of postural balance in community-dwelling older adults. *Dan Med J, 61*(1), B4775.

Jørstad, E.C., Hauer, K., Becker, C. & Lamb, S.E. (2005). ProFaNE Group. Measuring the psychological outcomes of falling: a systematic review. *J Am Geriatr Soc, 53*(3), 501-10.

Joshua, A.M., D'Souza, V., Unnikrishnan, B., Mithra, P., Kamath, A., Acharya, V. & Venugopal, A. (2014). Effectivenes of Progressive Resistance Strength Training Versus Traditional Balance Exercise in Improving Balance Among the Elderly – A Randomised Controlled Trial. *Journal of Clinical and Diagnostic Research, Vol-8*(3), 98-102.

Jung, D.C., Sturnieks, D.L., McDonald, K.A., Song, P.Y.H., Davis, M.K., Lord, S.R. & Okubo, Y. (2025). Treadmill belt accelerations may not accurately replicate kinematic responses to tripping on an obstacle in older people. *PLoS One, 20(1),* e0312261. https://doi.org/10.1371/journal.pone.0312261. PMID: 39787054; PMCID: PMC11717211.

Jung, Y.S., Suh, D., Kim, E., Park, H.D., Suh, D.C. & Jung, S.Y. (2023). Medications influencing the risk of fall-related injuries in older adults: case-control and case-crossover design studies. *BMC Geriatr. 23*(1), 452.

Jungen, P., Batista, J.P., Kirchner, M., Habel, U., Bollheimer, L.C. & Huppertz, C. (2023). Variability and symmetry of gait kinematics under dual-task performance of older patients with depression. *Aging Clin Exp Res, 35*(2), 283-291 [Epub 2022 Nov 18] PMID: 36399324.

Kang, K.Y. (2013). Effects of Visual Biofeedback Training for Fall Prevention in the Elderly. *J Phys Ther Sci, 25,* 1393-1395.

Kantayaporn, C. (2012). Fall with and without fracture in elderly: what's different? *J Med Assoc Thai, 95*(Suppl 10), S109-12.

Karlsson, M. (2004). Has exercise an antifracture efficacy in women? *Scandinavian Journal of medicine and science in sports, 14*(1), 2-15.

Karlsson, M.K., Nordqvist, A. & Karlsson, C. (2008). Physical Activity, muscle function, falls and fractures. *Food and Nutrition Research.* https://doi.org/10.3402/fnr.v52i0.1920

Kaufmännische Krankenkasse [KKH] (Hrsg.). (2008). *Beweglich ? Muskel-Skelett-Erkrankungen – Ursachen, Risikofaktoren und präventive Ansätze – Weißbuch Prävention 2007/2008.* Springer Medizin.

Kayahan Satiş, N., Keskin Demircan, S. & Naharci, M.İ. (2024). Association of gait speed and handgrip strength with falls in older adults: the role of cognition. *Turk J Med Sci, 54*(5), 1033-1042. https://doi.org/10.55730/1300-0144.5882

Keay, L. & Palagyi, A. (2018). Preventing falls in older people with cataract – it is not just about surgery. *Ophthalmic Physiol Opt, 38*(2), 117-118.

Kelsey, J.L., Berry, S.D., Proctor-Grey, E., Quach, L., Nguyen, U.S., Li, W., Kiel, D.P., Lipsitz, L.A. & Hannan, M.T. (2010). Indoor and outdoor falls in older adults are different: The Mobilize Boston Study. *J Am Geriatr Soc, 58*(11), 2135-2141.

Kelsey, J.L., Procter-Gray, E., Hannan, M.T. & Li, W. (2012). Heterogeneity of falls among older adults: implications for public health prevention. *Am J Public Health, 102*(11), 2149-56.

Kemmler, W., von Stengel, S., Fröhlich, M. & Schöne, D. (2024). *Sport, körperliches Training und Osteoporose – Evidenzen, Wirkmechanismen und Empfehlungen zur optimierten Sturz- und Frakturprophylaxe*. Springer Spektrum.

Kemmler, W., von Stengel, S. & Kohl, M. (2017). Exercise Frequency and Fracture Risk in Older Adults-How Often Is Enough? *Curr Osteoporos Rep, 3* [Epub ahead of print].

Kempen, G., Van Haastregt, J., McKee, K., Delbaere, K. & Zijlstra, G. (2009). Socio-demographic, health related and psychosocial Correlates of fear of falling and avoidance of activity in community-living older persons who avoid activity due to fear Of falling. *BMC Public Health, 9,* 170.

Kempen, G., Yardley, L., van Haastregt, C.M., Zijlstra, G.A., Beyer, N., Hauer, K. & Todd, C. (2008). The Short FES-I: a shortened version of the falls efficacy scale-international to assess fear of falling. *Age and Ageing, 37,* 45-50.

Kerr, L., Newman, P. & Russo, P. (2023). ‚I don't want to impose on anybody': Older people and their families discuss their perceptions of risk, cause and care in the context of falls. *Int J Older People Nurs, 18*(6), e12578. https://doi.org/10.1111/opn.12578

Kerse, N., Flicker, L., Pfaff, J.J., Draper, B., Lautenschlager, N.T., Sim, M., Snowdon, J. & Almeida, O.P. (2008). Falls, Depression and Antidepressants in Later Life: A large primary care appraisal. *PloS ONE, 3*(6), e2423.

Kiel, S., Hey, E., Haase, A., Chaudhuri, A. & Chenot, J.F. (2018). Auskunftsfähigkeit von Patienten über ihre ärztlich verordneten Medikamente – Eine Querschnittstudie in zehn Allgemeinarztpraxen [Patients Ability to Provide Information about Prescribed Drugs – a Cross-Sectional Study in Ten General Practice]. *Dtsch Med Wochenschr, 143*(21), e188-e196.

Kim, I.J. & Hegazy, F. (2024). Enhancing Footwear Safety for Fall Prevention in Older Adults: A Comprehensive Review of Design Features. *Ann Geriatr Med Res, 28*(2), 121-133. https://doi.org/10.4235/agmr.23.0167 [Epub 2024 Jan 22].

Kim, J. & Choi, S. (2024). Association of Timed-up-and-go-Test results with future injurious falls among older adults by sex: a population-based cohort study. *BMC Geriatr, 24*(1), 1035. https://doi.org/10.1186/s12877-024-05588-9

Kim, M. & Won, C.W. (2022). Cut Points of Chair Stand Test for Poor Physical Function and Its Association With Adverse Health Outcomes in Community-Dwelling Older Adults: A Cross-Sectional and Longitudinal Study. *J Am Med Dir Assoc, 23*(8), 1375-1382.e3. https://doi.org/10.1016/j.jamda.2021.11.007 [Epub 2021 Dec 7].

Kim, S. & Lockhart, T. (2010). Effects of 8 weeks of balance or weight training for the independently living elderly on the outcomes of induced slips. *Int J Rehabil Res, 33*(1), 49-55.

Kim, S.J., Yoo, G.E. (2020). Rhythm-Motor Dual Task Intervention for Fall Prevention in Healthy Older Adults. *Front Psychol, 17*(10), 3027. https://doi.org/10.3389/fpsyg.2019.03027. PMID: 32010035; PMCID: PMC6978661.

Kim, U., Lim, J., Park, Y. & Bae, Y. (2025). Predicting fall risk through step width variability at increased gait speed in community dwelling older adults. *Sci Rep, 15*(1), 16915.

Kiyoshi-Teo, H., De Lima, B., Dieckmann, N.F., Vincenzo, J.L. & Eckstrom, E. (2024).Impact of Documented Fall-Risk, Self-Reported Health and Confidence to Prevent Falls on Concern About Falling Among Community-Dwelling Older Adults: Secondary Analysis of a Randomized Clinical Trial. *Clin Interv Aging, 19,* 1273-1280. https://doi.org/10.2147/CIA.S453789

Knuchel-Schnyder, S. (Hrsg.). (2020). *Leitfaden Geriatrie – Physiotherapie*. Elsevier.

Kohzuki, M. (2024). Multimorbidity and Multiple Disabilities: Present Status and the Roles of Rehabilitation. *J Clin Med, 13*(21), 6351. https://doi.org/10.3390/jcm13216351

Kool, B., Ameratunga, S. & Jackson, R. (2009). The role of alcohol in unintentional falls among young and middle-aged adults: a systematic review of epidemiological studies. *Injury Prevevention, 15*(5), 341-7.

Koppelaar, H., Kordestani-Moghadam, P., Kouhkani, S., Irandoust, F., Segers, G., de Haas, L., Bantje, T. & van Warmerdam, M. (2021). Proof of Concept of Novel Visuo-Spatial-Motor Fall Prevention Training for Old People. *Geriatrics (Basel), 6*(3), 66. https://doi.org/10.3390/geriatrics6030066

Krause, A., Freyler, K., Gollhofer, A., Stocker, T., Brüderlin, U., Colin, R., Töpfer, H. & Ritzmann. R. (2018). Neuromuscular and Kinematic Adaptation in Response to Reactive Balance Training – a Randomized Controlled Study Regarding Fall Prevention. *Front Physiol, 9,* 1075.

Krist, L., Dimeo, F. & Keil, T. (2013). Can progressive resistance training twice a week improve mobility, muscle strength, and quality of life in very elderly nursing-home residents with impaired mobility? A pilot study. *Clin Interv Aging, 8,* 443-8 [Epub 2013 Apr 23].

Kumar, V., Selby, A., Rankin, D., Patel, R., Atherton, P., Hildebrandt, W., Williams, J., Smith, K., Seynnes, O., Hiscock, N. & Rennie, M.J. (2009). Age-related differences in the dose–response relationship of muscle protein synthesis to resistance exercise in young and old men. *J Physiol, 587.1,* 211-217.

Kunzler, M.R., da Rocha, E.S., Dos Santos, C.S., Ceccon, F.G., Priario, L.A. & Carpes, F.P. (2018). Should we consider steps with variable height for a safer stair negotiation in older adults? *Work, 59*(1), 15-21.

Kuzuya, M. (2023). Drug-related sarcopenia as a secondary sarcopenia. *Geriatr Gerontol Int.* https://doi.org/10.1111/ggi.14770 [Epub ahead of print] PMID: 38158766.

Kwok, T.M. & Tong, C.Y. (2013). Effects on centre-based training and home-based training on physical function, quality of life and fall incidence in community dwelling older adults. *Physiother Theory Pract* [Epub ahead of print].

La Grow, S.J., Robertson, M.C., Campbell, A.J., Clarke, G.A. & Kerse, N.M. (2006). Reducing hazard related falls in people 75 years and older with significant visual impairment: how did a successful program work? *Inj Prev, 12,* 296-301.

Lamb, S.E., Jørstad-Stein, E.C., Hauer, K. & Becker, C. (2005). Prevention of Falls Network Europe and Outcomes Consensus Group. Development of a common outcome data set for fall injury prevention trials: the Prevention of Falls Network Europe consensus. *J Am Geriatr Soc, 53*(9), 1618-22.

Lamoureux, E.L., Chong, E., Wang, J.J., Saw, S.M., Aung, T., Mitchell, P. & Wong, T.Y. (2008). Visual impairment, causes of vision loss, and falls: the singapore malay eye study. *Invest Ophthalmol Vis Sci, 49*(2), 528-33. https://doi.org/10.1167/iovs.07-1036

Lattimer, L.J., Lanovaz, J.L., Farthing, J.P., Madill, S., Kim, S.Y., Robinovitch, S. & Arnold, C.M. (2018). Biomechanical and physiological age differences in a simulated forward fall on outstretched hands in women. *Clin Biomech (Bristol, Avon), 52,* 102-108.

Laybourne, A.H., Biggs, S. & Martin, F.C. (2008). Falls excercise interventions and reduced falls rate: Always in the patients interest? *Age and ageing, 37,* 10-13.

Leavy, B., Byberg, L., Michaelson, K., Melhus, H. & Aberg, A.C. (2015). The fall descriptions and healthy characteristics of older adult with hip fracture: a mixed methods study. *BMC Geriatrics, 15,* 40.

Lee, A., Bhatt, T., Liu, X., Wang, Y. & Pai, Y.C. (2018). Can higher training practice dosage with treadmill slip-perturbation necessarily reduce risk of falls following overground slip? *Gait Posture, 61,* 387-392 [Epub 2018 Mar 20].

Lee, E.S. & Kim, B. (2024). The impact of fear of falling on health-related quality of life in community-dwelling older adults: mediating effects of depression and moderated mediation effects of physical activity. *BMC Public Health, 24*(1), 2459. https://doi.org/10.1186/s12889-024-19802-1

Lee, J., Negm, A., Peters, R., et al. (2021). Deprescribing fall-risk increasing drugs (FRIDs) for the prevention of falls and fall-related complications: a systematic review and meta-analysis. *BMJ Open, 11,* e035978. https://doi.org/10.1136/bmjopen-2019-035978

Lee, K. & Lee, Y.W. (2017). Efficacy of ankle control balance training on postural balance and gait ability in community-dwelling older adults: a single-blinded, randomized clinical trial. *J Phys Ther Sci, 29,* 1590-1595.

Lehtola, S., Koistinen, P. & Luukinen, H. (2006). Falls and injurious falls late in home-dwelling life. *Arch Gerontol Geriatr, 42*(2), 217-24.

Leonhardt, C. & Laekeman, M. (2010). Schmerz und Bewegungsangst im Alter Notwendigkeit zur interdisziplinären Herangehensweise. *Schmerz, 24,* 561-568 (Online publiziert: 6. Oktober 2010).

Leonhardt, R., Becker, C., Groß, M. & Mikolaizak, A.S. (2020). Impact of the backward chaining method on physical and psychological outcome measures in older adults at risk of falling: a systematic review. *Aging Clin Exp Res, 14.* https://doi.org/10.1007/s40520-019-01459-1 [Epub ahead of print].

Leveille, S.G., Hausdorff, J.M., McLean, R., Shi, L., Dong, Z., Manor, B. & Bean J. (2017). Attention mediates the relation between pain and gait in older adults. *Innovation in Aging.* https://doi.org/10.1093/geroni/igx004.2655

Lewis, J.R., Sim, M. & Daly, R.M. (2019). The vitamin D and calcium controversy: an update. *Curr Opin Rheumatol, 31*(2), 91-97.

Lewis, S.R. & Griffin, X.L. (2023). Preventing falls in older people: the evidence for environmental interventions and why history matters. *Cochrane Database of Systematic Reviews, Issue 3,* Art. No.: ED000162. https://doi.org/10.1002/14651858.ED000162

Lewis, S.R., McGarrigle, L., Pritchard, M.W., Bosco, A., Yang, Y., Gluchowski, A., Sremanakova, J., Boulton, E.R., Gittins, M., Spinks, A., Rapp, K., MacIntyre, D.E., McClure, R.J. & Todd, C. (2024). Population-based interventions for preventing falls and fall-related injuries in older people. *Cochrane Database of Systematic Reviews, Issue 1,* Art. No.: CD013789. https://doi.org/10.1002/14651858.CD013789.pub2

Li, J., Yang, D., He, Q., Wu, Q., Sun, W. & Sun, W. (2025). Association of motoric cognitive risk syndrome with falls in older adults: findings from three longitudinal studies. *BMC Geriatr, 25*(1), 388. https://doi.org/10.1186/s12877-025-06062-w [PMID: 40442586; PMCID: PMC12121193&.

Li, Y., Hou, L., Zhao, H., Xie, R., Yi, Y. & Ding, X. (2023). Risk factors for falls among community-dwelling older adults: A systematic review and meta-analysis. *Front Med (Lausanne), 9,* 1019094. https://doi.org/10.3389/fmed.2022.1019094 [PMID: 36687461; PMCID: PMC9853191].

Li, R., Qu, P., Hu, X., Li, X., Zeng, H., Gao, B. & Sun, Z. (2024). Assessing acute effects of two motor-cognitive training modalities on cognitive functions, postural control, and gait stability in older adults: a randomized crossover study. *PeerJ, 12,* e18306. https://doi.org/10.7717/peerj.18306

Li, Y., Smith, R.M., Whitney, S.L., Seemungal, B.M. & Ellmers, T.J. (2024). Association between dizziness and future falls and fall-related injuries in older adults: a systematic review and meta-analysis. *Age Ageing, 53*(9), afae177. https://doi.org/10.1093/ageing/afae177

Li, Y., Wang, Z., Li, J., Yang, H. & Fang, Z. (2024). The effects of dance interventions on reducing the risk of falls in older adults: a network meta-analysis. *Front Public Health, 12,* 1496692. https://doi.org/10.3389/fpubh.2024.1496692

Lichtenstein, E., Morat, M., Roth, R., Donath, L. & Faude, O. (2020). Agility-based exercise training compared to traditional strength and balance training in older adults: a pilot randomized trial. *PeerJ, 8,* e8781. https://doi.org/10.7717/peerj.8781. PMID: 32328344; PMCID: PMC7164429.

Lim, K.T. & Choi, W.J. (2020). Effect of fall characteristics on the severity of hip impact during a fall on the ground from standing height. *Osteoporos Int.* https://doi.org/10.1007/s00198-020-05432-x [Epub ahead of print].

Lim, S.K., Choi, K., Heo, N.H., Kim, Y. & Lim, J.Y. (2024). Characteristics of fragility hip fracture-related falls in the older adults: A systematic review. *J Nutr Health Aging, 28*(10), 100357. https://doi.org/10.1016/j.jnha.2024.100357 [Epub ahead of print].

Liu, H. & Frank, A.T. (2010). ai chi as a balance improvement exercise for older adults: a systematic review. *J Geriatr Phys Ther, 33*(3), 103-9.

Liu, X., Bhatt, T., Wang, S., Yang, F., Pai, Y.C. (2017). Retention of the „first-trial effect" in gait-slip among community-living older adults. *Geroscience, 39*(1), 93-102. [Epub 2017 Feb 7].

Lopes, L.K.R., Scianni, A.A., Lima, L.O., de Carvalho Lana, R. & Rodrigues-De-Paula, F. (2020). The Mini-BESTest is an independent predictor of falls in Parkinson Disease. *Braz J Phys Ther, 24*(5), 433-440.

Lord, S.R. & Close, J.C.T. (2018). New horizons in fall prevention. *Age Ageing*. https://doi.org/10.1093/ageing/afy059 [Epub ahead of print].

Lord, S.R., Lloyd, D.G. & Li, S.K. (1996). Sensori-motor function, gait patterns and falls in community-dwelling women. *Age Ageing, 25*(4), 292-9.

Lord, S., Sherrington, C., Menz, H. & Close, J. (2007). *Falls in older people – Riskfactors and Strategies for Prevention, Second Edition.* Cambridge, University Press.

Lord, S., Sherrington, C., Menz, H. & Close, J. (2021). *Falls in older people – Riskfactors and Strategies for Prevention, Third Edition.* Cambridge, University Press.

Lord, S.R., Ivers, R., Cameron, I.D., Lee, B.B. & Haran, M. (2025). Fall rates in bifocal, trifocal, and progressive addition lens glasses wearers. *Optom Vis Sci, 102*(2), 106-109.

Lord, S.R., Ward, J.A., Williams, P. & Anstey, K.J. (1993). An epidemiological study of falls in older community-dwelling women: the Randwick falls and fractures study. *Aust J Public Health, 17*(3), 240-5.

Luukinen, H., Koski, K. & Kivelä, S.L. (1996). The relationship between outdoor temperature and the frequency of falls among the elderly in Finland. *J Epidemiol Community Health, 50*(1), 107. https://doi.org/10.1136/jech.50.1.107

Luyat, M., Domino, D. & Noël, M. (2008). Can overestimating one's own capacities of action lead to fall? A study on the perception of affordance in the elderly. *Psychol Neuropsychiatr Vieil, 6*(4), 287-97.

Ma, Y., Gow, B.J., Song, R., Rist, P.M., Hausdorff, J.M., Lipsitz, L.A., Manor, B. & Wayne, P.M. (2024). Long-term Tai Chi practice in older adults is associated with „younger" functional abilities. *Aging Cell, 23*(1), e14023. https://doi.org/10.1111/acel.14023 [Epub 2023 Oct 31]. PMID: 37905388; PMCID: PMC10776109.

MacAulay, R.K., Allaire, T.D., Brouillette, R.M., Foil, H.C., Bruce-Keller, A.J., Han, H., Johnson, W.D. & Keller, J.N. (2015). Longitudinal assessment of neuropsychological and temporal/spatial gait characteristics of elderly fallers: taking it all in stride. *Front Aging Neurosci, 7,* 34.

Mackey, D.C. & Robinovitch, S.N. (2005). Postural Steadiness During Quiet Stance Does Not Associate With Ability to Recover Balance in Older Women. *Clin Biomech (Bristol, Avon),* 20(8), 776-83.

Mak, M.K. & Auyeung, M.M. (2013). The mini-BESTest can predict parkinsonian recurrent fallers: a 6-month prospective study. *J Rehabil Med, 45*(6), 565-71.

Marottoli, R.A., Berkman, L.F. & Cooney, L.M. (1992). Decline in physical function following hip fracture. *Journal of American Geriatrics Society, 40,* 861-866.

Marques, D.L., Neiva, H.P., Pires, I.M., Marinho, D.A. & Marques, M.C. (2020). Accelerometer data from the performance of sit-to-stand test by elderly people. *Data Brief, 33,* 106328. https://doi.org/10.1016/j.dib.2020.106328

Martínez Montilla, L.A., López Cruces, K., Calderón Erazo, H.S., Calderón Ortiz, E.J., Arango Hoyos, G.P., Gómez, L. & García-Perdomo, H.A. (2023). Effectiveness of Virtual Reality in Balance Training for Fall Prevention in Older Adults: Systematic Review. *Sports Med Arthrosc Rev, 31*(2), 41-48 [Epub 2023 Jul 5] PMID: 37418173.

Matos Queirós, A., von Gunten, A., Rosselet Amoussou, J., Lima, A.M., Martins, M.M. & Verloo, H. (2024). Relationship Between Depression and Falls Among Nursing Home Residents: Integrative Review. *Interact J Med Res, 13,* e57050. https://doi.org/10.2196/57050

Matsugaki, R., Fujino, Y., Zaitsu, M., Saeki, S., Matsuda, S. & Ogami, A. (2024). Frailty is a risk factor for occupational falls among older workers: an internet-based prospective cohort study. *J Occup Health, 66*(1), uiae065. https://doi.org/10.1093/joccuh/uiae065

Matsumoto, H., Tanimura, C., Tanishima, S., Osaki, M., Noma, H. & Hagino, H. (2017). Sarcopenia is a risk factor for falling in independently living Japanese older adults: A 2-year prospective cohort study of the GAINA study. *Geriatr Gerontol Int, 17*(11), 2124-2130 [Epub 2017 May 18].

McCrum, C., Bhatt, T.S., Gerards, M.H.G., Karamanidis, K., Rogers, M.W., Lord, S.R. & Okubo, Y. (2022). Perturbation-based balance training: Principles, mechanisms and implementation in clinical practice. *Front Sports Act Living, 4,* 1015394. https://doi.org/10.3389/fspor.2022.1015394

McDaniels-Davidson, C., Davis, A., Wing, D., Macera, C., Lindsay, S.P., Schousboe, J.T., Nichols, J.F. & Kado, D.M. (2017). Kyphosis and incident falls among community-dwelling older adults. *Osteoporos Int* [Epub ahead of print].

McElhinney, J., Koval, K.J. & Zuckerman J. (1998). Falls and the Elderly. *Archives of the American Academy of Orthopaedic Surgeons, 2*(1), 60-65.

Medell, J.L. & Alexander, N.B. (2000). A clinical measure of maximal and rapid stepping in older women. *J Gerontol A Biol Sci Med Sci, 55*(8), M429-33.

Mehta, J., Czanner, G., Harding, S., Newsham, D. & Robinson, J. (2022). Visual risk factors for falls in older adults: a case-control study. *BMC Geriatr, 22*(1), 134.

Mei, O.Y. & El Fakiri, F. (2015). Gender Differences in Risk Factors for Single and Recurrent Falls Among the Community-Dwelling Elderly. *SAGE Open, July-September;* 1-9.

Menz, H.B., Lord, S.R. & Fitzpatrick, R.C. (2007). A structural equation model relating impaired sensorimotor function, fear of falling and gait patterns in older people. *Gait Posture, 25*(2), 243-249.

Meretta, B.M., Whitney, S.L., Marchetti, G.F., Sparto, P.J. & Muirhead, R.J. (2006). The five times sit to stand test: responsiveness to change and concurrent validity in adults undergoing vestibular rehabilitation. *J Vestib Res, 16*(4-5), 233-43.

Metter, E.J., Talbot, L.A., Schrager, M. & Conwit, R. (2002). Skeletal muscle strength as a predictor of all-cause mortality in healthy men. *J Gerontol A Biol Sci Med Sci, 57,* B359-365.

Michalska, J., Kamieniarz-Olczak, A., Juras, G. & Słomka, K.J. (2025). Stepping through fear: analysing postural control in elderly women during transitional locomotor tasks. *BMC Geriatr, 25*(1), 360.

Middleton, A., Fritz, S.L. & Lusardi, M. (2015). Walking speed: The functional vital sign. *J Aging Phys Act, 23*(2), 314-322.

Minta, K., Colombo, G., Taylor, W.R. & Schinazi, V.R. (2023). Differences in fall-related characteristics across cognitive disorders. *Front Aging Neurosci, 15,* 1171306. https://doi.org/10.3389/fnagi.2023.1171306

Mnif, H., Koubaa, M., Zrig, M., Trabelsi, R. & Abid, A. (2009). Elderly patient's mortality and morbidity following trochanteric fracture. A hundred cases prospective study. *Rev Chir Orthop Traumatol, 95*(7), 505-10 [Epub 2009 Sep 26].

Mohammadkhah, F., Razmjouie, F., Alinejad, N., Afzali Harsini, P. & Khani Jeihooni, A. (2024). Effect of an educational intervention based on the Health Belief Model on prevention and fear of falling among older people. *Glob Health Promot, 26,* 17579759241293452. https://doi.org/10.1177/17579759241293452 [Epub ahead of print].

Möllenhoff, H., Weiß, M. & Heseker, H. (2005). *Muskelkräftigung für Senioren*. Behr's.

Montero-Odasso, M., van der Velde, N., Martin, F.C., Petrovic, M., Tan, M.P., Ryg, J., Aguilar-Navarro, S., Alexander, N.B., Becker, C., Blain, H., Bourke, R., Cameron, I.D., Camicioli, R., Clemson, L., Close, J., Delbaere, K., Duan, L., Duque, G., Dyer, S.M., Freiberger, E., Ganz, D.A., Gómez, F., Hausdorff, J.M., Hogan, D.B., Hunter, S.M.W., Jauregui, J.R., Kamkar, N., Kenny, R.A., Lamb, S.E., Latham, N.K., Lipsitz, L.A., Liu-Ambrose, T., Logan, P., Lord, S.R., Mallet, L., Marsh, D., Milisen, K., Moctezuma-Gallegos, R., Morris, M.E., Nieuwboer, A., Perracini, M.R., Pieruccini-Faria, F., Pighills, A., Said, C., Sejdic, E., Sherrington, C., Skelton, D.A., Dsouza, S., Speechley, M., Stark, S., Todd, C., Troen, B.R., van der Cammen, T., Verghese, J., Vlaeyen, E., Watt, J.A. & Masud, T. (2022). Task Force on Global Guidelines for Falls in Older Adults. World guidelines for falls prevention and management for older adults: a global initiative. *Age Ageing, 51*(9), afac205.

Moon, A., Jang, S., Kim, J.H. & Jang, S. (2024). Risk of falls or fall-related injuries associated with potentially inappropriate medication use among older adults with dementia. *BMC Geriatr, 24*(1), 699. https://doi.org/10.1186/s12877-024-05300-x

Moro, T., Ebert, S.M., Adams, C.M. & Rasmussen, B.B. (2016). Amino Acid Sensing in Skeletal Muscle. *Trends Endocrinol Metab, 27*(11), 796-806.

Morrison, S., Colberg, S.R., Parson, H.K., Neumann, S., Handel, R., Vinik, E.J., Paulson, J. & Vinik, A.I. (2016). Walking-Induced Fatigue Leads to Increased Falls Risk in Older Adults. *J Am Med Dir Assoc, 17*(5), 402-9.

Muhaidat, J., Skelton, D.A., Kerr, A., Evans, J.J. & Ballinger, C. (2010). Are We Using The Right Dual Task Tests To Detect Mobility Problems? Perspective From Older People. *Parkinsonism and Related Disorders, 16*(1), S52-S53.

Mühlbauer, T., Besemer, C., Wehrle, A., Gollhofer, A. & Granacher, U. (2012). Relationship between strength, power and balance performance in seniors. *Gerontology, 58,* 504-512.

Müller, D., Borsi, L., Stracke, C., Stock, S. & Stollenwerk, B. (2014). Cost-effectiveness of a multifactorial fracture prevention program for elderly people admitted to nursing homes. *Eur J Health Econ.* [Epub ahead of print].

Müller, R., Halfens, R., Schwendimann, R., Müller, M., Imoberdorf, R. & Ballmer, P.E. (2009). Risk factors for falls and fall-related injuries in an acute care hospital – a retrospective case control study. *Pflege, 22*(6), 431-41.

Muranaga, S. (2001). Evaluation of the muscular strength of the lower extremities using the standing movement and clinical application. *J Showa Med Assoc, 61,* 362e7.

Murphy, S.L., Williams, C.S. & Gill, T.M. (2002). Characteristics associated with fear of falling and activity restriction in community-living older persons. *J Am Geriatr Soc, 50*(3), 516-520.

Namayeshi, T., Lee, P.V.S. & Ackland, D. (2024). Gait balance recovery after tripping: The influence of walking speed and ground inclination on muscle and joint function. *J Biomech, 172,* 112178.

Naseri, C., McPhail, S.M., Haines, T.P., Morris, M.E., Shorr, R., Etherton-Beer, C., Netto, J., Flicker, L., Bulsara, M., Lee, D.A., Francis-Coad, J., Waldron, N., Boudville, A. & Hill, A.M. (2020). Perspectives of older adults regarding barriers and enablers to engaging in fall prevention activities after hospital discharge. *Health Soc Care Community*. https://doi.org/10.1111/hsc.12996 [Epub ahead of print].

Neri, S.G.R., Harvey, L.A., Tiedemann, A., Gadelha, A.B. & Lima, R.M. (2020). Obesity and falls in older women: Mediating effects of muscle quality, foot loads and postural control. *Gait Posture, 77,* 138-143 [Epub ahead of print].

Nevitt, M.C., Cummings, S.R. & Hudes, E.S. (1991). Risk factors for injurious falls: a prospective study. *Journal of Gerontology, 46*(5), M164-170.

Newton, M. & Sanderson, A. (2013). The effect of visual impairment on patients' falls risk. *Nurs Older People, 25*(8), 16-21.

Nguyen, B.T.T., Lin, A.P., Yang, W.W., Cheng, S.J., Kuo, Y.J., Nguyen, T.T. & Chen, Y.P. (2024). Impacts of osteosarcopenia on musculoskeletal health, risks of falls and fractures, and activities of daily living among population aged 50 and above: an age- and sex-matched cross-sectional analysis. *Aging Clin Exp Res, 37*(1), 8. https://doi.org/10.1007/s40520-024-02902-8

Niedermann, K., Meichtry, A., Zindel, B., Ernst, M.J., Krafft, V., Mattli, R., Nast, I., Wieser, S., Wirz, M. & Brunner, B. (2024). Effectiveness and cost-effectiveness of a single home-based fall prevention program: a prospective observational study based on questionnaires and claims data. *BMC Geriatr, 24*(1), 1044. https://doi.org/10.1186/s12877-024-05586-x

O'Hoski, S., Winship, B., Herridge, L., Agha, T., Brooks, D., Beauchamp, M.K. & Sibley, K.M. (2014). Increasing the clinical utility of the BESTest, mini-BESTest, and brief-BESTest: normative values in Canadian adults who are healthy and aged 50 years or older. *Phys Ther, 94*(3), 334-42.

Okubo, Y., Brodie, M.A., Sturnieks, D.L., Hicks, C., Carter, H., Toson, B., et al. (2018). Exposure to trips and slips with increasing unpredictability while walking can improve balance recovery responses with minimum predictive gait alterations. *PLoS ONE, 13*(9), e0202913.

Okubo, Y., Mohamed Suhaimy, M.S.B., Hoang, P., Chaplin, C., Hicks, C., Sturnieks, D.L. & Lord, S.R. (2023). Training reactive balance using trips and slips in people with multiple sclerosis: A blinded randomised controlled trial. *Mult Scler Relat Disord, 73,* 104607. https://doi.org/10.1016/j.msard.2023.104607 [Epub 2023 Mar 10]. PMID: 37004274.

Okubo, Y., Schoene, D., Caetano, M.J., Pliner, E.M., Osuka, Y., Toson, B. & Lord, S.R. (2021). Stepping impairment and falls in older adults: A systematic review and meta-analysis of volitional and reactive step tests. *Ageing Res Rev, 66,*101238 [Epub 2020 Dec 24]. PMID: 33352293.

Okubo, Y., Schoene, D., Lord, S.R. (2017). Step training improves reaction time, gait and balance and reduces falls in older people: a systematic review and meta-analysis. *Br J Sports Med, 51*(7), 586-593 [Epub 2016 Jan 8]. PMID: 26746905.

Oliver, D. (2009). Development of services for older patients with falls and fractures in England: successes, failures, lessons and controversies. *Archives of Gerontology and Geriatrics, 49*(2), S7-12.

Ong, M.F., Soh, K.L., Saimon, R., Wai, M.W., Mortell, M. & Soh, K.G. (2021). Fall prevention education to reduce fall risk among community-dwelling older persons: A systematic review. *J Nurs Manag, 29*(8), 2674-2688.

Ortiz-Molina, M., Bååthe, K.S., DelCastillo-Andrés, Ó. & Del Carmen Campos-Mesa, M. (2025). Evaluating the effectiveness of an exercise program based on the Adapted Utilitarian Judo program by analyzing fall competence in older adults. *BMC Geriatr, 25*(1), 395.

Orwoll, E.S., Fino, N.F., Gill, T.M., Cauley, J.A., Strotmeyer, E.S., Ensrud, K.E., Kado, D.M., Barrett-Connor, E., Bauer, D.C., Cawthon, P.M. & Lapidus, J. (2018). Osteoporotic Fractures in Men (MrOS) Study Research Group. The relationships between physical performance, activity levels and falls in older men. *J Gerontol A Biol Sci Med Sci.* https://doi.org/10.1093/gerona/gly248

Ory, M.G., Schechtman, K.B., Miller, J.P., Hadley, E.C., Fiatarone, M.A., Province, M.A., Arfken, C.L., Morgan, D., Weiss & S., Kaplan, M. (1993). Frailty and injuries in later life: the FICSIT trials. *J Am Geriatr Soc, 41*(3), 283-96.

Pai, Y.C. & Bhatt, T.S. (2007). Repeated-slip training: an emerging paradigm for prevention of slip-related falls among older adults. *Phys Ther, 87*(11), 1478-91 [Epub 2007 Aug 21].

Pai, Y.C., Yang, F., Bhatt, T. & Wang, E. (2014). Learning from laboratory-induced falling: long-term motor retention among older adults. *Age (Dordr), 36*(3), 9640. https://doi.org/10.1007/s11357-014-9640-5 [Epub 2014 Mar 26].

Palagyi, A., Morlet, N., McCluskey, P., White, A., Meuleners, L., Ng, J.Q., Lamoureux, E., Pesudovs, K., Stapleton, F., Ivers, R.Q., Rogers, K. & Keay, L. (2017). Visual and refractive associations with falls after first-eye cataract surgery. *J Cataract Refract Surg, pii,* S0886-3350(17)30616-8 [Epub ahead of print].

Papa, E.V., Dong, X. & Hassan, M. (2017). Resistance training for activity limitations in older adults with skeletal muscle function deficits: a systematic review. *Clin Interv Aging, 12,* 955-961.

Pedersen, A.N. & Cederholm, T. (2014). Health effects of protein intake in healthy elderly populations: a systematic literature review. *Food & Nutrition Research, 58,* 23364.

Pereira, A.C.A.C., Xavier, R.F., Lopes, A.C., da Silva, C.C.B.M., Oliveira, C.C., Fernandes, F.L.A., Stelmach, R. & Carvalho, C.R.F. (2019). The Mini-Balance Evaluation System Test Can Predict Falls in Clinically Stable Outpatients With COPD: A 12-MO PROSPECTIVE COHORT STUDY. *J Cardiopulm Rehabil Prev, 39*(6), 391-396.

Persch, L.N., Ugrinowitsch, C., Pereira, G. & Rodacki, A.L. (2009). Strength training improves fall-related gait kinematics in the elderly: a randomised controlled trial. *Clin Biomech (Bristol, Avon), Aug 27.*

Pierobon, A. & Funk, M. (2007). *Sturzprävention bei älteren Menschen*. Thieme.

Pillay, J., Gaudet, L.A., Saba, S., Vandermeer, B., Ashiq, A.R., Wingert, A. & Hartling, L. (2024). Falls prevention interventions for community-dwelling older adults: systematic review and meta-analysis of benefits, harms, and patient values and preferences. *Syst Rev, 13*(1), 289. https://doi.org/10.1186/s13643-024-02681-3

Pitre, V., Sénéchal, M. & Bouchard, D.R. (2023). Comparing Online and In-Person Delivery of a Fall Prevention Exercise Program for Older Adults. *J Aging Phys Act, 23,* 1-7 [Epub ahead of print].

Polo-Ferrero, L., Torres-Alonso, J., Sánchez-Sánchez, M.C., Puente-González, A.S., Barbero-Iglesias, F.J. & Méndez-Sánchez, R. (2025). The Predictive Capacity of the 3-Meter Backward Walk Test for Falls in Older Adults: A Case-Control Analysis. *J Funct Morphol Kinesiol, 10*(2), 154.

Popelsky, B.K., Gabriel, K.P., Dooley, E.E. & Ylitalo, K.R. (2024). Physical Activity Fragmentation and Falls in Older Adults: Findings from the National Health and Aging Trends Study. *J Gerontol A Biol Sci Med Sci,* glae129. https://doi.org/10.1093/gerona/glae129 [Epub ahead of print].

Price, J.M. (2007). *Fall injury Prevention for Older Adults … and those who care about them*. iUniverse.

Purser, J.L., Weinberger, M., Cohen, H.J., Pieper, C.F., Morey, M.C., Li, T., Williams, G.R. & Lapuerta, P. (2005). Walking speed predicts health status and hospital costs for frail elderly male veterans. *J Rehabil Res Dev, 42*(4), 535-46.

Qian, X.X., Chau, P.H., Kwan, C.W., Lou, V.W.Q., Leung, A.Y.M., Ho, M., Fong, D.Y.T. & Chi, I. (2021). Investigating Risk Factors for Falls among Community-Dwelling Older Adults According to WHO's Risk Factor Model for Falls. *J Nutr Health Aging, 25*(4), 425-432.

Qu, X., Yang, B., Wang, W. & Hu, X. (2024). Balance recovery after trips is affected by the type of tripping obstacles. *Ergonomics, 17,* 1-7 [Epub ahead of print&. PMID: 39017622.

Ranson, R., Esper, G.W., Covell, N., Dedhia, N., Ganta, A., Egol, K.A. & Konda, S.R. (2023). Age Is Not Just a Number: The Intersection of Age, Orthopedic Injuries, and Worsening Outcomes Following Low-Energy Falls. *J Geriatr Phys Ther* [Epub ahead of print]. PMID: 37703046.

Rapp, K., Becker, C., Cameron, I.D., König, H.-H. & Büchele, G. (2011). Epidemiology of falls in residential aged care: analysis of more than 70,000 falls from residents of Bavarian nursing homes. *J Am Med Dir Assoc, 13,* 187.

Resnick, B. (1999). Falls in a community of older adults: putting research into practice. *Clin Nurs Res, 8,* 251-266.

Richter, M., Becker, C., Seifert, J., Gebhard, F., Piesle, O., Holch, M. & Lob, G. (2002). Prävention von Verletzungen im Alter. *Unfallchirurg, 105(12),* 1076-108.

Richter, M., Lob, G., Pühlhofer, F., Siegrist, J., Becker, C., Dreinhöfer, K., Ekkernkamp, A., Feldmann, Fieguth, A., Haasper, C., Gebhard, F., Icks, A., Kleinert, J., Knobloch, K., Lampl, L., Liener, U., März-heuser, S., Oestern, H.J., Pistor, G., von Renteln-Kruse, W., Seifert, J. & Wildner, M. (2007). Prävention von Verletzungen als ärztliche Aufgabe. *Unfallchirurg*. Springer Medium (online publiziert 24. August 2007).

Rieger, M.M., Papegaaij, S., Steenbrink, F., van Dieën, J.H. & Pijnappels, M. (2024). Effects of Perturbation-Based Treadmill Training on Balance Performance, Daily Life Gait, and Falls in Older Adults: REACT Randomized Controlled Trial. *Phys Ther, 104*(1), pzad136. https://doi.org/10.1093/ptj/pzad136

Rizzoli, R., Bruyere, O., Cannata-Andia, J.B., Devogelaer, J.P., Lyritis, G., Ringe, J.D., Vellas, B. & Reginster, J.Y. (2009). Management of osteoporosis in the elderly. *Current Medical Research and Opinion, 25*(10), 2373-87.

Robinovitch, S.N. & Cronin, T. (1999). Perception of postural limits in elderly nursing home and day care participants. *J Gerontol A Biol Sci Med Sci,* 54(3), B124–130.

Robinovitch, S.N., Feldman, F., Yang, Y., Schonnop, R., Lueng, P.M., Sarraf, T., Sims-Gould, J. & Loughin, M. (2013). Video capture of the circumstances of falls in elderly people residing in long term care: an observational study. *Lancet, 381*(9860), 47-54.

Robinovitch, S.N., Heller, B., Lui, A. & Cortez, J. (2002). Effect of strength and speed of torque development on balance recovery with the ankle strategy. *J Neurophysiol, 88,* 613–620.

Rodríguez-Molinero, A., Gálvez-Barrón, C., Narvaiza, L., Miñarro, A., Ruiz, J., Valldosera, E., Gonzalo, N., Ng, T., Sanguino, M.J. & Yuste, A. (2017). A two-question tool to assess the risk of repeated falls in the elderly. *PLoS One, 12*(5), e0176703.

Rogan, S., Taeymans, J., Bangerter, C. & Hilfiker, R. (2017). Influence of single and dual tasks on gait stability and gait speed in the elderly : An explorative study. *J Gerontol and Geriatrie.* https://doi.org/10.1007/s00391-017-1279-2

Roh, M., Shin, E. & Lee, S. (2021). Relations between postural sway and cognitive workload during various gaze tasks in healthy young and old people. *J Exerc Rehabil, 17*(2), 131-137.

Rosenblatt, N.J., Marone, J. & Grabiner, M.D. (2013). Preventing trip-related falls by community-dwelling adults: a prospective study. *J Am Geriatr Soc, 61*(9), 1629-31.

Rubenstein, L.Z. (2006). Falls in older people: epidemiology, risk factors and strategies for prevention. *Age Ageing, 35*(2), ii37-ii41. https://doi.org/10.1093/ageing/afl084. PMID: 16926202.

Rubenstein, L.Z. & Josephson, K.R. (2002). The epidemiology of falls and syncope. *Clinics in Geriatric Medicine, 18,* 141-58.

Runge, M. (1996). Gehen, Gehstörungen und Stürze im Alter. *Ost-Sonderheft: Mobilität im Alter.*

Runge, M. (1997). Die multifaktorielle Pathogenese von Gehstörungen, Stürzen und Hüftfrakturen im Alter. *Zeitschrift für Gerontologie und Geriatrie, 30*(4), 267-273.

Runge, M. (2003). Geriatrische Symptome erkennen und bewerten. *Pflegedienst, 3,* 8-9.

Ryota Sakurai, P.T., PhD, Yoshinori Fujiwara, M.D., PhD, Hiroyuki Suzuki, PhD, Susumu Ogawa, PhD, Takahiro Higuchi, PhD, Kuniyasu Imanaka, PhD (2020). Changes in Self-estimated Step-Over Ability Among Older Adults: A 3-Year Follow-up Study. *The Journals of Gerontology: Series B,* gbaa219. https://doi.org/10.1093/geronb/gbaa219

Sakurai, R., Fujiwara, Y., Ishihara, M., Higuchi, T., Uchida, H. & Imanaka, K. (2013). Age-related self-overestimation fo step-over ability in healthy older adults and ist relationship to fall risk. *BMC Geriatrics, 13,* 44.

Sandlund, M., Pohl, P., Ahlgren, C., Skelton, D.A., Melander-Wikman, A., Kareborn-Bergvall, B. & Lundin-Olsson, L. (2018). Gender Perspective on Older People's Exercise Preferences and Motivators in the Context of Falls Prevention: A Qualitative Study. *BioMed Research International,* Article ID 6865156, 11 pages.

Sang, D., Choi Liangjie Guo, Donghun Kang, Shuping Xiong (2017). Exergame technology and interactive interventions for elderly fall prevention: A systematic literature review. *Applied Ergonomics, 65,* 570-581. ISSN 0003-6870.

Sato, K., Kuroki, K., Saiki, S. & Nagatomi, R. (2015). Improving Walking, Muscle Strength, and Balance in the Elderly with an Exergame Using Kinect: A Randomized Controlled Trial. *GAMES FOR HEALTH JOURNAL, 4*(3). https://doi.org/10.1089/g4h.2014.0057

Schädler, S. (2016). *Gleichgewicht und Schwindel*. Elsevier.

Schlicht, J., Camaione, D. & Owen, S. (2001). Effect of Intense Strength Training on Standing Balance, Walking Speed, and Sit-to-Stand Performance in Older Adults. *Journal of Gerontology: Medical Sciences, 56A*(5), M281-M286.

Schoberer, D., Findling, E.T., Beimaier, H.E., Schaffer, S., Zuschnegg, J., Archan, T., Frießnegg, S., Koll, I.M., Palli, C. & Stiasny, G. (2018). *Evidenzbasierte Leitlinie Sturzprävention bei älteren und alten Menschen in Krankenhäusern und Langzeitpflegeeinrichtungen* (3. aktualisierte und methodisch adaptierte Auflage) Medizinische Universität Graz und Landeskrankenhaus Universitätsklinikum Graz. pp. 64. (ISBN 978-3-9504643-0-6).

Schwartz, S., Segal, O., Barkana, Y., Schwesig, R., Avni, I. & Morad, Y. (2005). The effect of cataract surgery on postural control. *Invest Ophthalmol Vis Sci, 46*(3), 920-4.

Schwenk, M., Lauenroth, A., Stock, C., Moreno, R.R., Oster, P., McHugh, G., Todd, C. & Hauer, K. (2012). Definitions and methods of measuring and reporting on injurious falls in randomised controlled fall prevention trials: a systematic review. *BMC Med Res Methodol, 12,* 50. https://doi.org/10.1186/1471-2288-12-50

Sebastiani, C., Wong, J.Y.X., Litt, A., Loewen, J., Reece, K., Conlin, N., Dunand, T., Montero Odasso, M., D'Amore, C., Saunders, S. & Beauchamp, M. (2023). Mapping sex and gender differences in falls among older adults: A scoping review. *J Am Geriatr Soc.* https://doi.org/10.1111/jgs.18730 [Epub ahead of print]. PMID: 38147460.

Seo, H., Yoon, J. & Cho, O.H. (2023). Falls, fear of falling, and related factors in patients with diabetic foot disease. *Appl Nurs Res, 73,* 151715 [Epub 2023 Jul 20]. PMID: 37722783.

Seppala, L.J., van de Glind, E.M.M., Daams, J.G., Ploegmakers, K.J., de Vries, M., Wermelink, A.M.A.T. & van der Velde, N. (2018). EUGMS Task and Finish Group on Fall-Risk-Increasing Drugs. Fall-Risk-Increasing Drugs: A Systematic Review and Meta-analysis: III. Others. *J Am Med Dir Assoc, 19*(4), 372.e1-372.e8. https://doi.org/10.1016/j.jamda.2017.12.099 [Epub 2018 Mar].

Seppala, L.J., Wermelink, A.M.A.T., de Vries, M., Ploegmakers, K.J., van de Glind, E.M.M., Daams, J.G. & van der Velde, N. (2018). EUGMS task and Finish group on fall-risk-increasing drugs. Fall-Risk-Increasing Drugs: A Systematic Review and Meta-Analysis: II. Psychotropics. *J Am Med Dir Assoc, 19*(4), 371.e11-371.e17.

Sherrington, C., Fairhall, N.J., Wallbank, G.K., Tiedemann, A., Michaleff, Z.A., Howard, K., Clemson, L., Hopewell, S. & Lamb, S.E. (2019). Exercise for preventing falls in older people living in the community. *Cochrane Database of Systematic Reviews, Issue 1,* Art.-No.: CD012424. https://doi.org/10.1002/14651858.CD012424.pub2

Sherrington, C., Michaleff, Z.A., Fairhall, N., Paul, S.S., Tiedemann, A., Whitney, J., Cumming, R.G., Herbert, R.D., Close, J.C.T. & Lord, S.R. (2017). Exercise to prevent falls in older adults: an updated systematic review and meta-analysis. *Br J Sports Med, 51*(24), 1750-1758 [Epub 2016 Oct 4]. PMID: 27707740.

Sherrington, C., Tiedemann, A., Fairhall, N., Close, J.C. & Lord, S.R. (2011). Exercise to prevent falls in older adults: an updated meta-analysis and best practice recommendations. *N S W Public Health Bull, 22*(3-4), 78-83.

Sherrington, C., Whitney, J.C., Lord, S.R., Herbert, R.D., Cumming, R.G. & Close, J.C. (2008). Effective exercise for the prevention of falls: a systematic review and meta-analysis. Review. *J Am Geriatr Soc, 56*(12), 2234-43.

Shigematsu, R., Okura, T., Nakagaichi, M., Tanaka, K., Sakai, T., Kitazumi, S. & Rantanen, T. (2008). Square-stepping exercise and fall risk factors in older adults: a single-blind, randomized controlled trial. *J Gerontol A Biol Sci Med Sci, 63*(1), 76-82.

Shigematsu, R., Okura, T., Sakai, T. & Rantanen, T. (2008). Square-stepping exercise versus strength and balance training for fall risk factors. *Aging Clin Exp Res, 20*(1), 19-24.

Shimada, H., Suzukawa, M., Tiedemann, A., Kobayashi, K., Yoshida, H. & Suzuki, T. (2009). Which neuromuscular or cognitive test is the optimal screening tool to predict falls in frail community-dwelling older people? *Gerontology, 55*(5), 532-8 [Epub 2009 Sep 23].

Shin, S., Demura, S., Watanabe, T., Shi, B., Yabumoto, T. & Matsuoka, T. (2014). Differences between Fallers by Tripping and Nonfallers in the OSFS Test. *Advances in Aging Research, 3,* 124-129. https://doi.org/10.4236/aar.2014.32020

Shinichi Demura, Takayoshi Yamada (2011). The maximal double step length test can evaluate more adequately the decrease of physical function with age, than the maximal single step length test. *Archives of Gerontology and Geriatrics, 53*(1), e21-e24. ISSN 0167-4943.

Shishov N, Komisar V, Marigold DS, Blouin JS, Robinovitch SN. Interactions during falls with environmental objects: evidence from real-life falls in long-term care captured on video. *BMC Geriatr, 24*(1), 726. https://doi.org/10.1186/s12877-024-05306-5.

Shokouhi, S., Mokhtarzadeh, H. & Lee, P.V. (2024). Lower extremity joint power and work during recovery following trip-induced perturbations. *Gait Posture, 107,* 1-7. *https://doi.org/10.1016/j.gaitpost.2023.09.005* [Epub 2023 Sep 9].

Shoukat, F., Ur Rehman, S.S. & Ahmed, A. (2024). Effects of physical exercise intervention on improving physical functioning and quality of life among geriatric population: A systematic review of randomized controlled trials. *J Pak Med Assoc, 74*(8), 1481-1487.

Shumway-Cook, A., Brauer, S. & Woollacott, M. (2000). Predicting the probability for falls in community-dwelling older adults using the Timed-up-and-go-Test. *Physical Therapy, 80,* 896-903.

Shumway-Cook, A., Taylor, C.S., Matsuda, P.N., Studer, M.T. & Whetten, B.K. (2013). Expanding the scoring system for the Dynamic Gait Index. *Phys Ther, 93*(11), 1493-506.

Shumway-Cook, A. & Woollacott, M.H. (2007). *Motor control: Translating research into clinical practice.* Lippincott Williams & Wilkins.

Sibley, K.M., Tittlemier, B., Olarinde, F., Leadbetter, B.K. & Bouchard, D.R. (2024). Factors influencing older adult community fall prevention exercise implementation: a scoping review. *Age Ageing, 53*(8), afae186.

Sihvonen, S., Kulmala, J., Kallinen, M., Alén, M., Kiviranta, I. & Sipila, S. (2009). Postural balance and self-reported balance confidence in older adults with a hip fracture history. *Gerontology, 55*(6), 630-6 [Epub 2009 Sep 17].

Silangirn, P., Chaichana, K., Thummayot, S., Srisuttha, P., Sadjapong, U., Chaipin, E., Sapbamrer, R. & Thongtip, S. (2024). Study of knee pain, fear of falling, and quality of life among community-dwelling older adults, Northern Thailand. *Narra J. Aug, 4*(2), e915. https://doi.org/10.52225/narra.v4i2.915

Singh, T., Bélanger, E. & Thomas, K. (2018). Is Fear of Falling the Missing Link to Explain Racial Disparities in Fall Risk? Data from the National Health and Aging Trends Study. *Clin Gerontol, 25,* 1-6.

Sivritepe, R., Siyer, O.K., Tiril, S.M. & Basat, S.U. (2024). Do we know about dynapenia? *North Clin Istanb, 11*(6), 593-599. https://doi.org/10.14744/nci.2024.48642

Skelton, D.A. & Beyer N. (2003). Exercise and injury prevention in older people. *Scandinavian Journal of Medicine and Science in Sports, 13,* 77-8.

Smith, M.L. & Han, G. (2024). Effectiveness of evidence-based fall prevention programs to reduce loneliness in the United States. *Front Public Health, 12,* 1459225. https://doi.org/10.3389/fpubh.2024.1459225

Sonnad, S.S., Mascioli, S., Cunningham, J. & Goldsack, J. (2014). Do patients accurately perceive their fall risk? *Nursing, 44*(11), 58-62. https://doi.org/10.1097/01.NURSE.0000454966.87256.f7

Souza, D.L.B., Oliveras-Fabregas, A., Minobes-Molina, E., de Camargo Cancela, M., Galbany-Estragués, P. & Jerez-Roig, J. (2021). Trends of multimorbidity in 15 European countries: a population-based study in community-dwelling adults aged 50 and over. *BMC Public Health, 21*(1), 76. https://doi.org/10.1186/s12889-020-10084-x

Spetz, J., Brown, D.S. & Aydin, C. (2015). The economics of preventing hospital falls: demonstrating ROI through a simple model. *J Nurs Adm, 45*(1), 50-7.

Stalenhoef, P.A., Diederiks, J.P., Knottnerus, J.A., de Witte, L.P. & Crebolder, H.F. (2000). The construction of a patient record-based risk model for recurrent falls among elderly people living in the community. *Fam Pract, 17*(6), 490-6.

Stanaway, F.F., Gnjidic, D., Blyth, F.M., Le Couteur, D.G., Naganathan, V., Waite, L. & Seibel, M.J. (2011). Handelsman DJ, Sambrook PN, Cumming RG. How fast does the Grim Reaper walk? Receiver operating characteristics curve analysis in healthy men aged 70 and over. *BMJ, 343,* d7679. https://doi.org/10.1136/bmj.d7679

Stanmore, E., Eost-Telling, C., Meekes, W., Banham, K., Chillala, J., Roy, B. & Firth, J. (2024).Exergames for falls prevention in sheltered homes: a feasibility study. *Front Public Health, 12,* 1344019. https://doi.org/10.3389/fpubh.2024.1344019

Steinert, T., Bohnet, U., Flammer, E., Lüchtenberg, D. & Eisele, F. (2009). Effects of a training of power and balance on the use of mechanical restraint among in-patients with dementia. *Psychiatrische Praxis, 36*(6), 273-8.

Stevens, J.A., Sleet, D.A. & Rubenstein, L.Z. (2017). The Influence of Older Adults' Beliefs and Attitudes on Adopting Fall Prevention Behaviors. *Am J Lifestyle Med, 12*(4), 324-330 [eCollection 2018 Jul-Aug].

Strass, D. & Granacher, U. (2000). Auswirkungen von sensomotorischem Training im Alter auf die Maximal- und Explosivkraft. *Zeitschrift für Sportmedizin, 58*(12), 446-451.

Su, Q., Gao, Y., Zhang, J., Tang, J., Song, M., Song, J., Mao, Y. & Pi, H. (2021). Prevalence of Fear of Falling and Its Association With Physical Function and Fall History Among Senior Citizens Living in Rural Areas of China. Front. *Public Health, 9,*766959. https://doi.org/10.3389/fpubh.2021.766959

Sung, P.S. & Danial, P. (2018). Trunk Reaction Time and Kinematic Changes Following Slip Perturbations in Subjects with Recurrent Low Back Pain. *Ann Biomed Eng, 46*(3), 488-497 [Epub 2018 Jan 25].

Suttanon, P., Khanphed, W., Saadprai, S. & Apibantaweesakul, S. (2024).Feasibility and preliminary evidence of the immediate effect on balance, functionality, and cognition in adults over 50 through postural sway-meter training. *PLoS One, 19*(12), e0314357. https://doi.org/10.1371/journal.pone.0314357

Symeonidou, E.R. & Ferris, D.P. (2022). Intermittent Visual Occlusions Increase Balance Training Effectiveness. *Front Hum Neurosci, 16,* 748930. https://doi.org/10.3389/fnhum.2022.748930. PMID: 35547194; PMCID: PMC9083907.

Syroyid Syroyid, I., Cavero-Redondo, I. & Syroyid Syroyid, B. (2022). Effects of Resistance Training on Pain Control and Physical Function in Older Adults With Low Back Pain: A Systematic Review With Meta-analysis. *J Geriatr Phys Ther, 46*(3), E113-E126 [Epub 2023 Feb 20]. PMID: 36805624.

Takayuki, T. (2017). Epidemiology of fragility fractures and fall prevention in the elderly: a systematic review of the literature. *Current Orthopedic Practice, 28*(6).

Talbot, L.A., Musiol, R.J., Witham, E.K. & Metter, E.J. (2005). Falls in young, middle-aged and older community dwelling adults: perceived cause, environmental factors and injury. *BMC Public Health, 5,* 86. https://doi.org/10.1186/1471-2458-5-86

Tang, P.F., Yang, H.J., Peng, Y.C. & Chen, H.Y. (2014). Motor dual-task Timed Up & Go test better identifies prefrailty individuals than single-task Timed Up & Go test. *Geriatr Gerontol Int* [Epub ahead of print].

Tang, S., Liu, M., Yang, T., Ye, C., Gong, Y., Yao, L., Xu, Y. & Bai, Y. (2022). Association between falls in elderly and the number of chronic diseases and health-related behaviors based on CHARLS 2018: health status as a mediating variable. *BMC Geriatr, 22*(1), 374. https://doi.org/10.1186/s12877-022-03055-x

Taylor, M.E., Delbaere, K., Lord, S.R., Mikolaizak, A.S., Brodaty, H. & Close, J.C. (2013). Neuropsychological, Physical, and Functional Mobility Measures Associated With Falls in Cognitively Impaired Older Adults. *J Gerontol A Biol Sci Med Sci* [Epub ahead of print].

Terry, P., Haines, T.P., Day, L., Hill, K.D., Clemson, L. & Finch, C. (2014). "Better for others than for me": A belief that should shape our efforts to promote participation in falls prevention strategies. *Archives of Gerontology and Geriatrics, 59*(1), 136-144, [published online 17 April].

Thomas, N.M., Bampouras, T.M., Donovan, T. & Dewhurst, S. (2016). Eye Movements Affect Postural Control in Young and Older Females. *Front Aging Neurosci, 8,* 216. https://doi.org/10.3389/fnagi.2016.00216

Thomsen, W. (1933). Über die Funktion des Musculus Strenocleidomastoideus. *Zeitschrift für Anatomie und Entwicklungsgeschichte, 102*(1), 1–36.

Thurman, D.J., Stevens, J.A. & Rao, J.K. (2008). Practice Parameter: Assessing Patients in a neurology practice for risk of falls (an evidence-based review). *Neurology, 70,* 473-479.

Tiago Horta, R.D.S. (2024). Falls prevention in older people and the role of nursing. *Br J Community Nurs, 29*(7), 335-339.

Tian, F., Chen, Z., Zeng, Y., Feng, Q. & Chen, X. (2023). Prevalence of Use of Potentially Inappropriate Medications Among Older Adults Worldwide: A Systematic Review and Meta-Analysis. *JAMA Netw Open, 6*(8), e2326910. https://doi.org/10.1001/jamanetworkopen.2023.26910

Tideiksaar, R. (2000). *Stürze und Sturzprävention.* Huber.

Tiedemann, A., Shimada, H., Sherrington, C., Murray, S. & Lord, S. (2008). The comparative ability of eight functional mobility tests for predicting falls in community-dwelling older people. *Age Ageing, 37*(4), 430-5. https://doi.org/10.1093/ageing/afn100 [Epub 2008 May 16].

Tinetti, M.E., Speechley, M. & Ginter, S.F. (1988). Risk factors for falls among elderly persons living in the community. *Journal oft the American Geriatrics Society, 34*(1), 119-126.

Tiwari, D., Talley, S.A., Alsalaheen, B. & Goldberg, A. (2019). Strength of association between the Five-Times-Sit-to-Stand Test and balance, knee extensor strength and lower limb power in community-dwelling older adults. *International Journal of Therapy and Rehabilitation, 26,* 1-10. https://doi.org/10.12968/ijtr.2018.0001

Torchio, A., Corrini, C., Anastasi, D., Parelli, R., Meotti, M., Spedicato, A., Groppo, E., D'Arma, A., Grosso, C., Montesano, A., Cattaneo, D. & Gervasoni, E. (2022). Identification of modified dynamic gait index cutoff scores for assessing fall risk in people with Parkinson disease, stroke and multiple sclerosis. *Gait Posture, 91,* 1-6 [Epub 2021 Oct 2]. PMID: 34628216.

Toulotte, C., Thevenon, A., Watelain, E. & Fabre, C. (2006). Identification of healthy elderly fallers and non-fallers by gait analysis under dual-task conditions. *Clin Rehabil, 20*(3), 269-76.

Tragl, K. (2001). *Stürze im Alter.* Wilhelm-Maudrich.

Tricco, A.C., Thomas, S.M., Veroniki, A.A., Hamid, J.S., Cogo, E., Strifler, L., Khan, P.A., Robson, R., Sibley, K.M., MacDonald, H., Riva, J.J., Thavorn, K., Wilson, C., Holroyd-Leduc, J., Kerr, G.D., Feldman, F.,

Majumdar, S.R., Jaglal, S.B., Hui, W. & Straus, S.E. (2017). Comparisons of interventions for preventing falls in older adults: a systematic review and meta-analysis. *JAMA, 318*(17), 1687-1699.

Tsai, Y.C., Hsieh, L.F. & Yang, S. (2014). Age-related changes in posture response under a continuous and unexpected perturbation. *J Biomech, 47*(2), 482-90 [Epub 2013 Nov 15].

TY, K. & Xiong, S. (2016). Comparison of seven fall risk assessment tools in community-dwelling Korean older women. *Ergonomics, 60.* https://doi.org/10.1080/00140139.2016.1176256

Van den Berg, F. & Wulf, D. (2008). *Angewandte Physiologie 6 – Alterungsprozesse und das Alter verstehen.* Thieme.

Vandenput, L., Johansson, H., McCloskey, E.V., Liu, E., Schini, M., Åkesson, K.E., Anderson, F.A., Azagra, R., Bager, C.L., Beaudart, C., Bischoff-Ferrari, H.A., Biver, E., Bruyère, O., Cauley, J.A., Center, J.R., Chapurlat, R., Christiansen, C., Cooper, C., Crandall, C.J., Cummings, S.R., da Silva, J.A.P., Dawson-Hughes, B., Diez-Perez, A., Dufour, A.B., Eisman, J.A., Elders, P.J.M., Ferrari, S., Fujita, Y., Fujiwara, S., Glüer, C.C., Goldshtein, I., Goltzman, D., Gudnason, V., Hall, J., Hans, D., Hoff, M., Hollick, R.J., Huisman, M., Iki, M., Ish-Shalom, S., Jones, G., Karlsson, M.K., Khosla, S., Kiel, D.P., Koh, W.P., Koromani, F., Kotowicz, M.A., Kröger, H., Kwok, T., Lamy, O., Langhammer, A., Larijani, B., Lippuner, K., McGuigan, F.E.A., Mellström, D., Merlijn, T., Nguyen, T.V., Nordström, A., Nordström, P., O'Neill, T.W., Obermayer-Pietsch. B., Ohlsson, C., Orwoll, E.S., Pasco, J.A., Rivadeneira, F., Schott, A.M., Shiroma, E.J., Siggeirsdottir, K., Simonsick, E.M., Sornay-Rendu, E., Sund, R., Swart, K.M.A., Szulc, P., Tamaki, J., Torgerson, D.J., van Schoor, N.M., van Staa, T.P., Vila, J., Wareham, N.J., Wright, N.C., Yoshimura. N., Zillikens, M., Zwart, M., Harvey, N.C., Lorentzon, M., Leslie, W.D. & Kanis, J.A. (2024). A meta-analysis of previous falls and subsequent fracture risk in cohort studies. *Osteoporos Int, 35*(3), 469-494. https://doi.org/10.1007/s00198-023-07012-1 [Epub 2024 Jan 17].

van Doorn, C., Gruber-Baldini, A.L., Zimmerman, S., Hebel, J.R., Port, C.L., Baumgarten, M., Quinn, C.C., Taler, G., May, C. & Magaziner, J. (2003). Epidemiology of Dementia in Nursing Homes Research Group. Dementia as a risk factor for falls and fall injuries among nursing home residents. *J Am Geriatr Soc, 51*(9), 1213-8.

van Schooten, K.S., Yang, Y., Feldman, F., Leung, M., McKay, H., Sims-Gould, J. & Robinovitch, S.N. (2017). The association between fall frequency, injury risk and characteristics of falls in older residents of long-term care: do recurrent fallers fall more safely? *J Gerontol A Biol Sci Med Sci* [Epub ahead of print].

Verghese, J., Lipton, R.B., Hall, C.B., Kuslansky, G., Katz, M.J. & Buschke, H. (2002). Abnormality Of Gait As A Predictor Of Non-Alzheimer's Dementia. *N Engl J Med, 347*(22), 282.

Viljanen, A., Kaprio, J., Pyykkö, I., Sorri, M., Pajala, S., Kauppinen, M., Koskenvuo, M. & Rantanen, T. (2009). Hearing as a predictor of falls and postural balance in older female twins. *J Gerontol A Biol Sci Med Sci, 64*(2), 312-7.

Voß, M., Zieschang, T., Schmidt, L., Hackbarth, M., Koschate, J. & Stuckenschneider, T. (2024). Reduced adaptability to balance perturbations in older adults with probable cognitive impairment after a severe fall. *PLoS One, 19*(7), e0305067. https://doi.org/10.1371/journal.pone.0305067

Wackerhage, H. (2017). Sarcopenia: Causes and Treatments – Review. *Deutsche Zeitschrift für Sportmedizin, 68,* 178-184.

Wang, C., Zhang, Y., Wang, J., Wan, L., Li, B. & Ding, H. (2024). A study on the falls factors among the older adult with cognitive impairment based on large-sample data. *Front Public Health, 12,* 1376993.

Wang, S., Nguyen, T.K. & Bhatt, T. (2023). Trip-Related Fall Risk Prediction Based on Gait Pattern in Healthy Older Adults: A Machine-Learning Approach. *Sensors, 23,* 5536. https://doi.org/10.3390/s23125536

Wang, S., Varas-Diaz, G., Dusane, S., Wang, Y. & Bhatt, T. (2019). Slip-induced fall-risk assessment based on regular gait pattern in older adults. *96,* 109334 [Epub 2019 Sep 12].

Watts, J.J., McGinley, J.L., Huxham, F., Menz, H.B., Iansek, R., Murphy, A.T., Waller, E.R. & Morris, M.E. (2008). Costeffectiveness of preventing falls and improving mobility in people with parkinson disease: protocol for an economic evaluation alongside a clinical trial. *BMC Geriatrics, 8,* 23.

Webster, J., Dalla Via, J., Langley, C., Smith, C., Sale, C. & Sim, M. (2023). Nutritional strategies to optimise musculoskeletal health for fall and fracture prevention: Looking beyond calcium, vitamin D and protein. *Bone Rep, 19,* 101684. https://doi.org/10.1016/j.bonr.2023.101684

Wei, S., He, Y., Liu, K., Wang, R., Wang, Y. (2024). Priority interventions for the prevention of falls or fractures in patients with osteoporosis: A network meta-analysis. *Arch Gerontol Geriatr, 127,* 105558. https://doi.org/10.1016/j.archger.2024.105558 [Epub 2024 Jul 1].

Welmer, A.K., Rizzuto, D., Calderón-Larrañaga, A. & Johnell, K. (2017). Sex Differences in the Association Between Pain and Injurious Falls in Older Adults: A Population-Based Longitudinal Study. *Am J Epidemiol, 186*(9), 1049-1056.

Whitney, S.L., Marchetti, G.F., Morris, L.O. & Sparto, P.J. (2007). The reliability and Validity of the Four-Square-Step-Test for people with balance deficits secondary to a vestibular disorder. *Archives of Physical Medicine and Rehabilitation, 88*(1), 99-104.

WHO (2008). *WHO Global report on falls prevention in older age*. WHO.

Wijlhuizen, G.J., Chorus, A.M.J. & Hopman-Rock, M. (2010). The FARE: A new way to express Falls Risk among older persons including physical activity as a measure of Exposure. *Preventive Medicine, 50*(3), 143-147.

Wild, D., Nayak, U.S. & Isaacs, B. (1981). How dangerous are falls in old people at home? *British Medical Journal, 282,* 266-268.

Wilkinson, D.J., Piasecki, M. & Atherton, P.J. (2018). The age-related loss of skeletal muscle mass and function: Measurement and physiology of muscle fibre atrophy and muscle fibre loss in humans. *Ageing Res Rev, 47,* 123-132.

Willers, C., Norton, N., Harvey, N.C., Jacobson, T., Johansson, H., Lorentzon, M., McCloskey, E.V., Borgström, F. & Kanis, J.A. (2022). SCOPE review panel of the IOF: Osteoporosis in Europe: a compendium of country-specific reports. *Arch Osteoporos, 17*(1), 23. https://doi.org/10.1007/s11657-021-00969-8

Williamson, S., Landeiro, F., McConnell, T., Fulford-Smith, L., Javaid, M.K., Judge, A. & Leal, J. (2017). Costs of fragility hip fractures globally: a systematic review and meta-regression analysis. *Osteoporos Int, 28*(10), 2791-2800 [Epub 2017 Jul 26.]

Wolf, S.L., Barnhart, H.X., Ellison, G.L. & Coogler, C.E. (1997). The effect of tai chi quan and computerized balance training on postural sta-bility in older subjects. atlanta FICSIT group. frailty and injuries: Cooperative studies on intervention techniques. *Phys Ther, 77*(4), 371-81; discussion 382-4.

Woolcott, J.C., Richardson, K.J., Wiens, M.O., Patel, B., Marin, J., Khan, K.M. & Marra, C.A. (2009). Meta-analysis of the impact of 9 medication classes on falls in elderly persons. *Arch Intern Med, 169*(21), 1952-60. https://doi.org/10.1001/archinternmed.2009.357 [Erratum in: Arch Intern Med, 2010 Mar 8, 170(5), 477].

Woollacott, M. & Shumway-Cook, A. (2002). Attention and the control of posture and gait: a review of an emerging area of research. *Gait Posture, 16,* 1-14.

Wright, R.L., Robinson, P.D. & Peters, D.M. (2012). Lifetime adherence to physical activity recommendations and fall occurrence in community-dwelling older adults: a retrospective cohort study. *Journal of Human Sport and Exercise, 7*(1), 310-320. ISSN 1988-5202.

Wu, K.Y., Chen, D.R., Chan, C.C. et al. (2023). Fear of falling as a mediator in the association between social frailty and health-related quality of life in community-dwelling older adults. *BMC Geriatr, 23,* 421. https://doi.org/10.1186/s12877-023-04144-1

Yamashita, F., Iwamoto, J., Osugi, T., Yamazaki, M., Takakuwa, M. (2012). Chair rising exercise is more effective than one-leg standing exercise in improving dynamic body balance: a randomized controlled trial. *J Musculoskelet Neuronal Interact, 12*(2), 74-9.

Yang, F., Simpkins, C., Trammell, A.R. & Pagnussat, A.S. (2024). Hamstrings-quadriceps strength ratio could be related to falls in community-living older adults. *J Electromyogr Kinesiol, 77,* 102900. https://doi.org/10.1016/j.jelekin.2024.102900 [Epub ahead of print]. PMID: 38810416.

Yang, Y., Feldman, F., Leung, P.M., Scott, V. & Robinovitch, S.N. (2015). Agreement Between Video Footage and Fall Incident Reports on the Circumstances of Falls in Long-Term Care. *J Am Med Dir Assoc.*

Yang, Y., van Schooten, K.S., Sims-Gould, J., McKay, H.A., Feldman, F. & Robinovitch, S.N. (2017). Sex Differences in the Circumstances Leading to Falls: Evidence From Real-Life Falls Captured on Video in Long-Term Care. *J Am Med Dir Assoc, pii,* S1525-8610(17)30478-4 [Epub ahead of print].

Yang, Y., Wang, G.Z., Hua, A.K., Hao, Z.M., Huang, C., Liu, J. & Wang, J. (2023). The effect of visual-vestibular sensory input consistency on standing stability and electroencephalogram brain network characteristics in the elderly. *Sheng Li Xue Bao, 75*(6), 918-926.

Yang, Y.T., Yao, M., Yang, Y.W. & Lin, T. (2024). Self-management experiences in fall prevention among community-dwelling older adults in China: a descriptive qualitative study. *Ann Med, 56*(1), 2392878. https://doi.org/10.1080/07853890.2024.2392878

Yang, Z.C., Lin, H., Jiang, G.H., Chu, Y.H., Gao, J.H., Tong, Z.J. & Wang, Z.H. (2023). Frailty Is a Risk Factor for Falls in the Older Adults: A Systematic Review and Meta-Analysis. *J Nutr Health Aging, 27*(6), 487-595.

Yardley, L. (2006). Older people's views of advice about falls-prevention: a qualitative study. *Health Education research, 21*(4), 508-517.

Yelnik, A.P., Dekimèche, I., Jelili, E., Bargiotas, I., Jousse, M., Beaudreuil, J. & Schnitzler, A. (2024). Risk-taking behaviour and executive functions, a major component of the risk of fall factors after recent stroke. *J Rehabil Med, 56,* jrm40153. https://doi.org/10.2340/jrm.v56.40153

Yingyongyudha, A., Saengsirisuwan, V., Panichaporn, W. & Boonsinsukh, R. (2016). The Mini-Balance Evaluation Systems Test (Mini-BESTest) Demonstrates Higher Accuracy in Identifying Older Adult Participants With History of Falls Than Do the BESTest, Berg Balance Scale, or Timed-up-and-go-Test. *J Geriatr Phys Ther, 39*(2), 64-70.

Yokoi, K., Miyai, N., Utsumi, M., Hattori, S., Kurasawa, S., Hayakawa, H., Uematsu, Y. & Arita, M. (2020). Relationship between Fall History and Self-Perceived Motor Fitness in Community-Dwelling People: A Cross-Sectional Study. *J Clin Med, 9*(11), 3649. https://doi.org/10.3390/jcm9113649. PMID: 33202806; PMCID: PMC7697988.

Yosef, T., Pasco, J.A., Tembo, M.C., Williams, L.J. & Holloway-Kew, K.L. (2024). Falls and fall-related injuries: prevalence, characteristics, and treatment among participants of the Geelong Osteoporosis Study. *Front Public Health, 12,* 1454117. https://doi.org/10.3389/fpubh.2024.1454117

Young, W.R. & Hollands, M.A. (2010). Can telling older adults where to look reduce falls? Evidence for a causal link between inappropriate visual sampling and suboptimal stepping performance. *Exp Brain Res, 204*(1), 103-13.

Yu, P.L., Qin, Z.H., Shi, J., Wu, Z.L. & Sun, Z.Q. (2009). Study on the relationship between chronic diseases and falls in the elderly]. *Zhonghua Liu Xing Bing Xue Za Zhi, 30*(11), 1156-9. Chinese. PMID: 20193586.

Zhang, L.l., Dalal, K., Yin, Mm., Yuan, Dg., Andrews, J.Y. & Wang, S. (2012). The KAP Evaluation of Intervention on Fall-Induced Injuries among Elders in a Safe Community in Shanghai, China. *7*(3), e32848.

Zhao, R., Bu, W. & Chen, X. (2019). The efficacy and safety of exercise for prevention of fall-related injuries in older people with different health conditions, and differing intervention protocols: a meta-analysis of randomized controlled trials. *BMC Geriatr, 19,* 341.

Zhihui, L., Xin, P., Wei, X., Jiaqi, H. & Kun, L. (2018). The effect of resistance training on cognitive function in the older adults: a systematic review of randomized clinical trials. *Aging Clinical and Experimental Research, 30,* 1259-1273.

Zhou, J., Yu, M., Zheng, Y. & Zhou, X. (2024). Supervised Group-Based Exercise for Preventing Falls Among Older Adults in the Community: A Systematic Review and Meta-Analysis. *J Nurs Care Qual, 39*(4), E54-E60.

Zhu, R.T., Zuo, J.J., Li, K.J., Lam, F.M.H., Wong, A.Y.L., Yang, L., Bai, X., Wong, M.S., Kwok, T., Zheng, Y.P. & Ma, C.Z. (2025). Association of lower-limb strength with different fall histories or prospective falls in community-dwelling older people: a systematic review and meta-analysis. *BMC Geriatr, 25*(1), 83.